日本生体医工学会監修
臨床工学シリーズ 13

生体計測学

上智大学名誉教授	工学博士	金井	寛
埼玉医科大学名誉教授	博士(学術)	井上	隆之
元日本医療科学大学教授	工学博士	加納	隆
北海道大学名誉教授	医学博士	酒本	勝之
元北海道大学大学院教授	工学博士	三上	智久
元つくば国際大学教授	工学博士	山本	克之
上智大学名誉教授	工学博士	石山	陽事
東京医科大学名誉教授	医学博士	中山	淑
元三井記念病院		伊藤	健次郎
		水野	映二

共著

コロナ社

臨床工学シリーズ編集委員会

	元杏林大学教授	医学博士	伊藤 寛志
	東京女子医科大学名誉教授	医学博士	太田 和夫
	神奈川県立保健福祉大学教授	工学博士	小野 哲章
代表	上智大学名誉教授	工学博士	金井 寛
	東京大学名誉教授	工学博士	斎藤 正男
	東京大学名誉教授	医学博士	都築 正和

(五十音順，所属は2007年2月現在)

序

　近年の医療機器の高度な発達に伴い，これらの機器を安全・有効に活用するために工学技士が必要となり，臨床において多数の技士が働いている。昭和62年，関係各位の努力によりこれらの工学技士のために，臨床工学技士法が制定された。これに伴って，臨床工学技士の教育が差し迫った重要な問題になり，日本エム・イー学会[†]CE委員会が中心になり，日本医科器械学会，透析療法合同専門委員会の協力を得て，適正な教科書の早期発行を検討してきた。

　臨床工学技士は将来の医療機器の発展に対応できるよう，臨床における工学的問題に広く対処できる能力を持つことが必要とされている。このためには工学的基礎を体系的に理解することがきわめて重要であるが，同時に医学の基礎知識を修得しなければならない。3年という短い養成期間に工学と医学双方の基礎を理解させるよう教育することはたいへん困難で，従来の工学教育および医学教育を縮めるだけではとても不可能である。そこで臨床工学的視点に立った工学および医学の教育が必要となる。しかしこれまでこのような観点からの教科書はまったくなかった。

　本シリーズはこのような状況を踏まえ，臨床工学技士の学校教育にはもちろん，臨床工学を体系的に学びたい医療関係者のニーズにも十分応えられるよう企画したものである。

1990年1月

「臨床工学シリーズ」編集委員会

代表　金井　寛

---

　† 2005年4月，「日本エム・イー学会」は「日本生体医工学会」に名称変更になりました。

まえがき

　本書は臨床工学技士教育のための教科書として書かれたものであるが，医師をはじめ医療関係者が，近年急速に進歩しつつある医療機器を正しく体系的に勉強しようとする場合の教科書あるいは自習書としても利用できるように配慮されている．近年の医療機器は工学的に見てもきわめて高度な技術が使われており，しかも進歩がきわめて速い．臨床工学技士教育課程では，基礎工学，基礎医学，臨床医学，臨床工学を広く学び，将来の臨床工学の急激な発展に対応できる臨床工学技士を育成するのが目的であるから，すべての分野を深く十分に学ぶことはできないが，少なくとも現在使用されている臨床工学機器を安全に使用でき，将来の発展にも対応できるように努力して説明してある．臨床工学技士以外の関連職種の方にも読んでいただけると幸いである．

　生体計測学は生体の診断や治療に必要な生体情報の意味や測定方法をできるだけ簡易にわかりやすく，かつ将来の発展につなげられるように努力して解説した．したがって，臨床工学を専門としない関連職種の方にもできるだけ容易に理解できるように書いた．医学関係者は測定方法だけでなく，それぞれの方法が開発された理由，利点，問題点，安全性，測定確度，上手な測定法などを理解しながら読んでいただき，臨床工学を専門としている方には，それぞれの測定方法の利点，問題点などを考慮しながら，測定結果の意味，精度についても正しく理解していただきたい．

　最後に，本書の執筆者である山本克之先生が，本書の完成を目にすることなく3月に他界されました．ご冥福をお祈りいたします．

2009年5月

金　井　　　寛

目　　　次

1　生体計測の基礎

1.1　臨床工学と生体計測 …………………………………………………… *1*
1.2　測　定　と　は …………………………………………………………… *2*
1.3　測定方法の分類 …………………………………………………………… *4*
　1.3.1　直接測定と間接測定 ……………………………………………… *4*
　1.3.2　偏位法と零位法 …………………………………………………… *5*
　1.3.3　アナログ測定とディジタル測定 ………………………………… *6*
　1.3.4　受動的測定と能動的測定 ………………………………………… *6*
1.4　測　定　誤　差 …………………………………………………………… *6*
1.5　測定値のばらつき ………………………………………………………… *9*
1.6　有　効　数　字 …………………………………………………………… *11*
1.7　測定値の統計的処理 ……………………………………………………… *13*
1.8　測定誤差の伝搬 …………………………………………………………… *15*
　1.8.1　系統誤差のある場合の和と差 …………………………………… *15*
　1.8.2　系統誤差のある場合の積と商 …………………………………… *16*
　1.8.3　偶然誤差の伝搬 …………………………………………………… *17*
1.9　測定値の間の関係 ………………………………………………………… *19*
1.10　最　小　2　乗　法 ……………………………………………………… *20*
1.11　単　位　と　標　準 ……………………………………………………… *22*
1.12　上手な測定の基本 ……………………………………………………… *25*
引用・参考文献 ………………………………………………………………… *26*
演　習　問　題 ………………………………………………………………… *26*

2　循環器系計測器の構成と原理

- 2.1　心電計と心電図モニタ …… 27
  - 2.1.1　はじめに …… 27
  - 2.1.2　心電計 …… 28
  - 2.1.3　心電図モニタ …… 34
  - 2.1.4　ホルター心電計 …… 45
- 2.2　血圧計 …… 48
  - 2.2.1　はじめに …… 48
  - 2.2.2　観血式血圧計 …… 48
  - 2.2.3　非観血式血圧計 …… 56
- 2.3　心拍出量計 …… 62
  - 2.3.1　はじめに …… 62
  - 2.3.2　指示薬希釈法の原理 …… 62
  - 2.3.3　熱希釈式心拍出量計 …… 62
  - 2.3.4　色素希釈式心拍出量計 …… 65
  - 2.3.5　熱希釈式連続心拍出量計 …… 65
  - 2.3.6　動脈圧解析型心拍出量モニタ …… 66
- 2.4　超音波血流計 …… 67
  - 2.4.1　連続波ドプラ血流計 …… 68
  - 2.4.2　パルスドプラ血流計 …… 72
  - 2.4.3　超音波血流計の特徴と問題点 …… 74
- 2.5　パルスオキシメータ …… 75
  - 2.5.1　生体組織の光学特性 …… 76
  - 2.5.2　光の散乱 …… 79
  - 2.5.3　パルスオキシメータの原理 …… 81
  - 2.5.4　パルスオキシメータの構造 …… 84
  - 2.5.5　パルスオキシメータの問題点（測定誤差） …… 85

引用・参考文献 ……………………………………………………………… 86
演 習 問 題 ……………………………………………………………… 87

3　呼吸器系計測器の構成と原理

3.1　呼吸器系の体積計測 ……………………………………………… 90
　3.1.1　スパイロメータ ……………………………………………… 90
　3.1.2　スパイロメータによる測定量 ……………………………… 92
　3.1.3　肺気量モニタ ………………………………………………… 94
　3.1.4　ま と め ……………………………………………………… 95
3.2　呼吸器系の流量計測 ……………………………………………… 96
　3.2.1　呼吸流量計 …………………………………………………… 96
　3.2.2　フローボリューム曲線 ……………………………………… 97
　3.2.3　ま と め ……………………………………………………… 98
3.3　呼吸器系の圧力計測 ……………………………………………… 98
　3.3.1　差圧形圧力計 ………………………………………………… 98
　3.3.2　肺コンプライアンス ………………………………………… 99
　3.3.3　体プレチスモグラフ ………………………………………… 102
　3.3.4　ま と め ……………………………………………………… 104
3.4　呼吸ガスの濃度計測 ……………………………………………… 104
　3.4.1　呼吸ガス分析計 ……………………………………………… 104
　3.4.2　ガス分析計を用いた各種肺機能計測 ……………………… 109
　3.4.3　ま と め ……………………………………………………… 112
3.5　血液ガスの濃度計測 ……………………………………………… 113
　3.5.1　血液ガスセンサ ……………………………………………… 113
　3.5.2　血液ガス分析装置 …………………………………………… 117
　3.5.3　血管内血液ガスセンサ ……………………………………… 117
　3.5.4　経皮的血液ガスセンサ ……………………………………… 118
　3.5.5　オキシメータ ………………………………………………… 118

3.5.6　まとめ ……………………………………………………… *121*
引用・参考文献 ………………………………………………………… *121*
演 習 問 題 …………………………………………………………… *122*

4　神経・筋系計測器の構成と原理

4.1　脳　波　計 ………………………………………………………… *123*
　4.1.1　はじめに ……………………………………………………… *123*
　4.1.2　原理と構造 …………………………………………………… *126*
　4.1.3　雑音処理から見た差動増幅器とフィルタ回路 …………… *128*
　4.1.4　ペーパレス脳波計のディジタル技術 ……………………… *136*
　4.1.5　判読ディスプレイ装置 ……………………………………… *144*
　4.1.6　ディジタル脳波計の機能 …………………………………… *146*
4.2　筋　電　計 ………………………………………………………… *148*
　4.2.1　はじめに ……………………………………………………… *148*
　4.2.2　原理と構造 …………………………………………………… *150*
4.3　脳誘発電位計 ……………………………………………………… *156*
　4.3.1　はじめに ……………………………………………………… *156*
　4.3.2　原理と構造 …………………………………………………… *157*
4.4　脳波トポグラフ装置と脳磁図計 ………………………………… *163*
　4.4.1　脳波トポグラフ装置 ………………………………………… *163*
　4.4.2　脳磁図計 ……………………………………………………… *165*
引用・参考文献 ………………………………………………………… *166*
演 習 問 題 …………………………………………………………… *167*

5　医用画像機器の構成と原理

5.1　はじめに …………………………………………………………… *169*

5.2　X線映像装置 ……………………………………………………… 170
　5.2.1　X線の発生 ………………………………………………… 171
　5.2.2　X線の吸収 ………………………………………………… 172
　5.2.3　X線映像装置 ……………………………………………… 174
　5.2.4　ディジタルX線映像技術 ………………………………… 175
5.3　X　　線　　CT ……………………………………………………… 177
　5.3.1　X線の吸収と吸収係数の断層図 ………………………… 177
　5.3.2　逆投影による吸収係数画像の再構成 …………………… 179
　5.3.3　X線CTの構成 …………………………………………… 180
　5.3.4　X線CTの性能 …………………………………………… 184
　5.3.5　X線CT応用技術 ………………………………………… 185
5.4　MRI ……………………………………………………………… 186
　5.4.1　核磁気共鳴 ………………………………………………… 187
　5.4.2　画　像　化 ………………………………………………… 189
　5.4.3　MR画像のもつ情報 ……………………………………… 192
　5.4.4　特殊なMRI ………………………………………………… 194
5.5　核医学診断装置 ……………………………………………………… 197
　5.5.1　放射性同位元素 …………………………………………… 197
　5.5.2　ガンマカメラ ……………………………………………… 199
　5.5.3　SPECT（単光子放出断層法）…………………………… 201
　5.5.4　PET（陽電子放出断層法）……………………………… 202
5.6　超音波診断装置 ……………………………………………………… 204
　5.6.1　生体組織の超音波特性 …………………………………… 204
　5.6.2　パルスエコー法診断装置 ………………………………… 205
　5.6.3　血流ドプラ法診断装置 …………………………………… 209
　5.6.4　超音波造影剤とハーモニックイメージング …………… 211
5.7　その他の画像診断法 ………………………………………………… 213
　5.7.1　サーモグラフィ …………………………………………… 213
　5.7.2　内　視　鏡 ………………………………………………… 214
　5.7.3　画像情報システム ………………………………………… 214

引用・参考文献 …………………………………………………… *214*
演 習 問 題 …………………………………………………… *214*

6 即時検体検査

6.1 吸 光 光 度 法 ……………………………………………… *217*
   6.1.1 目　　　的 …………………………………………… *217*
   6.1.2 原　　　理 …………………………………………… *217*
   6.1.3 光電光度計と光電分光光度計の構造 ………………… *218*
   6.1.4 分光光度計の応用機器 ………………………………… *220*
6.2 濁 り 測 定 ……………………………………………… *221*
   6.2.1 目　　　的 …………………………………………… *221*
   6.2.2 原　　　理 …………………………………………… *221*
   6.2.3 比濁計の構造 …………………………………………… *222*
   6.2.4 比濁計の応用機器 ……………………………………… *223*
6.3 蛍 光 分 析 法 ……………………………………………… *224*
   6.3.1 目　　　的 …………………………………………… *224*
   6.3.2 原　　　理 …………………………………………… *224*
   6.3.3 蛍光光度計の構造 ……………………………………… *225*
   6.3.4 蛍光光度計の応用機器 ………………………………… *226*
6.4 反射吸光光度法 …………………………………………… *227*
   6.4.1 目　　　的 …………………………………………… *227*
   6.4.2 原　　　理 …………………………………………… *227*
   6.4.3 光電反射計（反射式光度計）の構造 ………………… *228*
   6.4.4 光電反射計の応用機器 ………………………………… *229*
6.5 イオン選択電極法 ………………………………………… *230*
   6.5.1 目　　　的 …………………………………………… *230*
   6.5.2 原　　　理 …………………………………………… *230*
   6.5.3 イオン選択電極の構造 ………………………………… *232*

6.5.4　イオン選択電極の応用機器 …………………………………………… *234*

6.6　炎 光 光 度 法 ……………………………………………………………… *235*

　　6.6.1　目　　　的 …………………………………………………………… *235*

　　6.6.2　原　　　理 …………………………………………………………… *235*

　　6.6.3　炎光光度計の構造 …………………………………………………… *235*

　　6.6.4　炎光光度計の応用機器 ……………………………………………… *237*

6.7　電 量 滴 定 法 ……………………………………………………………… *237*

　　6.7.1　目　　　的 …………………………………………………………… *237*

　　6.7.2　原　　　理 …………………………………………………………… *238*

　　6.7.3　電量分析計の構造 …………………………………………………… *238*

6.8　臨床用全自動化学分析装置 ………………………………………………… *239*

　　6.8.1　目　　　的 …………………………………………………………… *239*

　　6.8.2　原　　　理 …………………………………………………………… *239*

　　6.8.3　自動化学分析装置の構造 …………………………………………… *239*

6.9　自動血球計数装置 …………………………………………………………… *241*

　　6.9.1　目　　　的 …………………………………………………………… *241*

　　6.9.2　原　　　理 …………………………………………………………… *241*

　　6.9.3　自動血球計数装置の構造 …………………………………………… *244*

6.10　細胞化学的自動血球分類法 ………………………………………………… *245*

　　6.10.1　目　　　的 …………………………………………………………… *245*

　　6.10.2　原　　　理 …………………………………………………………… *245*

　　6.10.3　自動血球分類装置の構造 …………………………………………… *245*

6.11　血液凝固測定装置 …………………………………………………………… *247*

　　6.11.1　目　　　的 …………………………………………………………… *247*

　　6.11.2　原　　　理 …………………………………………………………… *247*

　　6.11.3　血液凝固測定装置の構造 …………………………………………… *248*

　　6.11.4　その他の原理の血液凝固測定装置 ………………………………… *249*

6.12　微生物学的検査 ……………………………………………………………… *250*

　　6.12.1　目　　　的 …………………………………………………………… *250*

　　6.12.2　原　　　理 …………………………………………………………… *250*

6.12.3　バイテック自動細菌検査装置 ……………………………………… *251*
6.12.4　その他の原理の装置 ……………………………………………… *252*
6.13　その他の検体検査測定法 …………………………………………… *252*
引用・参考文献 ………………………………………………………………… *253*

索　引 …………………………………………………………………………… *254*

1 生体計測の基礎

1.1 臨床工学と生体計測

　近年高度な医用工学機器が多量に医療の場に導入されるようになり，これらの機器なしには近代医療は行えないようになってきた。これらの機器の保守管理および生命維持管理装置の操作を安全に信頼性高く行うためには臨床工学がぜひ必要となってきた。特に生体計測機器（生体診断機器），生体制御機器（生体治療機器）および医用情報処理機器はすでに臨床の場に定着している。中でも，生体計測機器の開発普及は目覚ましく，最近30年ほどの間に臨床診断法が一変してしまった。代表例は，近年急速に開発された各種の画像計測装置である。従来のX線透視像は像がディジタル化されて記憶できるようになり，造影剤注入前後の画像を記憶しておき両者の引き算をすると，造影剤の像だけを明瞭に見ることができ，冠動脈の狭窄などこれまで測定が困難であった画像を容易に得ることができる。

　さらに画期的な進歩を遂げたのが生体断層像計測装置である。超音波，X線，RI（放射性同位元素），NMR（核磁気共鳴）などを利用することにより，生体の断面の像を無侵襲的に測定できるようになった。これらの各種生体断層像計測法（computerized tomography，CT）はすでに広く実用されており，脳内出血，脳外傷，各種の癌などの診断に利用され画期的な成果を収めた。心

臓などの3次元表示，断層像厚さ（スライス）の薄化（0.2 mm），測定の高速化（1回転0.5秒），全身の短時間測定，手術中計測，形態計測だけでなく組織の性情や機能の計測，化学成分分析や化学的結合状態の無侵襲計測にも利用されようとしている。これらの装置は非常に高価であるが，きわめて正確に診断できるため広く普及している。

また，生体の診断には尿や血液などの化学分析がきわめて重要であるが，近年自動化学分析器が開発され，多数の患者の多項目化学分析を短時間で自動的に行えるようになり，診断のみでなく健康管理にも大きな貢献をしている。さらに自動血圧計，超音波血流計や心電図，脳波，血中酸素濃度（パルスオキシメータ）などの生理機能を検査する機器の進歩も急速で，臨床においても診断だけでなく手術中や重症患者の監視機器として広く利用されており，臨床工学技士としても内容を理解しておく必要がある。

さらに近年急速に進歩したのが遺伝子解読機器で，2001年にはヒトの遺伝子すべてが解読された。これにより，遺伝子による診断，治療の研究が急速に進められており，今後遺伝子解析機器がますます発達し，臨床にも利用されるようになるであろう。この点に関しては別の教科書に譲る。

1.2 測定とは

計測とは，いくつかの物理・化学現象の間の関係を調べ，それを利用して目的とする事象を量的にとらえることと考えてよい。目的という語句が重要な意味をもち，何をなぜどの程度の正確さで知りたいのかというような目的を考えずにただやみくもに測ろうとするのは，けっして計測ではない。臨床工学では計測の信頼度が患者の生命に直結することがあるので，よく目的を考えて計測機器を使用しなければならない。

一方，測定はもう少し具体的な行為を指していることが多く，「測定とは，目的とする量を，基準となる量と比較し，数値で表現する操作である」ということができる。「量」にはいろいろなものがある。長さ，時間，体温，血圧などの物理量は客観的な量といえるが，苦痛，体型，顔色，好みなどの主観的な

量を測定することもある．いずれの場合も数字で表現するということが測定という行為の中心になる．

　球の個数のように，測定すべき量が離散量（1個，2個，…と数えられる量）で簡単に数値になる場合もあるが，多くの場合，測定すべき量は長さ，時間というような連続量（1個，2個，…と数えられない量で，長さ$1.2356\cdots$mのように細かく測定すればいくらでも細かい値まで示される）である．連続的な量を数字によって表現するためには，われわれは適当に基準となる量（単位または標準）を設定し，測定すべき量が基準量の何倍あるかを，目的や誤差などを考慮して，適当な桁で打ち切らなければならない．基準量を器具として実現したものを測定標準といい，基準量と測定すべき量を比較判定する装置を計測器という．

　実際の測定では，長さを物差しで測ったり，計器の目盛りを読み取ったりして，人間の感覚が計測器の動作の一部を分担することもある．

　結局測定という行為が，つぎの四つの要素

① 測定すべき量
② 測定標準（単位）
③ 計測器
④ 測定者

に基づいていることがわかる．

　測定とは一般的には以上のように理解されるが，生体計測ではまず測定すべき量を別の計測しやすい量（多くの場合，電気量）に変換し，それを増幅，計算機による演算処理などで数値（図や波形の場合もあるが数値と考えてよい）に変換して表示または記録する．最初の変換器をセンサまたはトランスデューサといい，目的に応じていろいろなものが開発されている．結局計測器は

① センサ
② 増幅・演算処理装置
③ 表示・記録装置

から構成されているとも考えられる．また警報装置などが必要な場合もある．

増幅・演算・記録などについては基礎的な事項はすでに講義されているので，必要に応じて，電気工学，電子工学，情報工学などを繰り返して勉強してもらいたい。センサは計測の中心部分であるが，基礎的な事項については，物理学，化学，電気工学，電子工学，生体物性学，機械工学などで講義されているし，後章の各論でも述べるのでここでは省略する。しかし各測定に利用されているセンサを理解することは正しい測定には最も重要なので，各測定器の動作原理をよく理解してもらいたい。

1.3　測定方法の分類

実際に測定を行うときには，具体的な内容について各種の方法があるので，いろいろな観点から測定方法を分類しておくと，目的に対する適合性，信頼性などを整理するのに役に立つ。しかし，これらの分類はあくまで概念上のものであるから，具体的にある測定方法をどれかの分類に当てはめようとすると困難な場合もある。つぎにいくつかの分類例を示す。

1.3.1　直接測定と間接測定

測定すべき量とその基準量とを，計測器によって直接に比較して測定結果を得る方法を直接測定という。これに対して，いくつかの量（必ずしも同じ種類のものとは限らない）を直接測定した結果から，計算によって最終的な測定結果を得る方法を間接測定という。

例えば，図 1.1 の長方形があるとき，各辺の長さ a, b をそれぞれの物差しで測定すると，これは直接測定である。また a, b の測定結果から，長方形の面積 S を，a と b の掛け算として

$$S = ab \tag{1.1}$$

によって求めると，これは S の間接測定である。

上の例で a と b にそれぞれ測定誤差があると，それは式 (1.1) を通して S の測定結果に

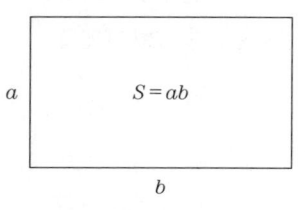

図 1.1　誤差の伝搬

誤差を生じる。このように個々の直接測定の誤差が，間接測定の結果に誤差として現れる現象を誤差の伝搬という。計測器の中には，自動的にいくつかの直接測定をして，その結果を用いて間接測定結果を計算し表示する計測器がある。この場合にも各直接測定の誤差を検討しなければ最終測定値の測定誤差がわからないことが多い。

1.3.2　偏位法と零位法

例えば指示計器（メータ）の針の振れを人間が読むというように，計測器が示す量を測定者が判定する形の測定を偏位法といい，これに対して，例えば天秤で平衡をとって質量を測定するときのように，計測器自身が測定すべき量と同じ種類の基準量（この場合，分銅）をもっており，測定者は単に測定量と基準量が等しいかどうかだけを判定する形の測定を零位法という。これは計測器と測定者の関係に着目した見方であり，図で示すと**図1.2**のようになる。近年測定者の代わりに情報処理機器が利用されることが多くなった。

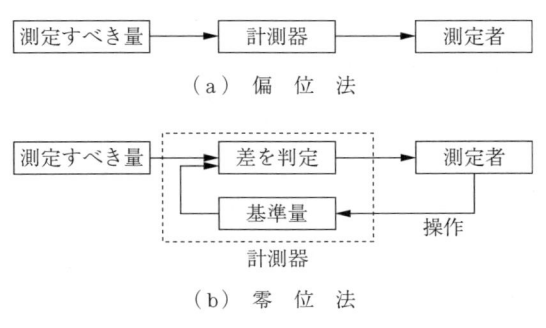

図 1.2　偏位法と零位法

図1.2について測定操作の順序を追っていくと，図（a）の偏位法では1方向だけで結果まで到達するのであるが，図（b）の零位法の場合には，操作の流れが一回りして元の点に帰り基準量を調整することを繰り返し，最終的に差をゼロにすることがわかる。操作や情報の流れが一回りして元の点に戻ってくる現象を，フィードバック（帰還）と呼んでいるが，零位法と偏位法の違い

は，本質的にはフィードバックがあるかないかの違いであるともいえる。

原理的には同じであるが，置換法，補償法などという方法も用いられる。

1.3.3 アナログ測定とディジタル測定

測定をした結果は，最終的には数値で表現しなければならないから，連続量を測定するときには，どこかの段階で連続量を適当な桁で打ち切って数値（離散量）に変換しなければならない。

計測器の内部で連続量から離散量への変換が行われ，測定結果が数字の形で計測器から測定者に渡される形の測定をディジタル測定という。これに対して，計測器が測定量を最後まで連続量として示し，測定者が連続量から数字への変換を行う形の測定をアナログ測定という。計測器の製造者から見ると，アナログ測定器とディジタル測定器の間には大きな違いがあるが，原理的には連続量から離散量への変換を，計測器がするか測定者がするかというだけの違いである。最近はほとんどの計器がディジタル測定になった。

1.3.4 受動的測定と能動的測定

測定の際には必ずエネルギーのやり取りがあるから，その様子に着目して測定方法を分類することもできる。測定に必要なエネルギーが，すべて測定対象から計測器に供給される形の測定を受動的測定といい，逆に計測器から測定対象にエネルギーが供給される形の測定を能動的測定という。例えば心臓の発生する電気を測定して心機能を推定するのは受動的測定であり，超音波を当てて心臓からの反射超音波を利用して心機能を推定するのは能動的測定である。受動的測定では，測定のためのエネルギーを測定対象から取るので，測定によっては測定対象に影響を与えてしまうことがある。

1.4 測定誤差

どのような方法で測定をしたとしても，得られる測定結果が真の値と一致することは必ずしも期待できない。測定量の真の値を T，それを測定した結果

(測定値)を M とするとき,その差

$$E = M - T \quad (1.2)$$

を測定誤差という[†1]。誤差の表現としては,E の絶対値または E の T に対する百分率を用いることもある(E を絶対誤差,E/T を相対誤差ともいう)。

測定誤差は,測定方法だけで定まるものではなく,患者の状態などほかのいろいろな原因によっても影響を受ける。一般に測定誤差を論じるときには,つぎの条件を明らかにしておかなければならない。

① 測定量,被測定物(患者)の状態,標準器,計測器,測定者
② 周囲(環境)条件,測定時間など

さて誤差はいろいろな原因によって生じるのであるが,例えば計測器の調整のずれによる誤差のように一定の原因によって生じるものは,ほかの条件が同じであれば何回測定を繰り返しても一定である。このような誤差を系統誤差という。これに対して,個々には追求できない細かい原因の集積によって生じ,測定ごとに異なった値となって現れる誤差を偶然誤差という。

$$(誤差) = (系統誤差) + (偶然誤差)^{†2} \quad (1.3)$$

まず系統誤差は,少なくとも原理的にはその原因を追求できるものであり,つぎのように分類される[†3]。

① **理論的誤差**　測定方法において,理論的な仮定や近似をしたために生じる誤差
② **計測器誤差**　計測器の校正や調整が完全でないために生じる誤差
③ **動　誤　差**　計測器の動作が十分に速くなく,変化する現象に忠実に追従できないために生じる誤差

[†1] 真の値といっても,それはわれわれの知りえないものであるし,また測定時間中にも変動するかもしれないから,式 (1.2) で「真の値」を考えるのは意味がないともいえる。そこで十分正確な測定をすれば得られるであろう測定値を式 (1.2) の T として用い,これを「正確値」と呼ぶこともある。真の値と正確値の違いは単に考えの上だけのもので,普通は区別する必要はないであろう。

[†2] このほか測定者の過失によって生ずる過失誤差があるが,測定中にグラフを描いて検討するなどの方法で除くことができるのでここでは触れない。

[†3] もちろん実際問題としては,系統誤差でも,個々の原因をすべて量的に追求することが困難である場合も少なくない。

④ **個人的誤差** 計器の目盛りを読み取るときなどに，個人的な癖によって生じる誤差。

系統誤差を小さくするには，適当な方法で校正（較正）を行うのがよい。また測定方法や測定条件が変化すれば系統誤差も変化するから，いろいろな工夫によって系統誤差を小さくすることができる。

つぎに偶然誤差について考えると，相互に関係がない非常に多数の原因が集積して生じる誤差は，多くの場合つぎの性質をもつことが経験的および理論的に知られている。

同じ量に対して，同じ測定を同じ条件の下で多数回繰り返し，同じ測定値の出た度数をグラフにすると，**図 1.3** のような分布（正規分布）となる。この性質は，確率論では中心極限定理と呼ばれている。この曲線の数学的な表現は次節で学ぶが，図 1.3 に示した二つの量「かたより b」と「ばらつき σ」を与えると，正規分布の曲線の形は正確に定まる。かたよりは系統誤差を，ばらつきは偶然誤差の影響を示している。

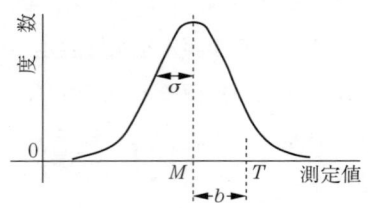

T：真の値
M：多数の測定の平均値

図 1.3 正規分布

測定値は，図 1.3 の M の前後に確率的にばらつくのであるから，適当な統計的処理（例えば平均をとる）によって偶然誤差の影響を除き，正確な M の値を知ることができる。しかし，系統誤差，すなわちかたよりは，統計的処理によって除くことはできない。

最後に測定誤差に関連して，いくつかの用語を解説しておこう。

細かさ 計測器が測定量の微小な差を検知しうる限界を，その計測器の細かさという。測定誤差がどのくらい生じるかは問題にしていない。

器差 計測器で生じる誤差を器差という。器差は計測器ごとに異なるのはもちろんであるが，使用条件や周囲条件によっても異なってくる。

確度 ある計測器について，使用条件や周囲条件などとして考えられる範囲（例えば周囲温度 $-10 \sim 35\,°C$ というように）を指定したときに，その範

囲で生じうる最大の器差を，その計測器の最大器差または確度という。また製品検査などで，計測器を合格としてよい確度の限界値を許容限度（許容差）という。

器差や確度は，年月とともに変化する。この変化を変動あるいはドリフトという。

不確かさ　一つの測定結果は，測定量の真の値の一つの推定値であると考えられる。それが真の値に対してどれほど不確かであるかを示したものが，不確かさである。不確かさを表すには，測定結果に含まれるすべての誤差を総合した値の限界値（誤差限界）を推定し，その値で示す。

精　度　不確かさと表裏一体であるが，測定がどの程度正確であるかを示すために，いろいろな言葉が用いられている。これにはかなり意味の混乱があるが，一応図1.3のようにかたよりとばらつきを規定するとき，

　　かたよりの小さい程度を**正確さ**

　　ばらつきの小さい程度を**精密さ**

と呼ぶことになっている。また精度という言葉も広く用いられているが，その意味は厳密なものではなく，正確さと精密さの一方または両方を指すものと考えてよい。

1.5　測定値のばらつき

測定値に含まれる誤差は系統誤差と偶然誤差に分けられることはすでに説明した。系統誤差は，一定の原因によるもので，何回同じ測定を繰り返しても一定の傾向で現れる。一方，偶然誤差は，原因を追求しえない細かな現象の集積であり，同じ条件の下で測定を繰り返すと，そのたびに異なった値をとるものである。偶然誤差は，確率的な現象であると考えなければならない。

偶然誤差という確率現象のために，測定値は1回ごとに異なった値をとる。これは見方によっては，つぎのように考えることもできる。**図1.4**のように多数（理想的には無限個）の「測定値の候補」からなる集団があり，1回の測定を行うということは，ちょうどくじを引くように，この集団の中から無作為に

10   1. 生体計測の基礎

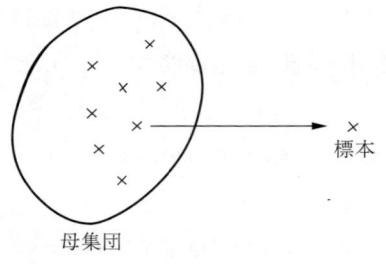

図1.4 母集団と標本

一つの値を取り出してくることである。このように考えるとき，図1.4の集団を母集団といい，そこから取り出した一つの値を標本という。

母集団を構成する「測定値の候補」にはいろいろな値のものがあるが，これをxで代表させることにする。xはいろいろな値を確率的にとる変数である。xの値がある範囲の中に入るものが母集団の中に何個あるかを調べて，**図1.5**（a）のような個数分布図を作り，この統計をどんどん詳しいものにしていくと，図1.5（a）は同図（b）のような滑らかな曲線になるであろう。ここで縦軸は，一つの標本を取り出したときのxの値に対する確率密度関数$P(x)$になるよう，目盛りを付け直してある。

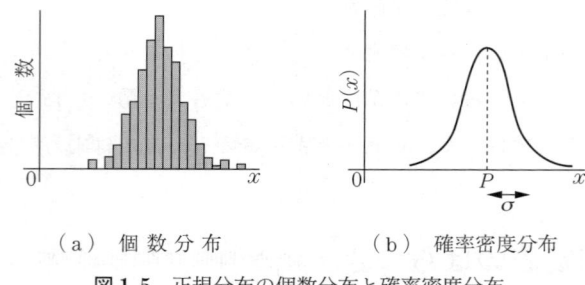

（a） 個 数 分 布   （b） 確率密度分布
図1.5 正規分布の個数分布と確率密度分布

したがって，図（b）の曲線とx軸（横軸）で囲まれた面積が1，すなわち

$$\int_{-\infty}^{\infty} P(x)\,dx = 1 \tag{1.4}$$

で，一つの標本を無作為に取り出すとき（1回の測定に相当する），その値がx_1とx_2の間に入る確率が

$$\int_{x_1}^{x_2} P(x)\,dx = [\mathrm{N}]_{x_1}^{x_2} \tag{1.5}$$

によって与えられる。

実際上は多くの場合，図（b）は次式で表される形をとるものとしてよい。

$$P(x) = \frac{1}{\sqrt{2\pi}\sigma} e^{(x-\mu)^2/(2\sigma^2)} \tag{1.6}$$

式 (1.6) で与えられる母集団の分布を正規分布という。正規分布は，二つの定数 μ，σ を与えれば完全に決定される。図1.5（b）に示したように，μ は母集団の x の平均値であり，また σ^2 は母集団の x について，$(x-\mu)^2$ の平均をとったものである。σ^2 を分散，σ を標準偏差という。図1.3 に示した用語によれば，μ と真の値 T との差がかたよりであり，σ がばらつきを示す量である。

図1.6 に正規分布の性質を示す。図において測定値が a と b の間に入る確率は（$a<b$ として）

$$\int_a^b P(x)\,dx = [\mathrm{N}]_a^b \tag{1.7}$$

によって与えられる。

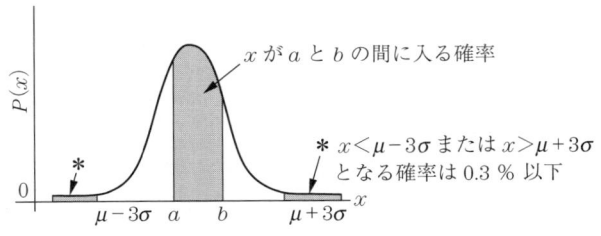

図1.6 正規分布

図の曲線（正規分布）と横軸で囲まれる面積のうち，$\mu-3\sigma$ と $\mu+3\sigma$ の間に挟まれる部分は，全体の約 99.7％ を占めている。すなわち，測定値が $\mu\pm3\sigma$ の範囲より外に出る確率は約 0.3％ しかない。そのほか，$\mu\pm2\sigma$ の範囲より外に出る確率は約 4.5％，同じく $\mu\pm\sigma$ の場合は約 31.7％ である。これらはよく正規分布の性質を示すので，利用すると便利である。

1.6　有　効　数　字

測定値には系統誤差と偶然誤差が含まれ，特に偶然誤差はわれわれが追求することのできないものであるから，どのように注意深く測定したとしても，得

られた測定値のある桁以下の数字は信用できないものになる。いたずらに数字を並べてみても，それは意味がないだけでなく，誤解を招くもとになる。

例えば測定値が 1.316 と得られたときに，その測定の σ（3σ を用いることもある）がほぼ 0.02 程度と推定されたとする。このとき測定結果を

$$1.316 \pm 0.02$$

と表現すると，最後の桁の 6 はばらつきの中にうずもれてしまうので，無意味である。したがってこの場合には

$$1.32 \pm 0.02$$

と書かなければならない。この場合の 1.32 のように，偶然誤差を考慮した上で意味あるものとして残された数字を有効数字という。また以上では偶然誤差だけを考えたが，系統誤差の中でも補正することのできないものがあれば，それも有効数字を決定するときに考慮に入れるべきである。

有効数字という観点からは，末尾の数字 0 を簡単に考えてはいけない。例えば電圧計の指示を

$$1\,500\ \mathrm{V}$$

と書くと，この計器が 4 桁の有効数字を与えていることを意味する。もし計器や測定方法が 3 桁の有効数字しか保証しないものであれば

$$1.50 \times 10^3\ \mathrm{V}$$

と書かなければならない。

測定結果を得たときには，有効数字だけを残し，下の桁の部分を切り捨て，または切り上げて処理するほうがよい。この際，四捨五入がよく用いられるが，これにはつぎの注意が必要である。

いま末尾 1 桁にまったく無作為に 0 から 9 までの数字が現れるとし，これを四捨五入すると，0 から 4 までが切捨て，5 から 9 までが切上げで，わずかではあるが切上げになるほうが多く，系統誤差を生じる。このことが問題になる場合には，最下位が 5 のときだけは，1/2 の確率で切捨てまたは切上げをすべきである。そのための一つの方法として，切捨て，切上げの結果，末尾が偶数になるようにすることがある。例えば，3 桁まで有効である場合

$$1.215 \to 1.22$$
$$1.245 \to 1.24$$

とするわけである。

いくつかの測定値を用いて四則演算などの計算を行うとき，一般に有効数字の桁数の最も少ないものが，最終結果の有効数字の桁数を支配することになる。そのほか，減算時の桁落ちの問題がある。例えば，つぎのような4桁の有効数字の減算を考えてみよう。

$$1.500 - 1.475 = 0.025$$

計算結果である 0.025 がもっている有効数字の桁数は，もはや 2 桁となってしまっている。このように，値がきわめて接近したものどうしの減算に現れる有効数字の桁数の減少が，桁落ちである。特に，一連の計算を電卓，計算機などで機械的に行う場合に，桁落ちを伴うような演算が含まれることを知らず，最終結果の有効数字を過大評価してしまうこともあるので，注意が必要である。

1.7　測定値の統計的処理

1.4 節で論じたところによれば，同じ条件の下で何回か測定をするということは，同じ母集団から何個かの標本を取り出すということである。われわれはこの有限個の標本から，母集団の性質を示す二つの定数，平均値 μ と標準偏差 σ を推定することになる。

まず平均値 μ については，n 回の測定によって測定値 $x_1, x_2, \cdots, x_n$ を得たとき，その平均

$$\bar{x} = \frac{x_1 + x_2 + \cdots + x_n}{n} \tag{1.8}$$

をもって，μ の推定とするのが普通である。また標準偏差 σ については，上の $\bar{x}$ を用いて

$$u^2 = \frac{1}{n-1}[(x_1 - \bar{x})^2 + (x_2 - \bar{x})^2 + \cdots + (x_n - \bar{x})^2] \tag{1.9}$$

をつくるとき，u^2 が分散 σ^2 のよい推定値として用いられる（詳しくは統計学の本を参照してほしい）。

図1.3で説明したように，σ はばらつきの程度を示している。σ が大きいと1回の測定結果をそれほど信頼することはできない。しかしその場合でも，同じ条件の下で同じ測定を繰り返して行えば，測定値に対する信頼度の増すことが期待される。例えば，同じ条件の下で n 回の測定を行い，その結果の平均値を $\bar{x}$ とする。$\bar{x}$ はやはり母集団の平均値 μ とは必ずしも一致せず，その前後にばらつくのであるが，その分散は σ^2/n となることがわかっている。すなわち $\bar{x}$ を最終の測定結果とすることにより，そのばらつきは，1回の測定のときよりもずっと小さくなるのである。

ただここで注意すべきこととして，n 回の測定の平均をとることによって分散，すなわち偶然誤差の影響は小さくなるが，μ すなわち系統誤差の影響については何の変化もないのである。一般に，測定値を統計的に処理することは，偶然誤差の影響を小さくするのには役立つが，系統誤差に対しては何の効果もない。

ある測定を同じ条件の下で5回行い，つぎの測定値を得た場合を考えてみよう。

$$1.86, \ 1.84, \ 1.81, \ 1.85, \ 1.84$$

これから式 (1.8)，(1.9) の値を計算すると

$$\bar{x}=1.84, \ \mu^2=3.5\times10^{-4}$$

となる。したがって母集団については

$$\mu=1.84, \ \sigma=1.9\times10^{-2}$$

と推定される。すなわち1回の測定結果は，1.84の前後に0.02程度の標準偏差でばらつき，測定値が 1.84 ± 0.06 の範囲の外に出る確率は0.3％しかない。

つぎに5回の測定値の平均 $\bar{x}$ を最終的な測定結果と考えると，$\bar{x}$ も μ の前後にばらつくはずであるが，その分散は μ^2/n である。σ^2 として上の推定値を用いると，この値は

$$\frac{3.5\times10^{-4}}{5}=0.7\times10^{-4}$$

となり，標準偏差としては 0.8×10^{-2} となる．結局，上の平均 $\bar{x}=1.84$ には 0.01 程度のばらつきがあることを覚悟しなければならない．

たいていの場合，測定結果を処理するには，この程度の簡単な考え方で十分である．しかし，数少ない測定結果をできるだけ有効に利用しようとするときには，統計的仮説検定の方法を用いる必要がある．統計的仮説検定とは，要するにある仮説を設定し，その仮説を否定しようとすると，どのくらいの危険が伴うかを表現するものである．詳しくは統計学の本を参照してほしい．

1.8 測定誤差の伝搬

いくつかの直接測定結果から計算によって測定結果を求める間接測定では，直接測定の誤差が測定結果の誤差へどのように伝搬するかを考えなければならない．この現象を誤差の伝搬という．誤差には系統誤差と偶然誤差があるために，この誤差の伝搬についてもいろいろな考え方がある．

簡単のためまず四則演算における誤差の伝搬を考えよう．

1.8.1 系統誤差のある場合の和と差

ある二つの直接測定を行って測定値 a, b を得たとき

$$c=a+b, \quad d=a-b \tag{1.10}$$

によって，最終的な間接測定結果 c, d を求めるものとする．a, b, c, d の真の値をそれぞれ a_0, b_0, c_0, d_0, またそれぞれの測定誤差を Δa, Δb, Δc, Δd とすると

$$c_0=a_0+b_0, \quad d_0=a_0-b_0 \tag{1.11}$$

$$\Delta a=a-a_0, \quad \Delta b=b-b_0 \tag{1.12}$$

$$\Delta c=c-c_0, \quad \Delta d=d-d_0 \tag{1.13}$$

であるから，これらの式から

$$\Delta c=\Delta a+\Delta b, \quad \Delta d=\Delta a-\Delta b \tag{1.14}$$

を得る。すなわち測定値の加減算においては測定誤差も同様に加減算となる。

Δa, Δb が確定した値をとる場合や相互に関係のある場合には，式 (1.14) を用いて誤差の伝搬を論じてよい。しかし，系統誤差では計器の最大許容誤差のように一般には誤差の上限しかわからず，Δa, Δb の値を知ることはできない。Δa, Δb がたがいに関係ない（独立）場合には，Δa, Δb は例えば

$$|\Delta a| \leq 0.1, \quad |\Delta b| \leq 0.2 \tag{1.15}$$

というように範囲が指定されるだけで，正負も，その中のどの値をとるかもわからない。このようなときには，式 (1.14) の代わりに

$$|\Delta c| = |\Delta a + \Delta b| \leq |\Delta a| + |\Delta b| \leq 0.3 \tag{1.16}$$

$$|\Delta d| = |\Delta a - \Delta b| \leq |\Delta a| + |\Delta b| \leq 0.3 \tag{1.17}$$

と最大誤差を計算することになる。一般に，Δa と Δb が独立であれば

$$|\Delta c| \leq |\Delta a| + |\Delta b|, \quad |\Delta d| \leq |\Delta a| + |\Delta b| \tag{1.18}$$

で，測定値の加減算においては，測定誤差の（絶対値の）上限が加え算になる。式 (1.18) は基本的な式である。この場合問題となるのは，減算において相対誤差が著しく大きくなる場合があることである。式 (1.18) の減算は相対誤差で

$$\left|\frac{\Delta d}{d_0}\right| \leq \left|\frac{a_0}{d_0} \cdot \frac{\Delta a}{a_0}\right| + \left|\frac{b_0}{d_0} \cdot \frac{\Delta b}{b_0}\right| \tag{1.19}$$

と示される。ここで a と b が近い値の場合，直接測定の相対誤差 $\Delta a/a_0$，$\Delta b/b_0$ が小さくても $\Delta d/d_0$ が著しく大きくなる。$a=1.00$, $b=1.01$ で，a, b の測定誤差が 1% のとき，d の相対誤差がいくらになるか確かめよ（200%）。前述したように減算の場合に桁落ちが起こるほか，このように計算値自身がまったく意味がなくなることがあることを認識してもらいたい。

1.8.2　系統誤差のある場合の積と商

まったく同様に，直接測定値 a, b から

$$e = ab, \quad f = \frac{a}{b} \tag{1.20}$$

を求めるときには，(Δa, Δb が十分小さいとすると）次式が成り立つことを確かめよ．

$$\frac{\Delta e}{e}=\frac{\Delta a}{a}+\frac{\Delta b}{b}, \quad \frac{\Delta f}{f}=\frac{\Delta a}{a}-\frac{\Delta b}{b} \tag{1.21}$$

ここで Δa, Δb が独立であれば

$$\left|\frac{\Delta e}{e}\right|\leqq\left|\frac{\Delta a}{a}\right|+\left|\frac{\Delta b}{b}\right|, \quad \left|\frac{\Delta f}{f}\right|\leqq\left|\frac{\Delta a}{a}\right|-\left|\frac{\Delta b}{b}\right| \tag{1.22}$$

を得る．すなわち，間接測定で乗除算を行うと，相対誤差が加減算または加え算になるのである（商の場合 Δa と Δb が独立であると和になる）．

例えば，長方形の 2 辺 a, b を測定してその面積 $S=ab$ を求めるときには，a, b の相対誤差（の絶対値）がそれぞれ 1 ％ 以内ならば，S の相対誤差（の絶対値）は 2 ％ 以内であることが保証される．

一般に，直接測定値 a, b, … を用いて

$$\alpha=f(a, \ b, \ \cdots) \tag{1.23}$$

を計算するときには，α の誤差は

$$\Delta\alpha=\frac{\partial f}{\partial a}\Delta a+\frac{\partial f}{\partial b}\Delta b+\cdots \tag{1.24}$$

であるとして考えればよい．どのような計算をするときでも（上の関数 f が微分可能である限り），測定誤差 Δa, Δb, … に適当な係数を掛けて加え合わせるという形で，測定誤差が伝搬する．

1.8.3 偶然誤差の伝搬

前の例では，$|\Delta a|\leqq 0.1$ というように，誤差（の絶対値）の上限がわかっている場合を考えた．系統誤差のように一般に誤差の上限がわかる場合にはこれでよいが，偶然誤差については，偶然誤差が確率的に分布することを考えると，このような表現はいくぶん不合理である．誤差の大きさの程度は，むしろ標準偏差で表したほうがよい．

一般に，x_1 が平均値 μ_1, 分散 σ_1^2 の確率変数，x_2 が平均値 μ_2, 分散 σ_2^2 のたがいに独立な確率変数であるとき

$$x_3 = k_1 x_1 + k_2 x_2 \quad (k_1, k_2 \text{ は定数}) \tag{1.25}$$

を求めよう．x_3 も確率変数であるが，その分布は，平均値 $k_1 \mu_1 + k_2 \mu_2$，分散 $k_1^2 \sigma_1^2 + k_2^2 \sigma_2^2$ の正規分布になることがわかっている．この事実と正規分布の式 (1.6) を用いれば，確率変数としての立場から，誤差の伝搬を扱うことができる．

例えば a の測定誤差の標準偏差が 0.1，b の測定誤差の標準偏差が 0.2 であるとき，$c = a + b$ を計算すると，その測定誤差は，分散が

$$0.1^2 + 0.2^2 = 0.05$$

となる．したがって標準偏差は 0.22 ということになる．

さらに一般的な式 (1.23) を用いて説明する．a の平均値が μ_a，標準偏差が σ_a，b の平均値が μ_b，標準偏差が σ_b とすると，計算結果 α も確率変数であり，その平均値は

$$\mu_\alpha = f(\mu_a, \mu_b, \cdots) \tag{1.26}$$

となる．また，分散は次式で表すことができる．

$$\sigma_\alpha^2 = \left(\frac{\partial f}{\partial a}\right)_\mu^2 \sigma_a^2 + \left(\frac{\partial f}{\partial b}\right)_\mu^2 \sigma_b^2 + \cdots \tag{1.27}$$

ここで，$(\partial f/\partial a)_\mu$，$(\partial f/\partial b)_\mu$，$\cdots$ は $a = \mu_a$，$b = \mu_b$，$\cdots$ を代入した各偏微分係数である．

例として測定値 a，b を用いて，$\alpha = a^2/b$ の演算によって α を求めることを考えよう．平均値は，式 (1.26) より

$$\mu_\alpha = \frac{\mu_a^2}{\mu_b}$$

標準偏差で示した誤差の大きさは，式 (1.27) より

$$\sigma_\alpha = \sqrt{\left(\frac{2\mu_a}{\mu_b}\right)^2 \sigma_a^2 + \left(-\frac{\mu_a^2}{\mu_b^2}\right)^2 \sigma_b^2}$$

となり，平均値に対する標準偏差の相対値は

$$\frac{\sigma_\alpha}{\mu_\alpha} = \sqrt{\left(\frac{2\sigma_a}{\mu_a}\right)^2 + \left(\frac{\sigma_b}{\mu_b}\right)^2}$$

となる．これより，a に対する誤差のほうが b に対する誤差よりも，最終結果

の誤差に大きく効いていることがわかる。

1.9　測定値の間の関係

例えば体重 x と血圧 y というように，二つの量を多くの人について測定し，体重と血圧の間の関係を論じたいというようなことがある。この関係を見やすく表現するには，各人の測定結果 (x_1, y_1), (x_2, y_2), … を，xy 平面上の点として**図 1.7** のように描くと，だいたいの様子がわかる。この図を散布図という。

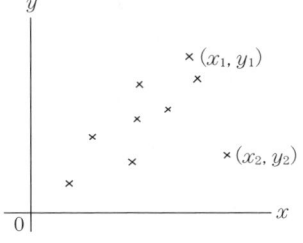

図 1.7　散　布　図

また x と y の大きさの間にどのくらい関係があるのかを示す数値として，つぎの相関係数がよく用いられる。

$$\rho = \frac{\sum_{i=1}^{n}(x_i - \bar{x})(y_i - \bar{y})}{\sqrt{\sum_{i=1}^{n}(x_i - \bar{x})^2}\sqrt{\sum_{i=1}^{n}(y_i - \bar{y})^2}} \qquad (1.28)$$

一般に

$$-1 \leq \rho \leq 1 \qquad (1.29)$$

である。ρ が 1 に近いと散布図は**図 1.8**（a），ρ が -1 に近いと同図（b）のようになり，x と y の間に強い関係があることを示している。x と y が完全に無関係だと散布図は同図（c）のようになり，ρ は 0 になるが，ρ が 0 であるからといって，x と y が無関係であるとは必ずしもいえない。

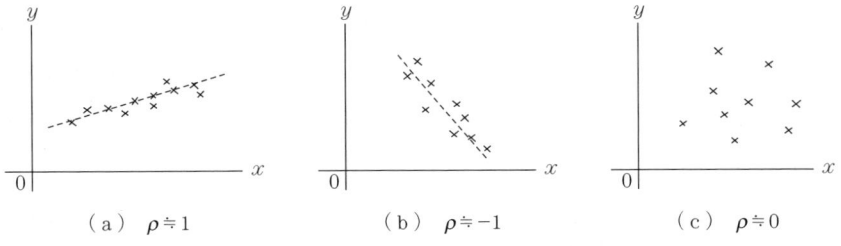

図 1.8　散布図と相関係数

散布図上の各点がわずかにばらつくだけで,ほとんど一つの曲線の上に並んでしまうようなときには,x と y の間に関係があると思われるので,その曲線を x と y の式で表現するのが普通である。測定値をもとにして求めたこのような関係式を実験式という。

実験式として最も簡単な考え方は,散布図上の点を通る曲線を作ることである。例えば3点 (x_1, y_1), (x_2, y_2), (x_3, y_3) を得たとすると,ラグランジュの補間式によって,この3点を通る2次曲線を下式のように作ることができる。

$$y = y_1 \frac{(x-x_2)(x-x_3)}{(x_1-x_2)(x_1-x_3)} + y_2 \frac{(x-x_1)(x-x_3)}{(x_2-x_1)(x_2-x_3)} + y_3 \frac{(x-x_1)(x-x_2)}{(x_3-x_1)(x_3-x_2)} \tag{1.30}$$

一般に n 個の点を通る $(n-1)$ 次曲線を,同じようにしてつくることができる。しかし多数の測定点があると,この方式ではきわめて高次の曲線になってしまう。一方,測定には誤差が伴うから,すべての測定点を厳密に通る曲線を作ることは,必ずしも合理的ではない。本来 x と y の間の関係がわかっていればその関係式を用いてただ係数を決定すればよいし,散布図から納得できる簡単な式で表現するほうが実用的であることが多い。このように誤差を考えて妥当な実験式を作る方法がいろいろ考えられているが,ここでは最小2乗法について述べる。

1.10 最小2乗法

いま簡単のために,x の測定値 x_1, x_2, $\cdots$, x_n の誤差は十分に小さく,y の測定値 y_1, y_2, $\cdots$, y_n の誤差だけが問題であるとしよう。y_1, y_2, $\cdots$, y_n の誤差を e_1, e_2, $\cdots$, e_n とし,e_i の誤差をもつ測定値 y_i が正規分布の式(1.6)に示す確率(密度)に従って現れるものとする。これを下式の最右式のように書く。

$$P(y_i) = \frac{1}{\sqrt{2\pi}\sigma_i} e^{(y_i-\mu_i)^2/(2\sigma_i^2)} \equiv C_i \exp(-h_i e_i^2) \tag{1.31}$$

ここで,$e_i = y_i - \mu_i$, $i = 1, 2, \cdots, n$, C_i および h_i はばらつき σ_i で決まる定

数である．$e_1, e_2, \cdots, e_n$ が独立に生じるものであるとすると，x と y の関係を決めたときに誤差 $e_1, e_2, \cdots, e_n$ が現れる確率（密度）は次式となる．
$$C_1 C_2 C_3 \cdots C_n \exp\{-(h_1 e_1^2 + h_2 e_2^2 + h_3 e_3^2 + \cdots + h_n e_n^2)\}$$

目的は y と x の関係を推定することであるが，最も確からしい関係がわかったとすると，上の確率，式 (1.31) が最も大きくなるようにするのが合理的である．したがって
$$I = h_1 e_1^2 + h_2 e_2^2 + h_3 e_3^2 + \cdots + h_n e_n^2 \tag{1.32}$$
を最小にすることによって，最も確からしい関係式が推定できる．この考え方は最小2乗法と呼ばれている．特に n 回の測定が同じ多件の下で行われたとすれば，$h_1 = h_2 = \cdots = h_n$ としてよいから，その場合は
$$I = e_1^2 + e_2^2 + e_3^2 + \cdots + e_n^2 \tag{1.33}$$
を最小にすればよい．

最も簡単な例として，x を変えずに，同じ条件の下で y を n 回測定して，測定値 $y_1, y_2, \cdots, y_n$ を得た場合を考えよう．y は一定の値になるはずであるから，真の値に対する推定を η とすると，誤差は $e_i = (y_i - \eta)$ となるから
$$I = (y_1 - \eta)^2 + (y_2 - \eta)^2 + \cdots + (y_n - \eta)^2$$
を最小にすることである．この式では η だけが未定であるから
$$\frac{dI}{d\eta} = -2\{(y_1 - \eta) + (y_2 - \eta) + \cdots + (y_n - \eta)\} = 0 \tag{1.34}$$
を解けばよい．したがって
$$\eta = \frac{y_1 + y_2 + \cdots + y_n}{n} \tag{1.35}$$
となる．すなわち，平均値が最も確からしい値となる．

つぎに x を変えながら x と y を測定し，測定値 $(x_1, y_1), (x_2, y_2), \cdots, (x_n, y_n)$ を得たとする．散布図を描いてみると，y は x の1次式であるとしてよいように見える．この場合 y と x の関係が
$$y = ax + b \tag{1.36}$$
で与えられるものとするのが妥当である．したがって，係数 a, b の最も確か

らしい推定値を求めることが問題となる。n 回の測定が同じ条件の下で行われたとし，$C_1=C_2=\cdots=C_n$，$h_1=h_2=\cdots=h_n$ とすると，式 (1.33) は

$$I=(y_1-ax_1-b)^2+(y_2-ax_2-b)^2+\cdots+(y_n-ax_n-b)^2 \quad (1.37)$$

となり，これをを最小にすればよい。したがって

$$\frac{dI}{da}=0 \quad \text{および} \quad \frac{dI}{db}=0$$

を解いて，a，b を定めることができる。

1.11 単位と標準

1.2 節で説明したように，ある量を測定するためには，その単位を定めることが必要である。理論的に厳密に単位を定義する必要があるが，一方ではまた，実際にその単位を与える原器（標準器）を実現したり，それに関連する測定技術を開発することも必要である。このため，各国はそれぞれ自分の国に適した単位を用いてきたし，各専門学問領域はそれぞれ各領域に都合のよい単位を使用してきた。このため，いろいろな単位系が実用され，日本の尺貫系や英国のヤードポンド系，工学の MKS 系や医学の mmHg 系などが混在してきた。しかし近年の国際化や科学の精密化により単位の共通化が必要になってきた。

そこで，国際標準機構（ISO）が国際的，学際的に共通な単位として SI 単位系を定めて単位を統一し，ごく限られた一部の併用してよい単位を除き SI 単位系を使用するように定めた。詳しくは日本工業規格 JIS Z 8202, 8203 を参照されたい。

SI 単位系は七つの基本単位と二つの補助単位を定め，すべての物理量の単位は，基本単位と補助単位を用いることによって組み立てられるように定められている。特に基本単位だけで表現すると紛らわしい場合や複雑で不便な場合には，固有の名称をつけることがある。例えば周波数の単位は s^{-1} であるが，放射能のように同じ s^{-1} で表現される単位がほかにもあるので，周波数は Hz（ヘルツ），放射能は Bq（ベクレル）という固有の単位を用いる。

力学的な現象の範囲では，長さ，質量，時間の三つの基本単位を設定すれ

ば，ほかの単位はそれから導くことができる．この三つの基本単位は現在つぎのように定義されている．

長　さ　　1 m は，光が真空中を 1/299 792 458 秒間に進む距離（1985 年より）

質　量　　パリの国際度量衡局保管の原器によって 1 kg が定義されている

時　間　　1 秒は ^{133}Cs の二つの基底準位の間の遷移に伴って放射される電磁波の周期の 9 192 631 770 倍の時間

電気，熱，物質量，光はこの三つの力学量では単位を決められないので，上の三つ以外に，電流（A），熱力学温度（K），物質量（mol），光度（cd）という四つの単位を加えて，合計七つの基本単位が定められている．

それらを補助する平面角［ラジアン，rad］，立体角［ステラジアン，sr］という二つの補助単位が定められている．**表 1.1** に基本単位と補助単位を示す．

SI 単位系では，単位の 10 の整数乗倍を示す記号（接頭語）を規定している．接頭語を**表 1.2** に示す．

電気磁気単位や医学系の単位などすべての単位は，**表 1.3** のように，基本単位と補助単位を組み合わせて作ることができる．また，Hz のような固有の名称をもつ単位の例を**表 1.4** に示す．

表 1.1　SI 基本単位と補助単位

(a) SI 基本単位

量	名　称	記号
長　さ	メートル	m
質　量	キログラム	kg
時　間	秒	s
電　流	アンペア	A
熱力学温度	ケルビン	K
物質量	モル	mol
光　度	カンデラ	cd

(b) SI 補助単位

量	名　称	記号
平面角	ラジアン	rad
立体角	ステラジアン	sr

表 1.2　接頭語

倍数	接頭語	記号	倍数	接頭語	記号
10^{18}	エクサ	E	10^{-1}	デシ	d
10^{15}	ペタ	P	10^{-2}	センチ	c
10^{12}	テラ	T	10^{-3}	ミリ	m
10^{9}	ギガ	G	10^{-6}	マイクロ	μ
10^{6}	メガ	M	10^{-9}	ナノ	n
10^{3}	キロ	k	10^{-12}	ピコ	p
10^{2}	ヘクト	h	10^{-15}	フェムト	f
10^{1}	デカ	da	10^{-18}	アト	a

表 1.3 SI 基本単位と補助単位で組み立てられた単位の例

量	名 称	記号
面 積	平方メートル	m^2
体 積	立方メートル	m^3
速 さ	メートル毎秒	m/s
角速度	ラジアン毎秒	rad/s
加速度	メートル毎秒毎秒	m/s^2
角加速度	ラジアン毎秒毎秒	rad/s^2
波 数	毎メートル	m^{-1}
密 度	キログラム毎立方メートル	kg/m^3
比体積	立方メートル毎キログラム	m^3/kg
電流密度	アンペア毎平方メートル	A/m^2
磁界の強さ	アンペア毎メートル	A/m
(物質量の) 濃度	モル毎立方メートル	mol/m^3
輝 度	カンデラ毎平方メートル	cd/m^2

表 1.4 おもな固有の名称をもつ SI 単位の例

量	名 称	記号	固有の名称による表示	基本単位による表示
周波数	ヘルツ	Hz		s^{-1}
力	ニュートン	N		$m\cdot kg\cdot s^{-2}$
圧力・応力	パスカル	Pa	N/m^2	$m^{-1}\cdot kg\cdot s^{-2}$
エネルギー・仕事・熱量	ジュール	J	$N\cdot m$	$m^2\cdot kg\cdot s^{-2}$
仕事率・放射束	ワット	W	J/s	$m^2\cdot kg\cdot s^{-3}$
電気量・電荷	クーロン	C		$s\cdot A$
電位・電圧・起電力	ボルト	V	W/A	$m^2\cdot kg\cdot s^{-3}\cdot A^{-1}$
静電容量	ファラド	F	C/V	$m^{-2}\cdot kg^{-1}\cdot s^4\cdot A^2$
電気抵抗	オーム	Ω	V/A	$m^2\cdot kg\cdot s^{-3}\cdot A^{-2}$
電気コンダクタンス	ジーメンス	S	A/V	$m^{-2}\cdot kg^{-1}\cdot s^3\cdot A^2$
磁 束	ウェーバ	Wb	$V\cdot s$	$m^2\cdot kg\cdot s^{-2}\cdot A^{-1}$
磁束密度	テスラ	T	Wb/m^2	$kg\cdot s^{-2}\cdot A^{-1}$
インダクタンス	ヘンリー	H	Wb/A	$m^2\cdot kg\cdot s^{-2}\cdot A^{-2}$
セルシウス温度	セルシウス度	℃		K
光 束	ルーメン	lm		$cd\cdot sr$
照 度	ルクス	lx	lm/m^2	$m^{-2}\cdot cd\cdot sr$
放射能	ベクレル	Bq		s^{-1}
吸収線量	グレイ	Gy	J/kg	$m^2\cdot s^{-2}$
線量当量	シーベルト	Sv	J/kg	$m^2\cdot s^{-2}$

固有の名称をもつ単位と SI 基本単位および SI 補助単位で別の単位を組み立ててもよい。

医学系では,これまでの便宜上 SI 単位でない単位も使われているが,将来

表 1.5　医学系で使用される特別な単位と SI 単位の関係

量	医学系で使用されている単位	SI 単位
体　積	1 ml =	10^{-6} m^3 = 1 cm^3
密　度	1 g/cm^3 =	10^{-3} kg・m^{-3}
圧　力	1 mmHg ≒	133.3 Pa
粘　度	1 P（ポアズ）=	0.1 Pa・s
体積流量	1 ml/s =	10^{-6} m^3・s^{-1} = 1 cm^3・s^{-1}
温　度	t °C（セルシウス温度）=	$(t+273.15)$ K
熱　量	1 cal =	4,186 05 J（温度不指定のとき）
光の波長	1 Å = 0.1 nm =	10^{-10} m
放射能	1 Ci =	3.7×10^{10} Bq
放射線量	1 R（レントゲン）=	2.58×10^4 C・kg^{-1}
吸収線量	1 rad（ラド）=	10^{-2} Gy

は SI 単位に統一されると思われるので，SI 単位系と比較して**表 1.5** に示す。

単位を実現するためには，十分精度の高い測定とその単位を実現するための標準が必要になる。また標準を正確に維持することも重要である。

1.12　上手な測定の基本

実際に患者を測定しようとしたときに，わずかなことに注意を払うだけで，信頼性が高く安全な測定ができる。このような上手な測定を実践するための基本をまとめておく。

① 目的に合った測定　　ある目的の量を測定するときに，目的から許容される誤差や，あるいはほかの原因によって生じる誤差よりもずっと小さくしようとして，高価な計測器を利用したり，必要以上の時間を費やしたり，患者に苦痛を与えることのないようにする。

② 測定対象への影響　　計測器を測定対象に接続することにより，測定対象が影響を受ける場合がある。極端な場合には，目的とする量を正しく測定できない場合や，患者に感電や熱傷などの危害を加えることがある。したがって，測定対象が有する特性，測定の原理をよく知った上で測定する。

③ 十分な計画　　測定手順をあらかじめ考えると同時に，測定されるであろう数値や誤差を推定して適切な測定範囲を選択することにより，短時間のう

ちに測定を完了できるようにする。これは患者に影響を与えないことにもつながる。

引用・参考文献

1) 金井　寛，斎藤正男，日高邦彦：電気磁気測定の基礎，第3版，昭晃堂（1993）
2) 橋本成広：生体計測工学入門，コロナ社（2000）

演習問題

【1】 測定における測定標準の役目を説明せよ。

【2】 同じ測定を多数回繰り返すことには，どのような意味があるか。

【3】 計測器がどの程度正確であるかを表現するのに，どのような言葉が用いられるか。またそれらの考えが，測定の正確さと精密さにどのように関係しているかを論ぜよ。

【4】 同じ測定を繰り返して，測定値の平均をとることの意義について論ぜよ。

【5】 下記の測定値には，2％程度の誤差があると思われる。有効数字を示せ。
　　　① 1.346　　② 0.035 7　　③ 15 400　　④ 35.346　　⑤ 10 000

【6】 ある長方形の2辺 a, b を測定して
$$a = 20.2 \text{ cm}, \quad b = 9.8 \text{ cm}$$
を得た。それぞれの測定値に含まれる誤差は
$$|\Delta a| \leq 0.30, \quad |\Delta b| \leq 0.05$$
程度と考えられる。この長方形の面積 S を求め，その誤差の限界について論ぜよ。

【7】 前問と同じ測定で，a, b の測定誤差が標準偏差を用いて与えられ
$$\rho_a = 0.10, \quad \rho_b = 0.05$$
であるとする。面積 S の誤差を標準偏差を用いて表せ。

【8】 測定誤差（の絶対値）の限界として，標準偏差の3倍をとることにし，問題【6】と【7】の結果を比較してみよ。またなぜ結論に差が出てくるのかを考えてみよ。

2 循環器系計測器の構成と原理

2.1 心電計と心電図モニタ

2.1.1 はじめに

心電計は読んで字のごとく「心電位」の「計測器」であるが,生体電気現象の一つである心電図を計測するME機器の代表的な存在である。心電図のような生体電気現象は微小電気信号であるため,これを大きくするための増幅器が必要であるが,増幅した後,これを記録紙上に描画するのが心電計であり,モニタ画面上にディスプレイするのが心電図モニタである。

心電計で計測される心電図には,最も一般的な標準12誘導心電図をはじめとしてベクトル心電図や胎児心電図などがある。また,特殊な心電計として,体内にカテーテル電極を挿入して,ヒス（His）束心電図などの心内心電図を測定するカテラボ装置（心臓カテーテル検査用のポリグラフ装置）の心電計,携帯用の長時間心電図連続記録装置であるホルター心電計などがある。

一方,心電図モニタは正確な誘導の心電図記録というよりは,心電図の連続監視により信号の異常な変化を的確にとらえるのが目的である。手術室や集中治療室のベッドサイドモニタから,一般病棟における心電図テレメータまで,それぞれの用途に応じた製品が開発され使用されている。

2.1.2 心　電　計

ここでは，生理機能検査室における心電図検査，集中治療室や一般病棟における心電図記録に使用される，最も一般的な標準12誘導心電計について説明する（図2.1）。

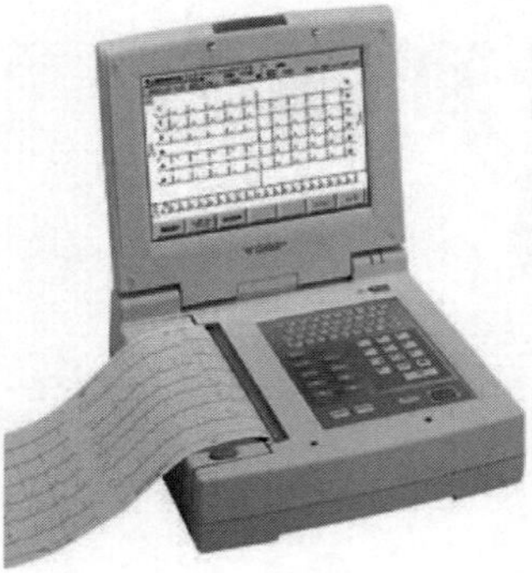

〔1〕　**心電計の特性**

心電計の標準感度は 1 mV の心電図信号に対して 10 mm の記録幅，つまり 10 mm/mV である。周波数特性は 10 Hz における振幅を 100 % として，0.14～50 Hz は 90 % 以上，75 Hz で 70 % 以上の振幅がなくてはならないことになっている。

図2.1　標準12誘導心電計

〔2〕　**構　　造**

心電計を入力部分から順に見てくると，まず，心電図を体表から導出するための電極および誘導コード，増幅部，演算処理部，記録部となる。

（a）　**電極および誘導コード**　　標準12誘導には，双極肢誘導（Ⅰ，Ⅱ，Ⅲ）とゴールドバーガーの単極肢誘導（aV_R，aV_L，aV_F），および単極胸部誘導（V_1～V_6）がある（図2.2）。また，その計測のためには，通常，四肢に四つのクリップ電極と，胸部の決められた部位に六つの吸盤電極を装着する必要がある。しかし，最近のディジタル型心電計では，ウィルソン単極胸部6誘導のほか，標準肢誘導ⅠとⅡ（またはⅡとⅢ）の計8誘導を誘導するだけで，残りのⅢ（またはⅠ）および単極肢誘導（aV_R，aV_L，aV_F）は計算で求めている（表2.1）。

（b）　**増幅部**　　増幅には差動増幅器が使われているが，これは交流雑音（ハム）のような同相信号を除去することをおもな目的としている。心電計の入力部は，電気安全対策として，BF形またはCF形のF形装着部となっているが，この患者と装置側のアイソレーションを実現するために，トランス結合もしくは光結合が使われている。増幅されたアナログ心電図信号は各種ディジタル処理のために A-D 変換される。

図 2.2 標準 12 誘導の導出法[1]†

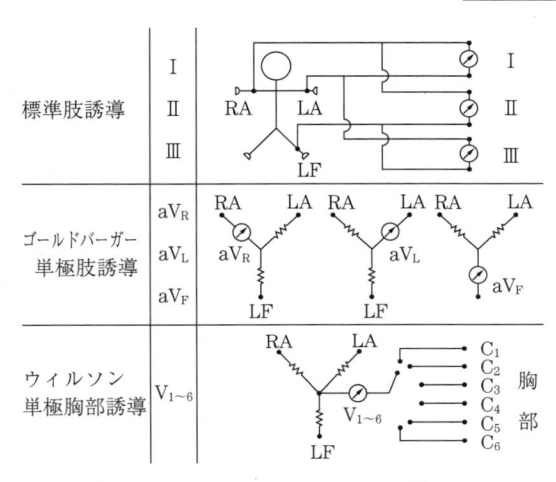

表 2.1 ディジタル心電計における 4 誘導の求め方

$III = II - I$

$aV_R = -\dfrac{(I + II)}{2}$

$aV_L = I - \dfrac{II}{2}$

$aV_F = II - \dfrac{I}{2}$

（c） **演算処理部** ここで，心電図信号と一緒に増幅されA-D変換されたディジタル信号から多くの雑音は除去される。以前は，CRの時定数回路やハムフィルタなどで行っていたが，現在はディジタルフィルタによって行っている。こうして得られた心電図信号は，心電図解析の各種アルゴリズムによって自動解析される。

（d） **記録部** 従来は，ガルバノメータを使用した熱ペン式記録器が使用されていたが，現在は，ガルバノメータを使用しないサーマルアレイ式記録器になっている。サーマルアレイ式というのは，多数の発熱抵抗体（サーマルアレイ）が信号の振幅に応じて発熱し，そこを感熱紙が通過することにより波形記録するものである。その可動部分がない構造により，周波数特性は格段によくなった。

〔3〕 **取 扱 い**

心電計を検査室で使用する場合は，その計測環境が問題になることは少ないが，集中治療室や一般病棟で使用する場合は，他の機器と同時に使用することによる問題や，その計測環境に対して，十分な注意が必要である。

† 肩付き数字は，章末の引用・参考文献の数字を表す

（a） **電極の装着**　四肢ならびに胸部に再使用型電極を装着する場合は，通常は導電性のペーストもしくは食塩液に浸したガーゼを使用するが，最近は感染防止などの理由でディスポーザブル（ディスポ）型電極も使用されるようになってきている。また，心臓カテーテル室のカテラボ装置で使用されるディスポ電極は，心血管造影の邪魔にならないようにX線透過性が必要なため，電極の素材が炭素（カーボン）のカーボン電極が使用される。これらのディスポ電極の皮膚接触面には粘着性のある導電性固体ゲルが使用されるが，発汗や体毛などで皮膚の状態が悪いと接触不良となり，安定した記録ができなくなる。アルコール綿による清拭や剃毛など，適切な前処理が必要な場合もある。

（b） **交流雑音（ハム）対策**　体表面で得られる心電図は数 mV 程度の微小な電気信号であるため，心電計で心電図信号を体表面から誘導する際に，一緒に雑音も誘導してしまうことがある。この雑音にはいろいろな種類のものがあるが，最も頻繁に心電図に混入してくるのが交流雑音（ハム）である。ハムは，心電図に一定の幅で帯状に混入してくるので，筋電図などの他の雑音との識別は容易である（**図 2.3**）。

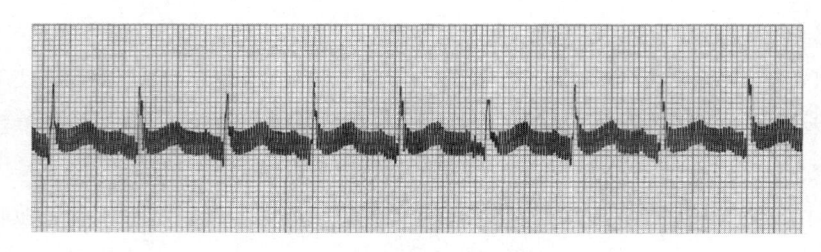

図 2.3　心電図に混入した交流雑音（ハム）

通常の紙送り速度の 25 mm/s ではよくわからないが，100 mm/s 程度の速度で記録すると，規則正しい波（正弦波）になっているのがわかる。1 秒間にこの波の山がいくつあるかを数えると，東日本では 50，西日本では 60 のはずで，これは商用交流電源の周波数の 50 または 60 Hz に一致している。つまり，ハムは商用交流電源に由来するもので，これを電源とする電気機器（心電計自身も含む）ならびに電源コードが原因で発生する。このハムは心電計に内

蔵されているハムフィルタをオンにすることで除去可能であるが，なるべくハムフィルタを利用しないでハム混入のない心電図が得られることが望ましい。以下に心電計（もしくは心電図モニタ）の心電図に混入するハムの具体的な原因と対策を示す（図 2.4）。

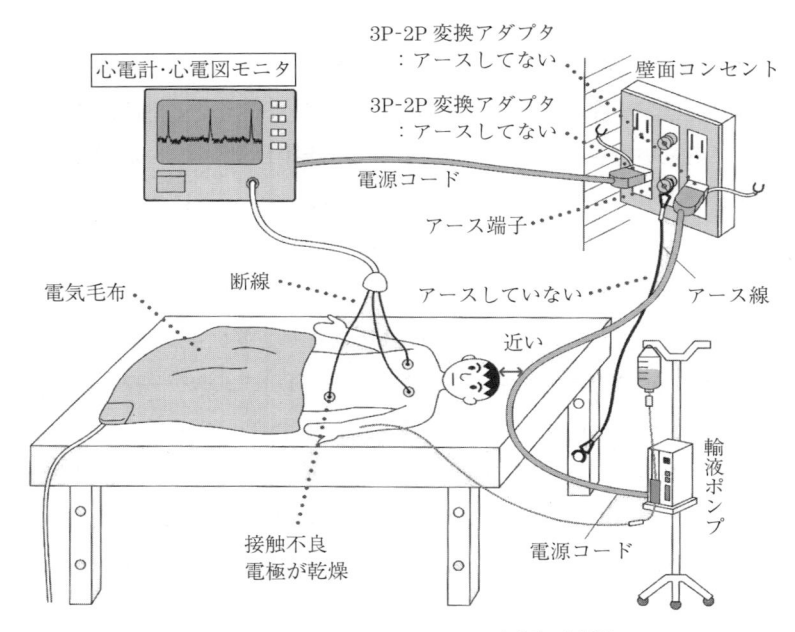

図 2.4 心電図に混入するハムの原因と対策[2)]

1） 心電計（もしくは心電図モニタ）自身のアース（接地）不良　心電計・心電図モニタの電源プラグは，クラスⅠ機器であるならば 3P プラグのはずである。それを 3P の壁面電源コンセントに差し込めば自動的にアースされ，心電計・心電図モニタは保護接地されると同時に機能接地され，ハム混入の可能性も低下する。しかし，2P の壁面コンセントの設備しかない場合（古い病院建築には多い）は，どうしても 3P-2P 変換アダプタを使用することになるので，これがアースをしない原因となり，ハム混入の可能性が高まる。病院電気設備の安全基準 JIS T 1022 では，すべての医用室は保護接地設備つまり 3P コンセントでなければならないと規定されているので，2P コンセント

の病室などは早急に改修する必要があろう。

2) 同時に使用している他の ME 機器のアース不良　心電計・心電図モニタ以外に，輸液ポンプや人工呼吸器など他の ME 機器（クラス I 機器）も同時に使用している場合，それらの機器のアースも 1 ）と同様の理由で確実にしなくてはならない。

3) ベッドアース不良　ベッドは電気機器ではないが，金属を多く使用している場合は，周囲の電気機器や電源コードから商用交流電位が誘導され，さらにその電位が患者の身体に誘導されハムの原因となる。したがって，金属製のベッドは必ずアースをして，ハムが誘導されないようにする必要がある。ベッドにはアース端子がないので，ベッドの金属露出部をアース線のアースクリップで嚙んで，壁面接地端子と接続する。なお，電動ベッドの場合は 3 P プラグなのでベッドアースは不要となり，3 P コンセントに接続するだけでよい。

4) 一般の電気機器の使用　電気毛布やテレビなどの一般の電気機器は 2 P プラグでアース端子もないものがほとんどである。これらの一般の電気機器を患者に接触またはごく近傍で使用すると，アースをしないで ME 機器を使用する場合と同様に，商用交流電位が患者の身体に誘導され，ハム混入の原因となる。計測中は電源コードを抜く，なるべく患者の体から離すなどが必要である。

5) 電源コードの近接　電源コードが患者の身体の近くにあると，電源コード内の商用交流電位による静電誘導（容量結合），ならびに電源コード内を流れる商用交流電流による電磁誘導（電磁結合）で，商用交流電位が患者の身体に誘導されてくる。電源コードはできるだけ患者およびベッドから離すようにする。また，心電計・心電図モニタの誘導コードを束ねて，これによるループ面積を小さくすると，電磁誘導の影響を受け難くなる。

6) 電極の接触状態不良　電極と皮膚の接触状態が不良であると，電極の接触インピーダンスが高くなる。これが差動増幅器の実質的な同相弁別比の低下を招き，ハムが混入しやすくなる。特に，ディスポーザブル電極を使用する場合は，乾燥などの原因で電極の接触インピーダンスが高くなり，ハム混入

の原因となるだけでなく，波形ひずみの原因となる場合もあるので，その保管には十分注意する必要がある。また，心電図モニタ用のディスポーザブル電極を装着するときは，皮膚の前処理を行って電極の接触インピーダンスを下げると，ハム混入やアーチファクトの影響をより受け難くなる。

7) 電極と誘導コードの接触不良　誘導コードの金属ピンを接続する電極側のばねの緩み・汚れによる接触不良は，ハム混入の原因になるだけでなく，アーチファクトの原因にもなる。この電極ならびに誘導コードの点検・清掃は心電計の日常点検において最も重要な項目の一つである。

8) 誘導コードの断線　誘導コード（電極コード）が断線している場合は，まったく波形が出ない場合もあるが，ハムが混入してくる場合もある。心電図モニタでは最も多いトラブルの一つなので，電極コードの予備は必ず用意しておく。

（c）その他の雑音対策　心電図に混入する雑音には，ハム以外にも，基線の動揺，筋電図，電気メスによる雑音などがある。

1) 基線の動揺　呼吸による胸郭の動きが電位変化となって心電図に重畳されることがある。このゆっくりした電位変化を呼吸性変動という（図 2.5）。心電図検査の際は一時的に呼吸を止めてもらえばよいが，長時間のモニタリングの場合は，呼吸の影響の少ない部位に電極を貼りかえるなどが必要な場合もある。心電計や心電図モニタに内蔵されているドリフトフィルタを利用することもできる。

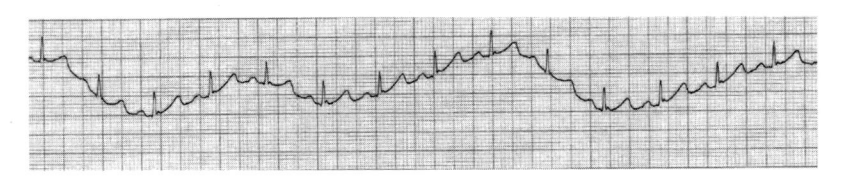

図 2.5　呼 吸 性 変 動

2) 筋電図の混入　筋電図は周波数 $10 \sim 1\,500\,\text{Hz}$ の不規則な電気信号であるが，これが心電図に混入すると雑音となる。この混入する筋電図は，電極装着部近辺の筋肉が緊張することにより発生するので，緊張の原因となる心

理要因や痛み・寒さなどの生理要因を取り除いてやれば解消される。

3) 電気メスによる雑音障害 手術室には欠くことのできない電気メスであるが，心電図モニタ用電極に微小電気信号である心電図と一緒に電気メスによる非常に大きな電位が重畳されるので，電気メス使用中の完全な心電図モニタリングは不可能に近い。したがって，これを補完する意味で，電気メス使用中の心拍計測に，動脈圧やパルスオキシメータの脈波など，電気メスの影響を受けにくい信号パラメータを利用するとよい。

2.1.3 心電図モニタ

心電計はある時点における心電図波形を診断の目的で記録する検査装置であるが，心電図モニタは長時間にわたって心電図を監視（モニタリング）し，異常が発生したらすぐにアラームで知らせる患者監視装置である。したがって，つねにアラーム発生に注目することはもちろんであるが，誤アラームを防ぐために質のよい心電図信号を得ることや，患者に合わせた適切なアラーム設定を行うことも重要である。

〔1〕 **心電図モニタの構成**

心電図モニタには，患者と装置が誘導コードで直接接続される有線式モニタと，電波を介して心電図を送る無線式モニタ（テレメータ）がある。手術室やICU，CCUでは，心電図以外のパラメータも測定できる有線式のベッドサイドモニタが一般的であるが，透析室や一般病棟では，無線式の心電図テレメータが広く使用されている。

〔2〕 **有線式ベットサイドモニタにおける心電図モニタリング**

手術室ではベッドサイドモニタが単独で使用されることが多いが，ICU，CCUの場合は，通常，患者ごとのベッドサイドモニタとセントラルモニタ（患者データ管理装置を含む）による生体情報ネットワーク（LAN）を構成している（**図2.6**）。ベッドサイドモニタで得られた各種生体情報パラメータ（心電図，血圧，呼吸，体温，S_pO_2，心拍出量など）は，セントラルモニタに集められ，セントラルモニタリングならびにデータ記憶・解析が行われる。

2.1 心電計と心電図モニタ

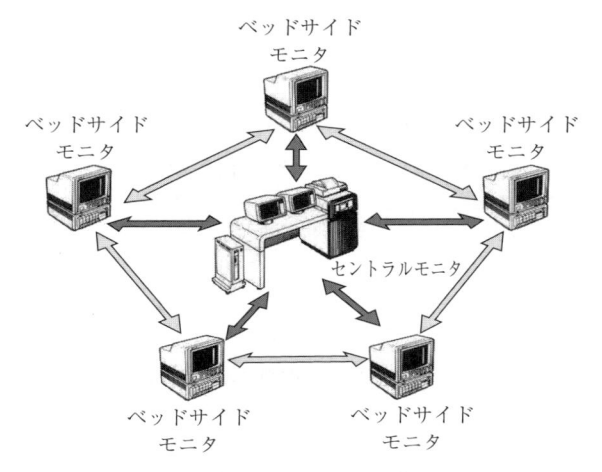

図2.6 ICU・CCU モニタリングシステムのネットワーク化[3]

このベッドサイドモニタにおける心電図モニタリングでは，通常，電極コード3本（赤，黄，緑）で，第Ⅰ誘導では赤（－），黄（＋），緑（N）で，第Ⅱ誘導では赤（－），黄（N），緑（＋）で，第Ⅲ誘導では赤（N），黄（－），緑（＋）であり，誘導が替わるごとに胸部に貼られた電極の役割が替わる（**図2.7**）。

心電図モニタリングでは，心電図の心拍数や不整脈などを常時監視し，設定により各種のアラームが発生し，その心電図情報はベッドサイドモニタ内部に記憶されると同時に，セントラルモニタに集められ集中監視される。

第Ⅰ誘導　　　　　　　第Ⅱ誘導　　　　　　　第Ⅲ誘導

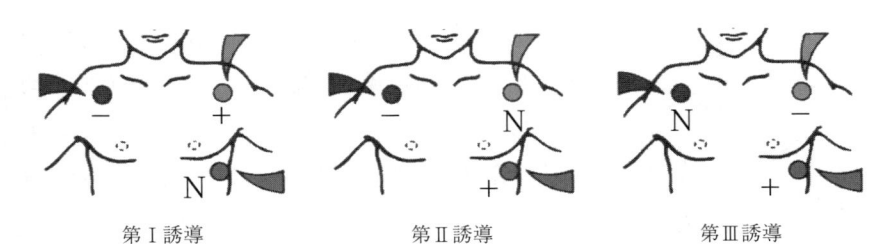

図2.7 有線式心電図モニタにおける誘導切替え

〔3〕 **心電図テレメータ**

心電図テレメータは，患者に装着する送信機と，ベッドサイドから離れたナ

ースステーションに設置される受信機モニタとで構成される（**図2.8**）。送信機は心電図などの生体信号を電波に乗せる（変調する）役目と，その電波を空中に放射する役目をする。受信機モニタは送信機から放射された電波から，信号だけを取り出す（復調する）役目と，その信号波形をモニタ画面に表示する役目をする。

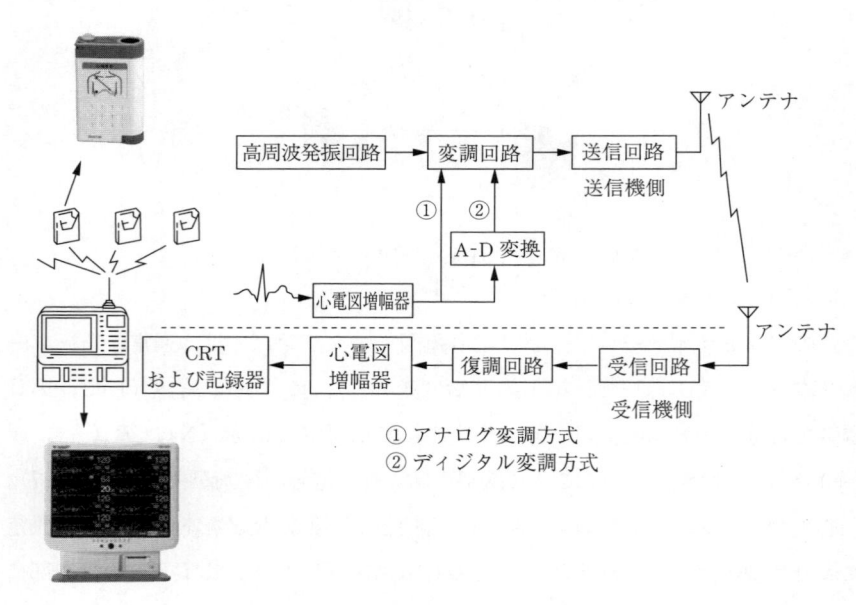

① アナログ変調方式
② ディジタル変調方式

図2.8 心電図テレメータの構成[1]

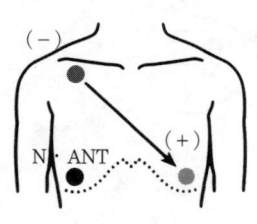

図2.9 心電図テレメータの電極位置と役割

心電図テレメータの送信機の電極コードも通常3本であるが，有線式の心電図モニタのように誘導切替え機能はなく，赤（−），黄（＋），黒（N），もしくは赤（−），緑（＋），黄（N）で，各電極の役割は固定である。通常，ニュートラル（N）電極は送信アンテナを兼用している（**図2.9**）。

また，呼吸モニタ付きの心電図テレメータでは，三つの心電図モニタ用電極のうち，胸郭を挟む二つ

の電極間に微小電流（患者測定電流）を流して，そのインピーダンス変化から呼吸数も同時にモニタリングしている。

受信機モニタでは，有線式モニタ同様，心電図の心拍数や不整脈などを常時監視し，設定により各種のアラームが発生する。こういったアラーム情報や心拍数などの変化は内部に記憶され，必要に応じて呼び出すことができる。また，心電図そのものの異常だけでなく，電極外れ，受信不良，電池電圧低下などの装置側の異常を知らせるメッセージも出る。

小電力医用テレメータの運用規定　電波法改正前のテレメータ送信機は，送信出力だけが規制される微弱無線局の規格により製造されていたが，電波法の改正により，より大きな出力が出せる特定小電力無線局が設けられ，医用テレメータはその中の一つとして認められることになった。この新しい基準に基づく医用テレメータを各社統一して「小電力医用テレメータ」と呼ぶことにしたのである。

新しい小電力医用テレメータの送信機は，送信周波数，電波の形式，占有周波数帯域幅など，無線機としての厳しい基準に適合する必要がある。試験は，総務省（旧郵政省）指定の試験機関において，メーカから製品が持ち込まれて行われ，ここで合格した各送信機には技術適合証明を受けたことを証明するラベルが貼られる。つまり，このラベルが貼られたものでなければ使用できないと同時に，このラベルが貼られたものであれば，無線従事者免許，無線局免許，届出，証明などは必要なく，病院内でだれでも自由に使用できる。

電波法改正前のテレメータは，平成8年5月26日まで病院内で使用することが認められていたが，現在はこれを使用すると電波法違反になる。電波法改正前のテレメータでは，使用する周波数（チャネル）は自由に選択できたので各メーカでまちまちだったが，小電力医用テレメータでは，限られた範囲の周波数（400 MHz帯の医用テレメータ専用バンド）しか利用できないので，使用する周波数は各メーカ共通で，一つの病院で使用できるチャネルの数も限られている。

ここに，小電力医用テレメータを運用する上で，ぜひ知っておきたい三つのポイントを示す。

（1）**チャネル番号とバンド**　小電力医用テレメータの使用周波数は，「チャネル番号」と呼ばれる各メーカ共通の4桁の数字で表される。メーカによっては，チャネル番号のほかにメーカ独自の番号も表示してある場合があるが，チャネル番号は必ず4桁の数字なので区別はつく（図 **2.10**）。

また，医用テレメータ用に割り当てられた周波数は六つの離れた周波数帯に分か

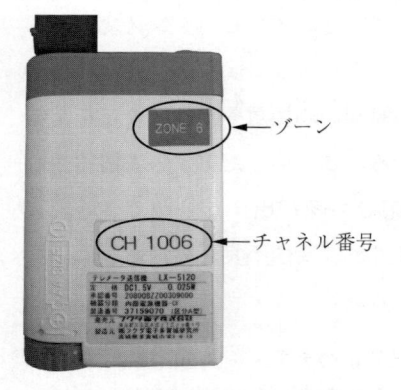

図 2.10 送信機のチャネル番号表示とゾーンを示す色ラベル

れていることから，バンド1からバンド6までのグループ分けがある。チャネル番号の最初の数字が所属するバンドを示す。例えば，チャネル番号が「1006」ならば，「バンド1」である。**図 2.11** は小電力医用テレメータの割当て周波数と付近の周波数で利用されるおもな無線設備を示したものである。医用テレメータのバンド3とテレメータ・テレコントロール（自動血圧計のリモコンなどに使用されている）に割り当てられた周波数帯が重なっているのがわかる。混信の可能性があるので，運用上の注意が必要である。

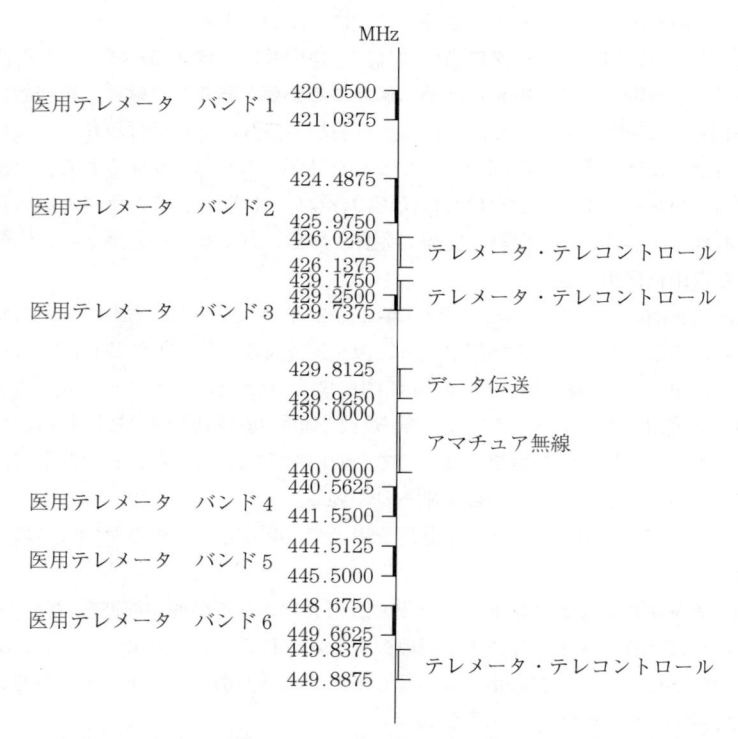

	MHz	
医用テレメータ　バンド1	420.0500 421.0375	
医用テレメータ　バンド2	424.4875 425.9750	
	426.0250 426.1375	テレメータ・テレコントロール
医用テレメータ　バンド3	429.1750 429.2500 429.7375	テレメータ・テレコントロール
	429.8125 429.9250	データ伝送
	430.0000	アマチュア無線
医用テレメータ　バンド4	440.0000 440.5625 441.5500	
医用テレメータ　バンド5	444.5125 445.5000	
医用テレメータ　バンド6	448.6750 449.6625	
	449.8375 449.8875	テレメータ・テレコントロール

図 2.11 小電力医用テレメータの割当て周波数と付近の周波数で利用されるおもな無線設備

2.1 心電計と心電図モニタ

（2） A，B，C，D，E の五つのタイプ（型）　小電力医用テレメータでは，占有するチャネル数（周波数帯域幅）によって，A，B，C，D，E の五つのタイプに分けている。A 型は 1 チャネル（12.5 kHz），B 型は 2 チャネル（25 kHz），C 型は 4 チャネル（50 kHz），D 型は 8 チャネル（100 kHz），E 型は 40 チャネル（500 kHz）を占有する。当然，A，B，C，D，E と進むにつれ，1 台の送信機で送ることができる情報量が増える。なお，送信機の空中線電力は特殊用途の E 型（10 mW）以外は 1 mW 以下と規定されている。

A，B，C，D，E のどの型かは送信機に明示してあるチャネル番号および占有チャネル範囲からわかる（図 2.12）。チャネル番号のみの場合は A 型であり，チャネル番号の下に占有チャネル範囲が示されている場合は B 型以上ということになる。例えば，占有チャネル範囲が"1001～1003"の場合は，"1003−1001＝2"で，2 チャネルの幅を占有していることになるので B 型になり，中心チャネルの"1002"がチャネル番号として大きく表示される。

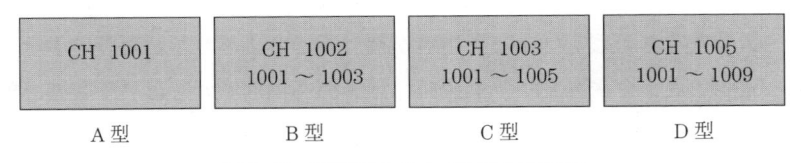

CH 1001	CH 1002 1001～1003	CH 1003 1001～1005	CH 1005 1001～1009
A 型	B 型	C 型	D 型

図 2.12　送信機のタイプを示す表示例

当初はアナログ方式のものが多く，送る信号の数が多い場合に B 型，C 型，D 型などが使用されたが，現在のディジタル方式のものはほとんどが A 型である。

（3） 10 のゾーン　同一病院内で，同じチャネルのテレメータを使用してはいけないことは当然であるが，チャネルは違っていてもテレメータどうしの相性が悪いと受信障害を起こすことがある。

小電力医用テレメータではこれを防ぐために，相性のよいチャネルを同じグループに，相性の悪いチャネルを別々のグループに振り分けた。このグループのことをゾーンと呼んで，10 のゾーンを 10 色に色分けしている（表 2.2）。送信機には，一目でどのゾーンに属しているかがわかるように，その色のラベルが貼られている（図 2.10）。

通常は，同一フロアでは同じゾーン（つまり同じ色ラベル）のテレメータを使用することになるはずである。違うゾーン（つまり違う色ラベル）の送信機が紛れ込まな

表 2.2　10 のゾーンの表示色

ゾーン	1	2	3	4	5	6	7	8	9	10
色	茶	赤	黄赤	黄	緑	青	紫	灰	白	黒

いように注意する必要がある。

〔4〕 **アラームの設定と誤アラーム対策**

人の代わりに患者を監視するモニタは，患者の異常を人に知らせるアラームが重要な役目である。しかしながら，このアラームが適切に利用されているかというと，必ずしもそうではないのが現状であり，以下に示すような具体的な対策が必要である。

（a） **使用者側の対策**　心電図モニタのアラーム項目には，心拍数の異常な変化，不整脈の発生，STの上昇，その他装置側の異常など多岐にわたっている。

この中で最も基本的なアラームは心拍数の設定であるが，最初から患者の心拍数がアラームの上限値もしくは下限値を外れているケースもあり，これではアラームは鳴りっぱなしである。患者が替わるごとにきちんと再設定すべきである（最近のモニタではモニタ開始時の患者の心拍数をもとにアラームの上限値ならびに下限値を自動的に適切な値に設定できる機能をもつ機種もある）。

また，大きなP波や尖った形のT波をも心拍とカウントして，心拍数が2倍に表示されてしまうダブルカウントの状態が発生することがある（図2.13）。これは誘導を替えたり電極の装着箇所を替えることで回避できることが多いが，ダブルカウントのメカニズムに対する使用者の理解が必要である。

つぎに，不整脈アラームであるが，心拍数の場合よりさらにモニタリング開始時の注意が必要である。最も大切なことはモニタリング開始時の正常R波と，心室性期外収縮波（これを以下「V波」とする）の識別の確認である

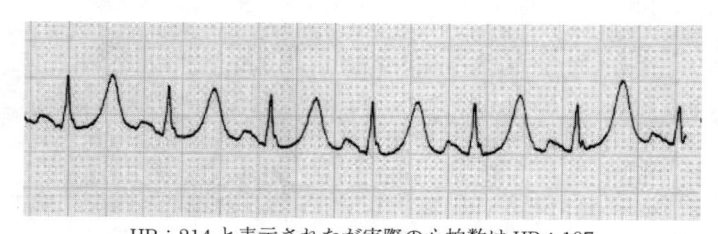

HR：214と表示されたが実際の心拍数はHR：107

図2.13 高電位T波による心拍数のダブルカウント

2.1 心電計と心電図モニタ 41

(図2.14)。この識別が最初からできていないと誤アラームの頻発に悩まされることになる。識別が不十分な場合はまずモニタ自身のもつ学習機能を利用し，それでも解決しない場合は誘導の変更や電極の装着箇所を替えることが必要である（図2.15）。また，V波を誤認識する原因が患者の体動などのアーチファクトによる場合は，電極の接触抵抗を下げることが有効策となる。そのためには電極装着時の皮膚の前処理が重要である。具体的にはアルコール綿で皮脂を拭く，角質層が問題になるようであるならば，やすり様のもので擦り落とす（ガーゼなどである程度代用できるが専用の製品もある）など行ってから電極を装着するようにする。最近の心電図モニタのV波識別能力は年々向上しているが，使用者側も誘導を変更する，電極の装着箇所を替える，さらに電極の接触抵抗を下げるなどの努力は必要である。

また，目的意識をもって心拍数アラームや不整脈アラームの設定に臨むこと

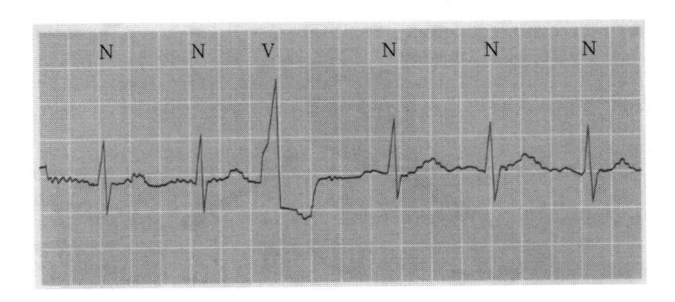

(a) NとVの識別の確認

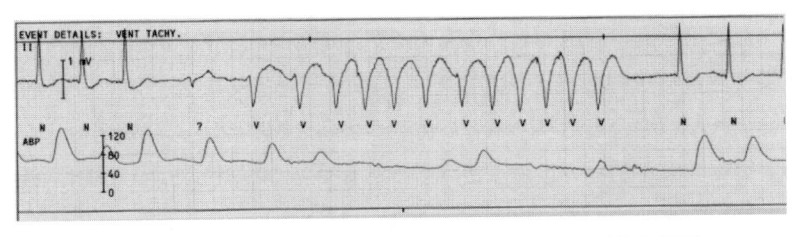

(b) NとVの識別が正しく行われ，VENT TACHY.（心室頻拍）のアラームが発生した事例

図2.14 正常R波（N）と心室性期外収縮波（V）の識別

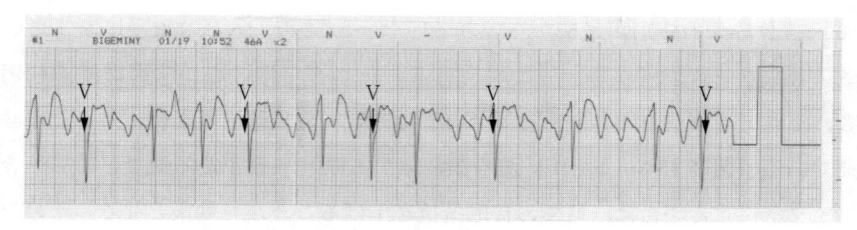

42 　2．循環器系計測器の構成と原理

R 波に心房粗動（AF）波が重なって V 波と誤認識

↓

誘導（電極位置）を替える

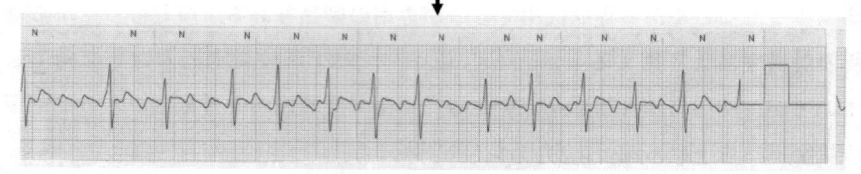

正常 QRS の正しい認識

図 2.15　QRS 幅の変化による V 波との誤認識の改善例

も重要である。特に不整脈アラームの場合は何でもアラームをオンにしておけばよいというものではない。例えば，もともと心房細動で V 波の頻発を監視したいという場合，最初から心房細動のアラームまでオンにしていれば，アラームは出続けることになる。使用者は何をモニタしたいのかという目的意識をもって，それに合ったアラーム設定をすべきである。

（**b**）　**装置側の対策**　　モニタアラーム，特に心電図不整脈モニタの誤アラームに悩まされる使用者が多いことは厳然たる事実である。その原因として先に述べた使用者側の問題ももちろんあるが，モニタ自身のアルゴリズムの問題も無視できない。特に旧タイプのモニタは V 波とアーチファクトの識別がほとんどできない場合もあり，患者の体動が多いと誤アラームが頻発し，うるさいのでアラームを切ってしまうということも少なくなかった。しかし，最近のモニタでは，体動で波形が乱れても V 波と誤認識しにくいアルゴリズムが導入され，誤アラームに悩まされることが減ってきている。

〔5〕 心電図テレメータのトラブル

現場で遭遇する心電図テレメータのトラブルにはじつにいろいろなものがある. 表2.3はそのおもなものを挙げたものであるが, 有線式心電図モニタにはない電波に関連したトラブルが多いのがわかる. 心電図テレメータによるモニタリングを開始したら, まず"電波がきちんと届いているか？"をチェックしなくてはならない. また, 患者が送信機を携帯するので, 電極が外れやすかったり, 基線の動揺が大きかったり, 送信機を落としたり紛失したりといった問題や, 電池を電源としていることによる有線式心電図モニタにはない問題がある.

表2.3 心電図テレメータに関するトラブル

送信不良	電池の消耗 電池の極性ミス 送信アンテナ不良 送信機の故障
受信不良	到達距離による受信不良 受信アンテナ接続不良 受信チャネルの設定ミス 受信機の故障
混信と電波障害	同一チャネル送信機2台の使用 テレメータどうしの干渉（相互変調, 隣接チャネル） 通信機器（携帯電話, アマチュア無線機など）の干渉 その他の高周波発振源によるもの
信号波形の乱れ・ひずみ	低周波雑音（ハムなど）の混入 電極装着不良, 皮膚の前処理不良 電波の送受信不良に起因するもの
発生頻度の高い故障・破損など	電極コードの断線 送信機電池ホルダ部のばね劣化による接触不良 送信機電池ホルダ部のふたの破損・紛失 送信機内部への血液・輸液・水の浸入 送信機の落下などによる破損

（a） **到達距離による受信不良**　受信用アンテナには, 本体に付属のアンテナを使用するが, 距離が遠くなるとうまく受信できないことがある. このような場合, 受信用アンテナ敷設工事をメーカに依頼してやってもらう必要がある. この受信用アンテナシステムには, ブースタ（電波の増幅器）を組み込む

ことが多いが，このときに問題になるのは，ブースタの電源とテレメータ本体の電源の回路系統が異なる場合である．つまり，ブースタの電源回路のみが停電すると，テレメータの受信能力が急に低下してしまい，事情を知らない医療スタッフは急に発生した受信不良状態に混乱してしまうのである．一般に，ブースタは天井裏に設置することが多く，その電源をテレメータ本体の電源と同一回路にしにくい事情があるので注意したい（機種によってはアンテナケーブルを利用して本体からブースタの電源を供給できるものもある）．

（b） **受信チャネルの設定ミス**　テレメータの基本は送信機と受信機のチャネルが一致していることの確認である．これを取り違えると，目的の患者とは異なる別の患者のモニタリングをしていたというようなことが起こる．テレメータの中には，簡単にチャネルを変更できる機種があるが，無意識のうちに変更されてしまう可能性を考えると，もっとフールプルーフを考慮した設計を検討すべきである．

（c） **同一チャネル送信機2台の使用**　院内に同じ周波数（チャネル）のテレメータ送信機が使用されていると，混信（ほかの患者の心電図が出てきてしまう）を起こしたり，受信状態が悪くなったりする．院内で同じチャネルのテレメータ送信機が使用されることがないように，無線チャネルの管理をしっかりする必要がある．

（d） **テレメータどうしの干渉**　たとえチャネルは異なっていても干渉しやすいテレメータの組合せがある．これは使用している電波の周波数に起因するもので，相互変調（図2.16）や隣接チャネルの使用がある．このような相性の悪いテレメータを同時に使用すると混信を起こすことがある．小電力医用テレメータではこれを防ぐために，相性のよいチャネルを同じグ

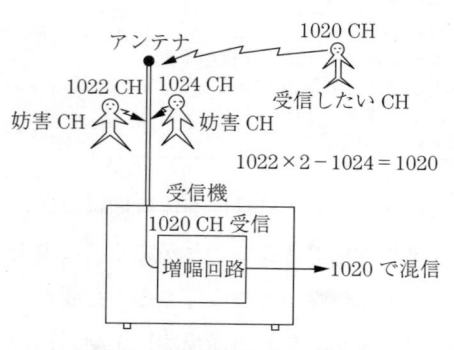

図2.16　相互変調による混信例

ループに，相性の悪いチャネルを別々のグループに振り分けた．このグループのことをゾーンと呼んで，原則として同一フロアでは同一ゾーンのテレメータだけを使用することになっている．

（e）**電極コードの断線**　心電図テレメータの故障の筆頭に挙げられるのが電極コードの断線である．断線のチェックにはテスタを使えばよいが，ディジタルテスタならブザー音による導通チェックモードを利用したほうがわかりやすい．その際，断線が起こりやすいコネクタ部分や電極部分を手で動かしてチェックしてみる必要がある．電極コードの断線は頻繁にあることなので，必ず予備のコードを用意しておく．

〔6〕**無線チャネル管理者**

小電力医用テレメータの詳細に関しては，1989年日本電子機械工業会発行の「小電力医用テレメータ運用の手引き」に記載されているが，これには，病院に設置されるすべての送信機のタイプ，無線チャネルをつねに把握管理する無線チャネル管理者を置く必要性と，医用テレメータの納入業者に対する無線チャネル管理者への届出義務がうたわれている．

また，2002年には医用電子機器標準化委員会により「小電力医用テレメータの運用規定」ならびに「小電力医用テレメータ運用の手引き」が改定され，その手引きの中に，「無線チャネル管理者：病院内で使用されるテレメータシステムについて，その無線チャネル管理，ゾーン配置，受信アンテナシステム敷設，設置環境調査，電波障害調査と対策などを統括し，電波環境の安全性，信頼性を確保する立場の人です．医用テレメータを使用する病院は，必ず置いて頂くことが必要です．無線チャネル管理者の資質としては，工学知識を持つ臨床工学技士が最適任です．」（原文のまま）というように，無線チャネル管理者の役割の拡大と，その役割を担う臨床工学技士が明記されたことに注目されたい．

2.1.4　ホルター心電計

ホルター心電計は，Norman J. Holterによって開発された，携帯用の長時

間心電図連続記録装置である。通常の心電図検査では異常が発見されない場合に，24時間の日常生活中の心電図を連続的に記録して，まれに発生する心電図の異常を発見するために使用される。

〔1〕 原理と構造

胸部に誘導電極を装着し，ICメモリレコーダに長時間の心電図ディジタル記録を行う（旧タイプでは磁気テープレコーダにアナログ記録を行っていた）。記録された心電図は高速再生装置によって読み出され，コンピュータ解析される。したがって，システム構成としては，患者に装着する小型の心電図記録器（ホルター記録器）と，記録された心電図を解析するホルター心電図解析装置からなる。

（a） **ホルター記録器**　ホルター記録器（図2.17）は，体表面心電位を増幅する増幅部と，増幅された心電図を記録する記録部で構成される。記録部では信号をFM変調し，A-D変換後にICメモリに記録される。2チャネル同時記録に加えて，自覚症状などのイベントマークも記録される。最近の機種にはペースメーカパルス検出機能を備えているものが多い。通常は2チャネル記録であるが，12誘導心電図を24時間記録できる機種もある。

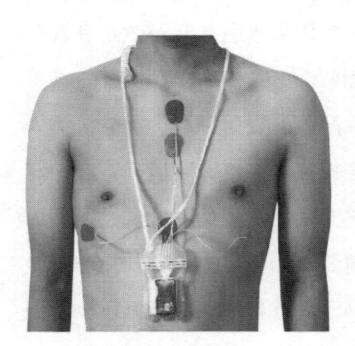

患者への装着

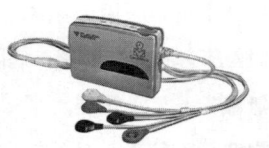

アナログ記録器
（磁気テープ）

ディジタル記録器
（ICメモリ）

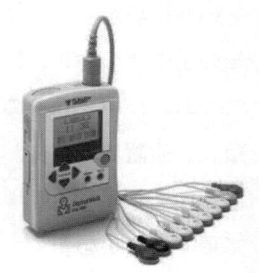

12誘導心電図記録器

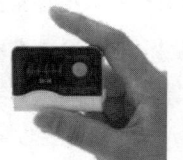

図2.17　ホルター記録器

2.1 心電計と心電図モニタ

（b） ホルター心電図解析装置（図2.18） ホルター記録器で記録された心電図などの情報は，高速で再生され，短時間（最近は24時間の心電図を5分程度）で解析される。図2.19は解析結果の一例を示したものである。

〔2〕 取 扱 い

通常，5極の電極を胸部に装着し，2種類の誘導を記録する。よく用いられる誘導法として，CC_5, CM_5, NASA などがある。目的に応じて2チャネルを選択する。図2.20は，1チャネル目をCM_5誘導，2チャネル目をNASA誘導にした場合の電極装着位置を示したものである。

電極はディスポ電極を用いるが，必ず皮膚をアルコール綿で清拭する，専用

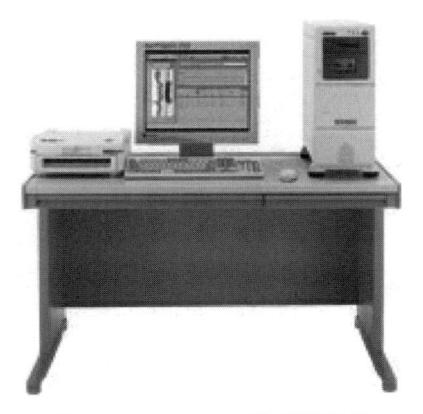

図2.18 ホルター心電図解析装置

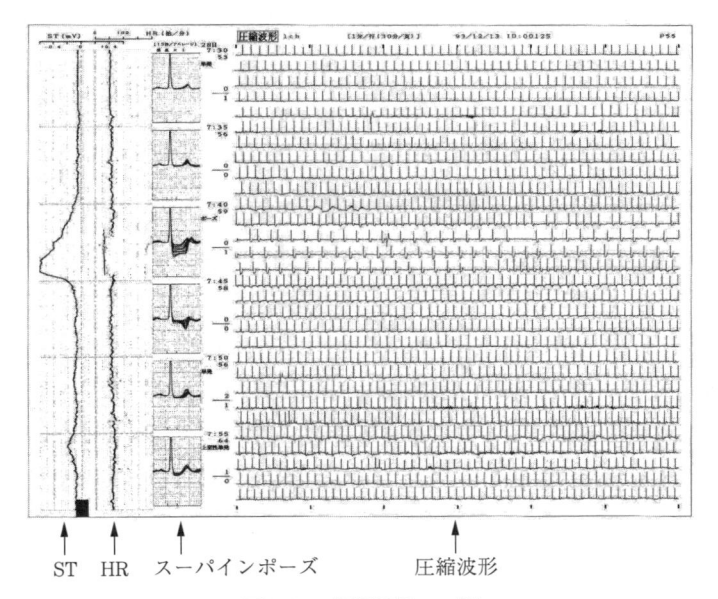

ST　HR　スーパインポーズ　　圧縮波形

図2.19 解析結果の一例

1ch＜CM₅誘導＞＋2ch＜NASA誘導＞

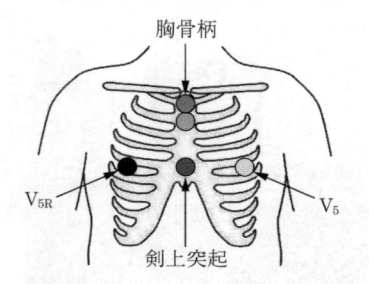

●赤色：「ch1.（−）」 ・胸骨上端部
○黄色：「ch1.（＋）」 ・V₅の位置
●橙色：「ch2.（−）」 ・胸骨上端部
●青色：「ch1.（＋）」 ・胸骨下端部
●黒色：「N」（アース）・V₅Rの位置

図2.20 代表的な装着位置

の皮膚処理用品（やすり様のもの）を使用するなどの前処理を行い，皮膚と電極との接触抵抗を低くすることが重要である。さらに，誘導コードをテープで固定して体動によるアーチファクトを防ぐようにする。

2.2 血 圧 計

2.2.1 はじめに

血圧測定法には，大別して，観血的方法と非観血的方法がある。前者は，直接，血管内にカテーテルを挿入して測定するので，直接法とも呼ばれる。目的とする血管内にカテーテルを挿入することができれば，体内各部の動脈，静脈ならびに心臓内の連続的な血圧測定が可能であるが，人体に対して侵襲性があるのが欠点である。一方，後者は，水銀血圧計に代表されるように，四肢の動脈圧を間接的に測定するので，人体に対する侵襲性がないという利点はあるが，連続的に血圧を測定することはできない。

近年は，自動血圧計が開発され，非観血式の血圧モニタとして使用されているが，測定は連続ではなく間欠的（時間間隔が最小でも1分程度）に行われるので，循環動態が時々刻々と変化する重症患者などのモニタリングには不向きである。また，非観血式であってなおかつ連続的な血圧モニタリングができる装置も開発されているが，測定部位が指や手首などに限定される上，途中で校正が必要なこともあり，観血式血圧計に取って代わるまでには至っていない。

2.2.2 観血式血圧計

非観血式血圧測定法（間接法）が，マンシェットと聴診器を用い，水銀柱から最高血圧と最低血圧を読み取るのに対して，観血式血圧測定法（直接法）は，血管内に直接カテーテルなどを挿入し，血圧の時間的な変化を連続的に測

定するものである。

〔1〕 原理と適応

血圧という物理的な圧力変化を血圧波形という電気的な電圧変化に変換し，表示・記録するものである。この"圧 → 電気"変換には，ひずみゲージなどを使用した血圧トランスデューサが必要である。

動脈圧，肺動脈圧，静脈圧，心内圧などの各部血圧の測定に使用されるが，特に動脈圧モニタとして使用されることが多く，血圧低下が著明で，間接法によるコロトコフ音の聴取が困難な場合や，連続的な血圧モニタリングが必要な場合（循環動態が不安定な患者，薬剤による微妙な血圧コントロールをしている患者など）がおもな適応となる。

〔2〕 構　　成

装置の全体構成は，カテーテル（動脈針）およびモニタリングライン，血圧トランスデューサ，装置本体の三つの部分に大きく分かれる（図2.21）。

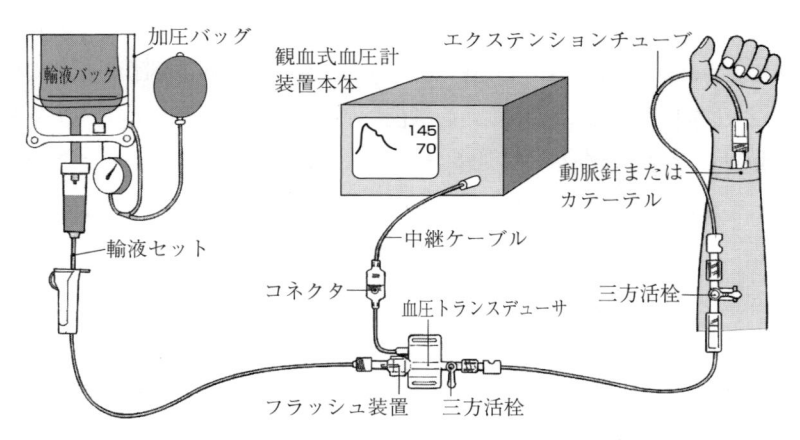

図2.21　観血式血圧測定の全体構成

（a）　**動脈針およびモニタリングライン**　　血管内で発生している血圧を，生理食塩液を介して，血圧トランスデューサまで導く管で，目的に応じていろいろなタイプのものがある。動脈圧モニタの場合は，通常，動脈針を橈骨動脈内に経皮的に挿入し，モニタリングラインを介して血圧トランスデューサと接

続する。モニタリングラインは，エクステンションチューブと三方活栓を中心としたものであるが，エア（空気）抜きと血栓防止のために，輸液セット，輸液バッグ（ヘパリン入り生理食塩液），加圧バッグ，フラッシュ装置などと組み合わせて使用する。

（**b**）　**スワン-ガンツカテーテル**　　肺動脈圧モニタの場合は，スワン-ガンツカテーテルが使用される。スワン-ガンツカテーテルは，先端に小さなバルーン（注射器内の空気により膨張・収縮が可能）が付いたカテーテルで，少なくとも二つの内腔（血圧測定用とバルーン用）をもっている。末梢の静脈（大腿静脈，頸静脈，肘静脈など）からカテーテルを挿入し，空気で膨張したバルーンが血流に導かれて心臓内に自然に入ることを利用する。通常は X 線透視装置を必要とせず，血圧波形をモニタしながら，右房 → 右室 → 肺動脈まで挿入し，ここに留置する。

さらに，バルーンを膨張させたまま先に進めると，肺動脈の分枝がバルーンで完全閉塞（wedge）される。このときの血圧を肺動脈楔入圧（pulmonary capillary wedge pressure，PCWP）といい，カテーテル先端孔のはるか先にある左房圧を反映することから，心機能評価の重要な指標となる。PCWP の測定が終わったら，バルーンを収縮させて，肺動脈圧モニタリングを続ける。

スワン-ガンツカテーテルには，その目的に応じていくつかの種類がある。最も多く使用されているものに，サーモダイリューションカテーテル（**図 2.22**）があるが，これはサーモダイリューション（熱希釈）式心拍出量測定も可能なカテーテルである（2.3 節参照）。その他，ペースメーカ用電極が付いたものや，混合静脈血酸素飽和度測定用の光ファイバが付いたものなどがある。

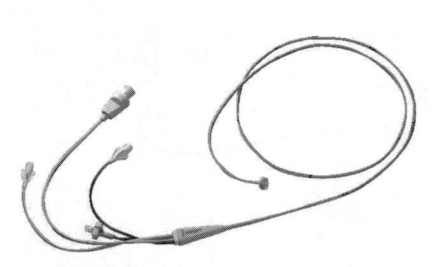

図 2.22　サーモダイリューションカテーテル

（**c**）　**血圧トランスデューサ**
カテーテル（動脈針）およびモニタリングラインによって導かれた血圧を電

気量に変換するセンサで，パーマネント（再使用）型とディスポーザブル（使い捨て）型に大別される（図 2.23）。パーマネント型のセンサの部分は繰返し使用できるが，ドームの部分はディスポーザブルである。

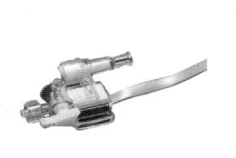

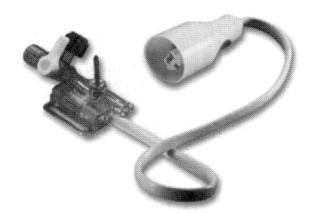

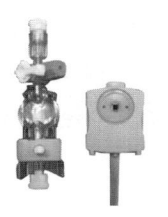

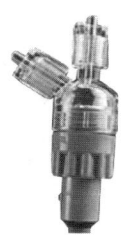

ディスポーザブル型　　　ディスポーザブル型　　　ディスポドーム型　　再使用旧型

図 2.23　血圧トランスデューサ

ディスポーザブル型は滅菌が不要で管理面でも楽なため，コストの低下とともに急速に普及した。フラッシュ装置と一体になっているものが多い。通常は，血圧スタンドに専用のホルダで固定して使用するが，小型・軽量なので腕に固定して使用することもできる。

（d）　**装置本体**　　血圧アンプ，モニタディスプレイ，記録器よりなる。血圧アンプは，血圧トランスデューサによって電気量に変換された血圧信号を電圧の形で増幅する。これを血圧波形としてモニタディスプレイに表示し，必要なときは記録器により波形記録する。モニタディスプレイでは，血圧の最高値，最低値，平均値などをディジタル表示し，これらの値がある設定範囲を超えると警報（アラーム）が発生する。実際の装置では，観血式血圧計単体のものはなく，心電図，呼吸，体温，S_pO_2，心拍出量など，ほかの生体信号の測定機能も有した患者モニタ装置（ベッドサイドモニタ）の形になっている（図 2.24）。

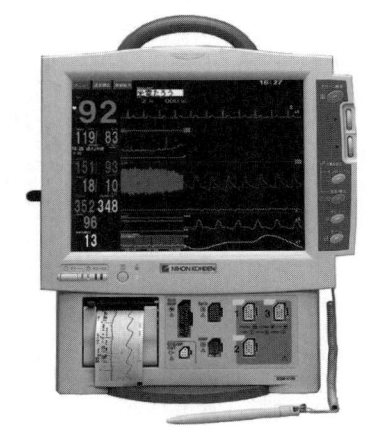

図 2.24　患者モニタ装置

〔3〕 取 扱 い

観血式血圧測定で最も一般的な動脈圧モニタリングの実際を手順に沿って説明する。

① 血圧トランスデューサ，エクステンションチューブ，三方活栓，輸液セット，フラッシュ装置などを組み立てる（最初から組み立てられたモニタリングキットを使用する場合が多い）。加圧バッグに専用の輸液バッグ（ヘパリン入り生理食塩液）をセットし，モニタリングキットなどに接続する。

② 血圧トランスデューサのドーム内およびモニタリングラインをヘパリン入り生理食塩液で満たす（残留気泡がないことを確認する）。加圧バッグは動脈圧より十分高い250～300 mmHg くらいまで加圧する。

③ 血圧トランスデューサを大気開放状態にして，血圧アンプのゼロ調整ボタンを押す。

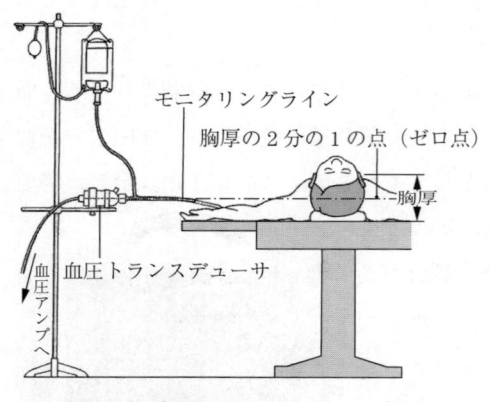

④ 血圧トランスデューサの位置を右房の高さ（胸厚の1/2の点または前腋窩線）にする（図2.25）。

⑤ 動脈針もしくはカテーテルを経皮的に挿入し，モニタリングラインの先端部と接続する。

⑥ ヘパリン入り生理食塩液で十分にフラッシュして，動脈針やカテーテル内に空気や血液が残留しないようにする。通常はフラッシュ装置を急速フラッシュ状態にして行う。

⑦ 適正な血圧波形がモニタされているのを確認する。

⑧ 動脈針およびカテーテルは，患者の体にしっかり固定し，位置がずれたり抜けたりしないようにする。

図2.25 血圧トランスデューサの位置

〔4〕 トラブルとその対策

観血式血圧測定では，直接，血管内にカテーテルなどを挿入して血圧を測定することになるので，さまざまなトラブル発生の可能性があり，十分な注意が必要である。

（a） 血圧測定ラインの外れ　血圧測定ラインは，内部のヘパリン入り生理食塩液を介して，血管内の血液とつながっている。したがって，ラインの途中がなんらかの原因で外れるようなことがあると，そこから血液が流れ出し，気がつくのが遅れると非常に危険である。接続部分がロック式のものをなるべく使用することが望ましいが，動脈針はロックすることができないので，皮膚およびモニタリングラインとの接続部分をテープなどで補強することが必要である。

（b） 血液の逆流　血圧測定ラインが外れないまでも，ちょっとしたラインのリークで血液が逆流することがある。原因は，接続部分の緩み，三方活栓の操作ミス，加圧バッグの圧不足などであるが，まれに製品の不良によることもある。血液の逆流を発見したら，その原因を究明すると同時に，ただちに血圧測定ライン内をヘパリン入り生理食塩液で洗い流し，ライン内に血液を残さないようにする。

（c） 気泡混入　血圧測定ラインに気泡が混入すると，気泡の大きさや位置，モニタリングラインとの関係で，血圧波形がなまるなど，波形ひずみを生じることがある（図 2.26 (a)）。この場合，最高血圧値および最低血圧値に誤差を生じるが，平均血圧値は変わらない。気泡の除去は適切

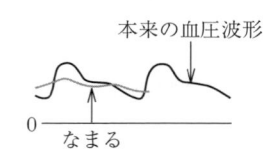

（a） 気泡混入

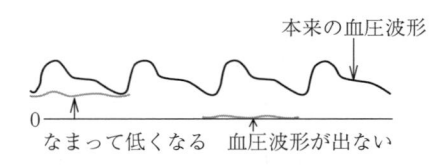

（b） 血栓形成，カテ先当たり

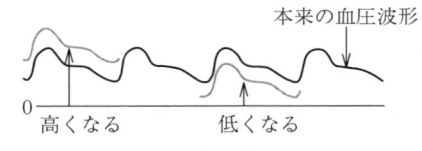

（c） ゼロ調整不良，位置不良

図 2.26　血圧波形の異常

な三方活栓操作によりヘパリン入り生理食塩液を急速フラッシュして行うが，一度ラインやドーム内に混入した気泡の除去は容易ではなく，最初にセットする際に気泡が混入しないように十分注意すべきである。また，気泡があることを知らずにフラッシュを行い，これを血管内に送り込むと栓塞症の原因となるので，注意が必要である。

（d）**血栓形成**　動脈針やカテーテルの先端孔が血栓により詰まると，血圧波形がまったく出なかったり，出てもなまった波形となる（図2.26（b））。血栓の除去が困難な場合は，新しい動脈針やカテーテルと交換する。持続フラッシュ装置を使用すれば，血栓形成の可能性は低い。

（e）**動脈針・カテーテルの先当たり**　針先やカテ先が血管壁に当たって，先端孔をふさいでしまうと，血栓形成のときと同様，血圧波形が出なくなったり，なまったりする（図2.26（b））。見かけの現象だけからは，先当たりによるものか，血栓形成によるものかの判断がつかないことも多い。先当たりの場合は，手首の角度を変えたり，針先やカテ先を少し引き抜くか移動させると回復する。

（f）**ゼロ調整不良**　ゼロ調整を大気開放状態で行わなかった場合，血圧値に誤差を生じる（図2.26（c））。測定中に誤ってゼロ調整のボタンを押した場合も同様であるが，最近の装置は，測定中はゼロ調整を受け付けないなど，フールプルーフ機構を備えたものが多い。また，正しくゼロ調整を行った場合でも，時間経過とともに徐々にゼロ点が狂ってくることもあるので，特に低圧系の血圧モニタリングでは定期的なゼロ点のチェックが必要である。

（g）**血圧トランスデューサの位置不良**　トランスデューサを右房の高さに正しく位置させないと，高さの差の分の水柱圧だけ誤差となる（図2.26（c））。例えば，血圧トランスデューサの位置が右心房の高さより30 cm低い（高い）とすると，血圧値は$30 \text{ cmH}_2\text{O} \fallingdotseq 22 \text{ mmHg}$だけ高く（低く）表示されることになる（**図2.27**）。これは

$$\frac{300 \text{ mm}(30 \text{ cm})\text{H}_2\text{O}}{13.6（\text{Hgの比重}）} \fallingdotseq 22 \text{ mmHg}$$

の計算式による。特に，ベッドを上げ下げして患者の体位を変えるときは，このことに十分注意する必要がある。

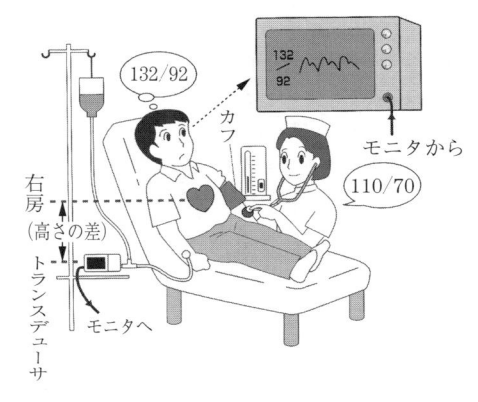

（h）　血圧波形の共振ひずみ

血圧波形の共振ひずみ（図2.28）とは，血圧波形が振動的になり，特に収縮期の立上りのピークが異常に高くなる現象のことである。心臓・血管内で発生した血圧は，動脈針またはカテーテルから，モニタリングラインを通して，血圧トランスデューサで感知されるが，これら血圧測定ラインの形状（長さ・太さなど），物理的な性質（軟らかさなど），気泡の混入の程度などによって，本来の波形とは異なったひずんだ波形となる。この共振ひずみにより，見かけ上の収縮期最高血圧が高くなり，間接法による値と合わない大きな原因となっている。ただ，共振ひずみによるものは最低血圧値に関してはその差がほとんど見られないので，ほかの原因によるものとの区別がつく。

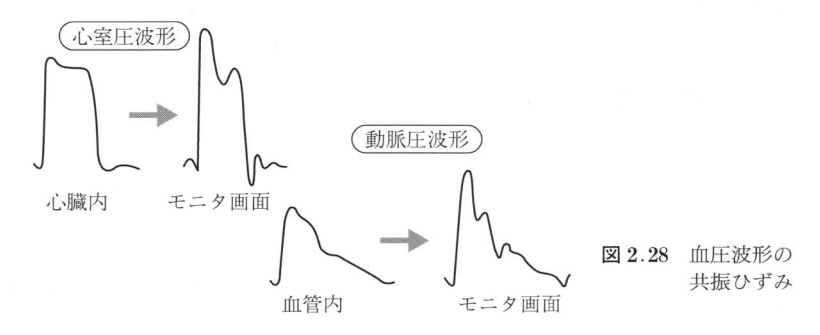

図2.27　血圧トランスデューサの位置不良

図2.28　血圧波形の共振ひずみ

血圧波形の共振ひずみ対策　この血圧波形の共振ひずみを補正する装置として，ダンピング装置（damping device）またはダンパ（damper）と呼ばれるものが，現在数種類市販されている。ダンパは血圧測定ラインの途中に挿入して使用するものであるが，最適な調整点を得るためには，フラッシュ装置を用いたステップ応答試

験を行う必要がある（図2.29）。このように，本来ダンパは調整が必要なものであるが，モニタリングラインの構成があらかじめ決められている場合は，無調整型のダンパも使用されることもある。

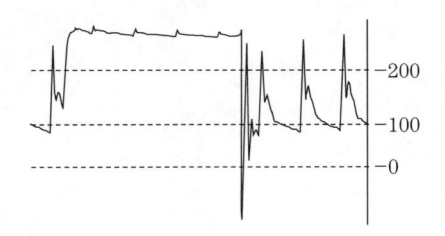

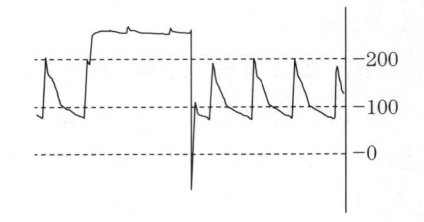

（a）ダンピング調整前（共振ひずみあり）　　（b）ダンピング調整後（共振ひずみなし）
図2.29　ダンパによるダンピング調整（フラッシュ装置を用いたステップ応答試験）

また，波形ひずみの原因となる血圧モニタリングラインを使用せずに，カテ先型や光ファイバ型の血圧トランスデューサを心臓・血管内の目的とする位置に挿入して血圧測定を行うと，共振ひずみのない血圧波形が得られる。心臓カテーテル検査時など，正確な血圧波形を得たい場合におもに使用される。

（ⅰ）**血圧トランスデューサの破損**　血圧トランスデューサは，床に落とすなどして衝撃を加えたり，センサ部分に過大な圧（特に陰圧）をかけたりすると破損することがある。再使用型の血圧トランスデューサを使用する場合は特に注意が必要である。

2.2.3　非観血式血圧計

非観血式血圧計は，観血式血圧計のように血圧を直接測定するのではなく，上腕部などにカフ（マンシェット）を巻き，間接的に血圧を測定する。カフの加圧・減圧を手動で行い，コロトコフ音を聴診器で判断する聴診法と，自動的に血圧測定が行える複数の方式の非観血式血圧計（非観血式血圧モニタ）がある。

〔1〕聴診法による血圧測定

最も一般的な聴診法による間接血圧測定は，カフ，送・排気機能付きの加圧ゴム球，水銀柱圧力計（もしくはタイコス型アネロイド式血圧計）で構成され

る血圧計を用いる（**図 2.30**）。聴診法では，上腕動脈で発生する血管音（コロトコフ音）を聴診器で判断して，水銀柱圧力計などの目盛りから最高血圧と最低血圧を読み取る。

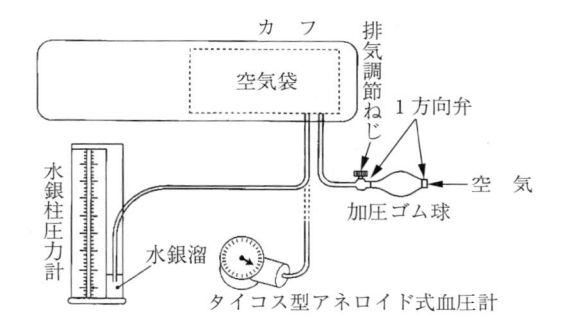

図 2.30 聴診法による非観血式血圧計の構成

（**a**）　**測定体勢**　　入院時は仰臥位で，外来や健診では坐位で行う。いずれの場合もカフを巻く上腕は心臓の位置になるが，側臥位では上腕と心臓の位置に高さの差ができ測定誤差になるので注意が必要である（**図 2.31**）。

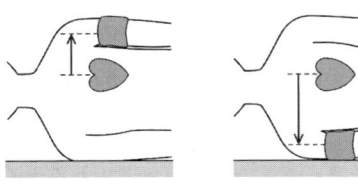

図 2.31 側臥位におけるカフと心臓の高さの差による測定誤差

（**b**）　**測定方法**　　カフの下の上腕動脈が触れるところに聴診器を当てて，カフに加圧ゴム球で送気し，十分に高い圧力に上げる。排気調節ねじでゆっくり減圧し，はじめてコロトコフ音が聴こえる点（スワンの第 1 点）を最高血圧，聴こえなくなくなる前の点（スワンの第 5 点または第 4 点）を最低血圧と判定する。

（**c**）　**誤差要因とその対策**　　カフの幅や巻き方，水銀柱圧力計の問題，測定体勢，測定部位などにより，測定誤差が生ずることがあるので，十分な対策と知識が必要である（**表 2.4**）。

表2.4 聴診法による血圧測定の誤差要因とその対策

誤差要因	測定血圧		対策
	最高	最低	
カフ幅が狭すぎる	上がる	上がる	腕の太さの1.2〜1.5倍幅のカフを使う。
カフ幅が広すぎる	下がる	下がる	
脱気速度が速すぎる	下がる	上がる	1心拍当り2〜3 mmHgで下げる。
カフの巻き方が緩い	上がる	上がる	指が1〜2本入る程度に絞める。
カフの巻き方がきつい	あまり変わらない	下がる	
スワン第4点	—	上がる	両点併記が望ましい。
スワン第5点	—	下がる	
水銀柱が傾いている	上がる	上がる	垂直にして使う。
水銀量が少なすぎる	下がる	下がる	適時水銀を補給する。
水銀柱の空気フィルタの詰まり	上がる	上がる	フィルタを交換する。
測定場所が心臓より高い	下がる	下がる	心臓と同じレベルにする(仰臥位がよい)。
測定場所が心臓より低い	上がる	上がる	
測定部位による違い	部位による		血行力学的知識をもつこと。

〔2〕 非観血式血圧モニタ

非観血式血圧モニタは大きく二つに分類される。一つは現在広く普及している自動血圧計による間欠血圧モニタであり,もう一つは特殊な方法による非観血式連続血圧モニタである。

自動血圧計には,オシロメトリック式,リバロッチ式,超音波式などいくつかの方式があるが,現在市販されている製品のほとんどはオシロメトリック式である。また,この方式のものは,加圧測定用のカフを上腕部に巻くのが一般的であるが,指にカフを巻くタイプのものもある。

非観血式連続血圧モニタとして知られているものには,容積補償法によるものとトノメトリ法によるものがある。

(a) **オシロメトリック式自動血圧計** 非観血式血圧モニタとして最も多く使われているのが,オシロメトリック式自動血圧計である。聴診の血圧測定を自動化したものであるが,連続ではなく約1分以上の測定間隔が必要な間欠的血圧測定であることから,観血式血圧モニタのように時々刻々変化する血圧をフォローすることはできない。

1） 測定原理　カフで動脈を圧迫するとカフ下部の動脈の拍動により，カフ内圧に振動現象が発生する。オシロメトリック法では，カフ圧を徐々に減圧していったとき，この振幅が急に大きくなったところを最高血圧，急に小さくなったところを最低血圧としている。また，振幅が最大となったところを平均血圧としている。

2） 構　成　加圧と圧測定を兼ねたカフと本体で構成される。本体にはカフ内圧の振動を測定する圧力トランスデューサ，その振動パターンを識別するコンピュータが内蔵されている。自動血圧計単体のものから，患者モニタ装置に組み込まれたものまで，さまざまなタイプの機種がある。

3） 取扱上の注意点　オシロメトリック式自動血圧計を取り扱うにあたってはつぎのようなことに注意する（図 2.32）。

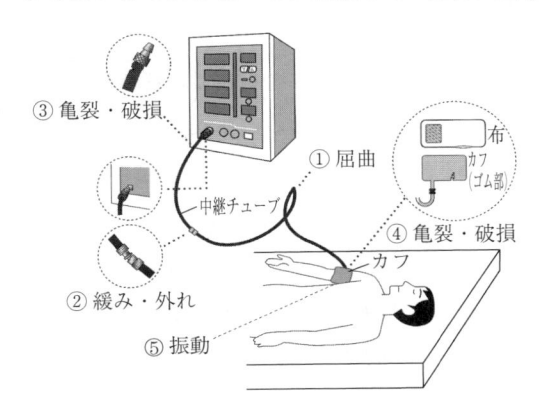

図 2.32　オシロメトリック式自動血圧計の取扱い上の注意点

① カフと本体をつなぐチューブに屈曲はないかを確認する。
② カフもしくは機器との中継チューブ接続部の緩みや外れがないかを確認する。
③ カフに接続する中継チューブの亀裂・破損による空気漏れがないかを確認する。
④ カフの亀裂・破損による空気漏れがないかを確認する。
⑤ 患者の体動などでカフに余分な振動が加わらないように注意する。

（b）　容積補償法による非観血式連続血圧モニタ　本法の原理に基づく非

観血式連続血圧モニタの最も代表的なものにフィナプレス（商品名）がある。

1) 測定原理 血管の外部から徐々に圧力を加えていった場合，ある圧力のとき血管壁は急につぶれる。このぎりぎりの圧力は血管内圧と外圧が等しくなった，つまり血管内外圧差がゼロになったときの圧力である。したがって，動脈の脈動による組織容積の変化に対して，カフで外部から圧力を加えてちょうど血管内外圧差がゼロ（無負荷状態）のときの容積になるようにコントロールすると，そのコントロールする外圧を逆に測定することによって，内圧つまり動脈圧波形を得ることができる（**図 2.33**）。ここで，血管の無負荷状態を得ることが重要であるが，この状態のときは血管壁に張力が加わらない，つまり血管のコンプライアンス（軟らかさ）が最大になるので，容積脈波の振幅が最大になる点を求めればよい（この校正プロセスは測定開始時ならびに測定中随時行われる）。このときのカフ圧は平均動脈圧に一致するので，この平均動脈圧を外圧として加えれば，平均的に血管を無負荷状態にすることが実現できる。

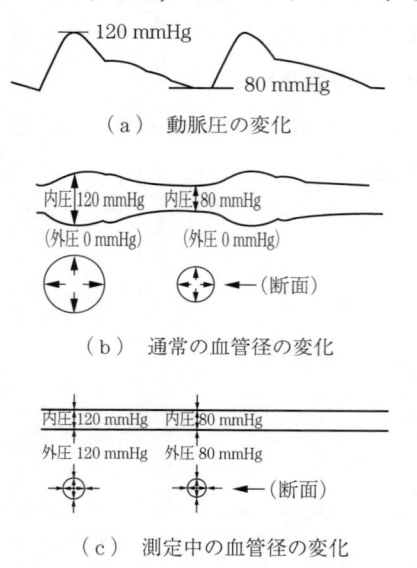

図 2.33 容積補償法の原理

2) 構 成 基本的には，指カフ部，カフ圧コントロール部，本体装置部に分かれる（**図 2.34**）。指カフは，その内側に光源（赤外線発光ダイオード）と受光器をもち，これで指の動脈の容積変化を検出する。また，指カフは外圧を加える役目がある。フィナプレスでは，指の太さに応じて数種類のカフがある。カフ圧コントロール部は，光により検出された指の動脈径が無負荷時のサイズになるようにカフ圧をコントロールするサーボシステムと，カフ圧（つまり動脈圧）を測定する圧トランスデューサよりなる。フィナプレスでは，この部分を前腕部に固定し，カフとの距離を短くして，応答性をよくしてい

本体装置部

指カフ部

カフ圧コントロール部

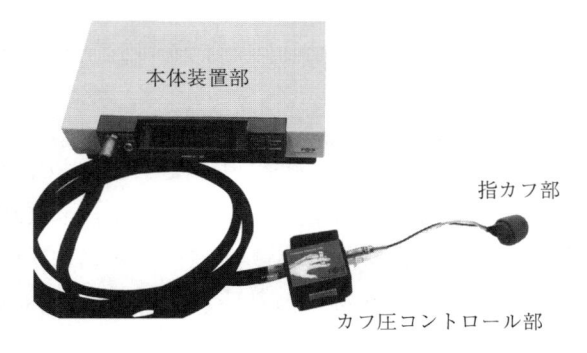

図 2.34 フィナプレスの構成

る。電気信号ラインと高圧ガスラインを有するケーブルで本体に接続される。本体装置部は，各種計測制御のための電子回路・コンピュータ，高圧ガスを発生させるためのコンプレッサ，血圧波形表示のためのディスプレイ，アラームなどからなる。

3） 取扱い上の注意点　フィナプレスを取り扱うにあたってはつぎのようなことに注意する。

① 指に合ったサイズのカフを使用する。
② カフを指に巻くときは，光センサ（光源と受光器）の位置と巻く強さを適切にする。
③ カフを巻いた指の位置は必ず心臓の高さにする。
④ カフを巻いた部位より末梢の指組織への血流が減少するので，カフを巻いてからある程度の時間が経過したら，測定を一時休止するか別の指に替えるとよい（適当な時間間隔で自動的に測定を一時休止する機種，カフを二つ使用して交互に動作する機種もある）。

（ c ）　**トノメトリ法による非観血式連続血圧モニタ**　　橈骨動脈などの表在動脈を皮膚表面から平らに圧迫すると，その動脈の圧迫面で血圧を非観血的に測定できる。圧センサは正確に動脈の平坦部に置かなくてはならないので，実際には多数の微小圧センサ群の中から最適な出力が得られたものを血圧波形としている。この方法も非観血的な連続血圧測定ができるが，ときどき通常の自動血圧計で校正する必要がある。

2.3 心 拍 出 量 計

2.3.1 はじめに

心拍出量計は心臓から拍出される血液の量（血流量）を測定するもので，心機能評価の重要なパラメータの一つである．心拍出量（cardiac output，CO）の測定には，Fick法，指示薬希釈法（色素希釈法，熱希釈法，RI希釈法），インピーダンス法，超音波法などの従来からの方法に加え，新方式のものも開発されているが，最も一般的に使用されているのは，指示薬希釈法の一つである熱希釈式（サーモダイリューション式）の心拍出量計である．

2.3.2 指示薬希釈法の原理

ある一定の流量 Q が流れているときに，流れの上流から指示薬（色素，熱，RIなど）の一定量 I を一気に注入し，下流のある点で指示薬の濃度の時間的な変化（希釈曲線）$c(t)$ を求めると，注入した指示薬の総量 I は希釈曲線を積分した以下の式になる．

$$I = Q \int c(t) \, dt$$

したがって，心拍出量 CO は1分間の拍出量なので，流量 Q を60倍した以下の式から求まる．

$$CO = Q \times 60 = \frac{I \times 60}{\int c(t) \, dt}$$

2.3.3 熱希釈式心拍出量計

熱希釈式心拍出量計は指示薬希釈法の一つであり，指示薬として熱（冷水）を使用する．スワン-ガンツカテーテルに心拍出量測定機能が付いたサーモダイリューションカテーテルの先端を肺動脈に入れて，冷却水を右心房にできるだけ短時間に注入し，肺動脈の位置にある温度センサで肺動脈血の温度低下を測定して，心拍出量を求めるものである．

2.3 心拍出量計

〔1〕 測定方法

サーモダイリューションカテーテル（図2.22参照）は，圧測定用の先端孔ルーメン（内腔）とバルーン加圧用のバルーンルーメンのほかに，冷却水（通常は0℃の5％ブドウ糖液）を注入するための注入用側孔ルーメンをもっている。また，血液温を測定するための温度センサ（サーミスタ）が先端孔の近くにあり，そのリード線が通っているルーメンもある。つまり，細いカテーテルの中には，合計四つのルーメンが入っていることになる。このサーモダイリューションカテーテルを上大静脈 → 右心房 → 右心室 → 肺動脈と進め，ここに留置する（**図2.35**）。以下はこの方法で心拍出量を求める手順を示したものである。

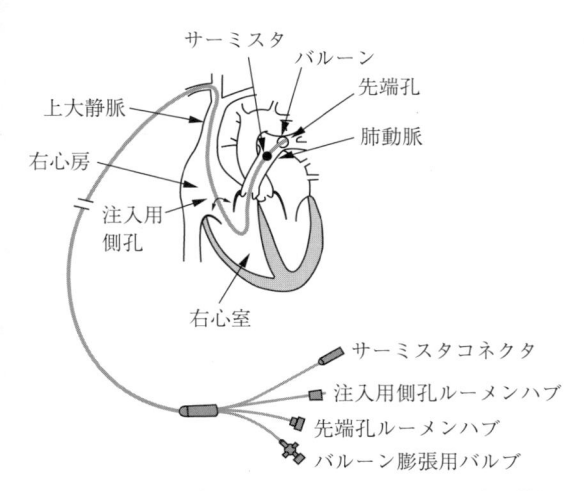

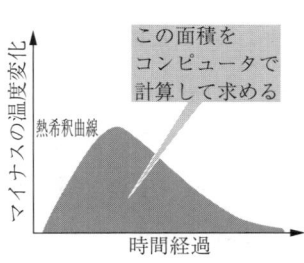

図2.35 サーモダイリューションカテーテルの留置位置

図2.36 心拍出量の求め方

① 注入用側孔ルーメンハブから冷却水を急速に注入すると，右心房の位置にある注入用側孔から一挙に流出する。

② 冷却水は血液と混ざり合いながら，右心房 → 右心室 → 肺動脈と進む。

③ カテーテルの肺動脈の位置にあるサーミスタが，ここでの血液温を測定する。

④ 時間とともに変化する血液温のマイナスの温度変化（熱希釈曲線）から，

心拍出量計本体のコンピュータによって心拍出量が求められる（図2.36）。

〔2〕 **心拍出量の計算方法**

心拍出量 CO は，肺動脈の温度変化を ΔT_b，注入液量を V_i，注入液の温度を T_i，血液の温度を T_b とすると，前述の指示薬希釈法の原理に基づき，以下の式より求まる。

$$CO = \frac{1.08 k V_i (T_i - T_b) \times 60}{\int \Delta T_b dt}$$

ここで，k はカテーテル係数といって，カテーテル内での温度上昇を補正するための係数で，カテーテルサイズ，注入液量，注入液温度などにより決まる。1.08はブドウ糖液使用時の定数である。

〔3〕 **測定値の評価と測定誤差**

心拍出量は同じ程度の心機能の人でも身体の大きさによって変わってくる（成人の標準値は5 l/min 程度）。したがって，COを体表面積（BSA）で割ったCI（cardiac index；心係数）のほうがより的確にその人の心機能を表しているといえる。このCIの正常値は3 l/min/m² 前後といわれている。

慢性の透析患者の場合は，COおよびCIが通常の人よりかなり大きな値を示す傾向があるが，これは人工的な動静脈シャントによるCOの増大であって，測定異常ではない。

また，心房中隔欠損（ASD）や心室中隔欠損（VSD）による心内短絡があったり，三尖弁や肺動脈弁に逆流がある場合は，測定誤差の要因となる。なお，不整脈がある場合は，測定値にばらつきが見られることがあるので，通常よりも測定回数を増やしてから平均値を求める。

その他，カテーテルを冷却水で1回フラッシュして十分に冷やしてから，本格的な測定を開始すること，また，冷却水はできるだけ短時間に一挙に注入することなどが，正確な測定をする上でのポイントとなる。

2.3.4 色素希釈式心拍出量計

熱希釈式心拍出量計と同様，指示薬希釈法による心拍出量計である。指示薬として，色素であるインドシアニングリーン（ICG）を使用するので，色素希釈式心拍出量計という。

末梢の静脈より色素を注入すると，色素は血液に希釈されながら心臓・肺循環を経て動脈系へ流れ，その色素濃度を測定すると色素希釈曲線が得られる。動脈血の色素濃度は，従来のキュベット法やイヤピース法に代わって，現在はパルス式色素希釈法で測定される。これはパルスオキシメトリと同じ原理で，動脈血中の ICG 濃度を測定するものである。プローブを鼻または指に装着して，ICG とヘモグロビン（Hb）の両者に吸収される波長 805 nm の光と，Hb のみに吸収される波長 940 nm の光による光吸収を測定し，両者の濃度比（ICG/Hb）と Hb 値（静脈採血による検査値）から ICG の絶対値を求める。

色素希釈法では，注入された色素が全身を一巡した後，再び色素希釈曲線上に重畳されて現れてくるので，心拍出量の計算をする際はこの再循環成分を分離する必要がある。

図 2.37 は，色素希釈式心拍出量計にパルスオキシメトリによる S_pO_2 測定機能などが付いた装置である。

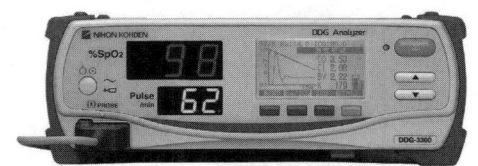

図 2.37　色素希釈式心拍出量計（多機能型）
（DDG-3300，日本光電工業）

2.3.5 熱希釈式連続心拍出量計

熱希釈式心拍出量計が指示薬として冷却水を使用するのに対して，熱希釈式連続心拍出量計（CCO）は指示薬として加熱を使用するものである。図 2.38 に示すような特殊なスワン-ガンツカテーテル（通常の CO 測定用のサーモダイリューションカテーテルに CCO 機能などを付加したもの）を使用する。この CCO カテーテルを，先端が肺動脈に達するまで挿入する。従来法の冷却水の代わりに右心室の位置にあるサーマルフィラメントをパルス状に加熱し，発生した熱の下流における温度上昇を肺動脈の位置にあるサーミスタで測定す

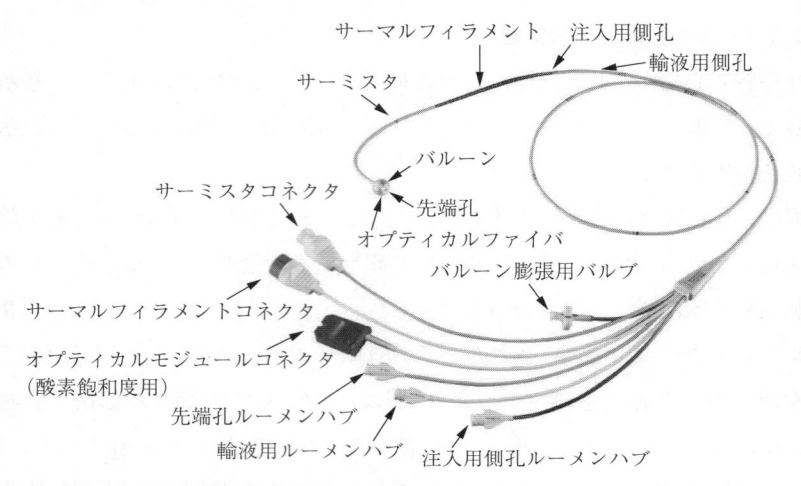

図 2.38 連続心拍出量測定（CCO）用サーモダイリューションカテーテル

る。加熱信号と温度上昇の相互相関を求めると希釈曲線が得られるので，これからCOが求められる。

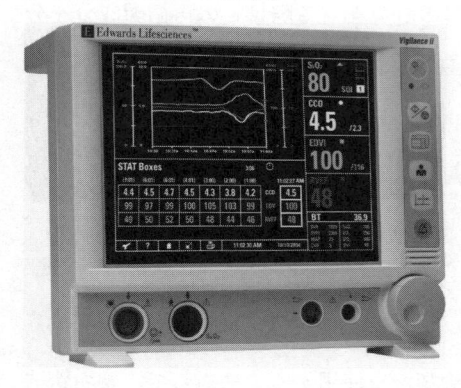

図 2.39 連続心拍出量測定（CCO）装置（多機能型）（ビジランスII，エドワーズライフサイエンス社）

CCOカテーテルは専用の装置と組み合わせて使用される。本体装置のディスプレイ上には数分間の平均値がつねに表示され，COの連続的なモニタリングが可能である。実際の装置では，CCO測定のほかに，通常のCO測定，混合静脈血酸素飽和度測定（$S_{\bar{v}}O_2$）など多機能なものとなっている(図2.39)。

2.3.6 動脈圧解析型心拍出量モニタ

動脈圧解析型心拍出量モニタは，侵襲性の高いスワン-ガンツカテーテルを挿入しないで，動脈圧の波形解析により，連続的に心拍出量を測定する装置で

図 2.40　動脈圧解析型心拍出量モニタ（ビジレオモニター MHM 1，エドワーズライフサイエンス社）

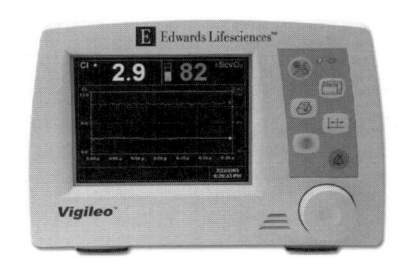

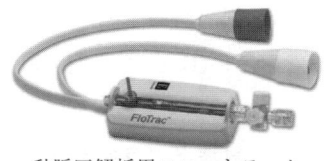

動脈圧解析用フロートラックセンサ

ある（図 2.40）。緊急時になるべく早く心拍出量を知りたい場合や，スワン-ガンツカテーテルを挿入しない場合の簡便な心拍出量測定に適している。

2.4　超音波血流計

　可聴周波数以上の高い周波数をもった音波を超音波という。可聴周波数は数十 Hz から 20 kHz 程度であるので，20 kHz 以上が超音波ということになる。移動する物体に可聴周波数帯の音波や超音波を照射すると，移動物体からの反射波や散乱波の周波数は，移動する物体の作用で元の音波や超音波の周波数と異なってくる。この現象をドプラ効果と呼び，変化周波数をドプラ周波数という。このドプラ効果を利用し，血流速度を測定しようとする装置をドプラ血流計と呼んでいる。

　ドプラ血流計が開発される以前，無侵襲で血流速度を測定することは非常に困難であった。1956 年，超音波のドプラ効果を利用して，里村[8]により血流速度を測定しようとする試みがなされ，1959 年に同氏によりドプラ血流計が開発された。その後，多くの研究者により現在の血流計に発展してきた。この間，滑川らにより 1982 年にカラードプラ血流計が開発されてきた。このように，日本人により，超音波血流計をはじめ，超音波断層装置など超音波医療装置の開発，発展に多大な貢献がなされてきた。

　現在，ドプラ血流計には，
① 連続波ドプラ血流計

② パルスドプラ血流計

③ 超音波断層装置と組み合わせたカラードプラ血流計

がある．以下，①と②の血流計について解説する．

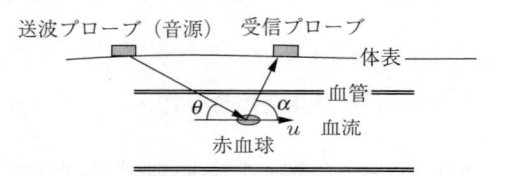

2.4.1 連続波ドプラ血流計
〔1〕 連続波ドプラ血流計の原理

図 2.41 をもとに連続波ドプラ血流計の原理を説明する．

図 2.41 連続波ドプラ血流計の原理

体表に探触子（超音波発振器で送波プローブと呼ぶ）を置き，周波数 f_0 の超音波ビームを血管に向けて照射した際，赤血球が速度 u で移動していると，赤血球の受ける超音波周波数 f_1 はドプラ効果により

$$f_1 = \frac{C - u\cos\theta}{C} f_0$$

となる．ここで，θ は超音波の進行方向と赤血球の進行方向間の角度であり，C は生体内の音速で約 1 500 m/s である．

赤血球はこの周波数で振動するため，周囲に同じ周波数の超音波を発振する．この現象は超音波が組織で反射[8]して戻ってくる状態と異なり，散乱[8]と呼ばれる．赤血球はさらに速度 u で移動しているので，赤血球の移動方向と α 方向の散乱波周波数はさらにドプラ効果を受け，周波数が次式のように f_r に変化する．

$$f_r = \frac{C}{C - u\cos\alpha} f_1 = \frac{C - u\cos\theta}{C - u\cos\alpha} f_0 \approx f_0 \left\{ 1 \pm \frac{u}{C}(\cos\theta - \cos\alpha) \right\} \quad (2.1)$$

受信超音波周波数 f_r と送波超音波周波数 f_0 の差をドプラ周波数 f_d と呼び次式で与えられる．

$$f_d = \pm f_0 \frac{u}{C}(\cos\theta - \cos\alpha) \quad (2.2)$$

一般に送波プローブと同じ位置で受信するので，$\alpha = \pi - \theta$ となり

$$\cos \alpha = \cos(\pi - \theta) = -\cos \theta$$

であるから,式(2.1)と(2.2)はそれぞれ

$$f_r = f_0 \pm f_d = f_0 \pm 2\frac{u}{C}f_0 \cos \theta \tag{2.3}$$

$$f_d = \pm f_0 \frac{2u}{C} \cos \theta \tag{2.4}$$

となる。

このように,ドプラ周波数は,赤血球速度(血流速度)u に比例しているので,ドプラ周波数を測定することにより血流速度 u が測定できる。なお,±の符号は,血流が図2.42に示したように超音波ビームと同方向のときマイナスをとり,散乱波の周波数がドプラ周波数分だけ送波超音波周波数より低くなる。その逆に血流が超音波ビームに向かってくる場合にはプラスをとり,散乱波の周波数がドプラ周波数だけ高くなる。

ここで,f_0 と f_d の値がどのぐらいか,具体例を示す。f_0 を 5 MHz,u を 5 m/s,θ を 60°,C を 1 500 m/s とすると

$$f_d = 5 \times 10^6 \frac{2 \times 5}{1\,500} \cdot \frac{1}{2} \approx 17\text{ kHz}$$

である。

〔2〕 信 号 処 理

超音波 $S(t)$ を

$$S(t) = A_0 \cos 2\pi f_0 t$$

なる正弦波で連続的に駆動し,図2.41に示したように速度 u で移動する血液に角度 θ で送波したとき,送波点と同じ場所で受信($\alpha = \pi - \theta$ の角度の方向で受信)する場合,後方散乱波(一般にドプラエコー信号と呼ばれている)$s(t)$ は,式(2.1)より

$$s(t) = A_1 \cos 2\pi(f_0 + f_{d1})t + B_1 \cos 2\pi(f_0 - f_{d2})t \tag{2.5}$$

で与えられる。ここで,f_{d1} は血流の方向が送波超音波 $S(t)$ の伝搬方向と逆のときのドプラ周波数で,f_{d2} は同方向のときのドプラ周波数である。A_1 と B_1 はドプラエコー信号の振幅である。f_{d1},f_{d2} は式(2.4)より与えられる。

エコー信号に送波超音波と同相の信号 $\cos 2\pi f_0 t$ と $90°(\pi/2)$ だけ位相のずれた信号 $\sin 2\pi f_0 t$ を掛け算し，低域フィルタを通すと，ドプラ周波数だけのつぎの二つの信号を得ることができる。

$$s_1(t) = \frac{A_1}{2}\cos 2\pi f_{d1} t + \frac{B_1}{2}\cos 2\pi f_{d2} t$$

$$s_2(t) = -\frac{A_1}{2}\sin 2\pi f_{d2} t + \frac{B_1}{2}\sin 2\pi f_{d2} t$$

これら $s_1(t)$，$s_2(t)$ の値では，血流の方向が区別できないので，さらに，ある基準周波数 γ の $\cos 2\pi\gamma t$ と $\sin 2\pi\gamma t$ をそれぞれ $s_1(t)$，$s_2(t)$ に掛け，和を求めると下式の出力 $O(t)$ が得られる。

$$O(t) = \frac{A_1}{2}\cos 2\pi(\gamma + f_{d1})t + \frac{B_1}{2}\cos 2\pi(\gamma - f_{d2})t \quad (2.6)$$

このように，基準周波数 γ を中心に，高周波側と低周波側に分離されたので，周波数分析回路により $O(t)$ から，周波数 γ を中心に f_{d1} と f_{d2} が求められる。式 (2.4) より

$$u = \pm\frac{f_d C}{2f_0 \cos\theta} \quad (2.7)$$

であるから，f_{d1} と f_{d2} からそれぞれ超音波伝搬方向に逆方向の血流速度と同方向の血流速度が計算される。

周波数分析では離散フーリエ変換法（FFT が利用されている），可変時間窓関数法，瞬時周波数法と呼ばれる方法が採用されている。周波数分析法は信号処理の分野に入るので，詳細は専門書，例えば参考文献 11) を参照してもらいたい。

〔3〕 使用超音波周波数

生体内を伝搬する超音波の振幅は，組織間の境界で反射したり，散乱により減衰するが，媒質の粘性，熱伝導などによっても減衰する[9]。

均一媒質に変位振幅 I_0 の超音波平面波を照射すると，媒質内の表面から距離 x での変位振幅 I_x は

$$I_x = I_0 \varepsilon^{-ax}$$

で与えられる．ここで，a は減衰定数と呼ばれ，単位長さ当りの超音波の減衰量を示す．単位は cm^{-1} である．おもな生体組織の 1 MHz での減衰定数を**表 2.5** に示す．

表 2.5　生体組織の超音波特性

組織	温度 〔℃〕	密度 ρ 〔g・cm^{-3}〕	音速 v ×10^3〔m・s^{-1}〕	音響インピーダンス ×10^3〔g・m^{-2}・s^{-1}〕	1 MHz での減衰定数〔cm^{-1}〕
水	20	0.998 21	1.483	1.480	2.5×10^{-4}
血漿	20	1.0	1.57	1.57	1×10^{-2}
血液	20	1.03	1.57	1.61	2×10^{-2}
肝臓	20	1.07	1.55〜1.61	1.70	$7\sim13\times10^{-2}$
脳	37	1.03	1.51〜1.57	1.56〜1.62	$8\sim14\times10^{-2}$
腎臓	20	1.03	1.56〜1.57	1.62	$9\sim13\times10^{-2}$
骨格筋	37	1.07	1.57〜1.60	1.68〜1.71	$1\sim2.5\times10^{-1}$
心筋	37	1.0	1.59	1.59	$2.5\sim3.8\times10^{-1}$
脂肪	37	0.97	1.41〜1.48	1.37〜1.44	$4\sim9\times10^{-2}$

5 MHz の超音波が骨格筋内 1 cm でどの程度減衰するかを計算してみる．表 2.5 より減衰定数を $2\times10^{-1}\,\text{cm}^{-1}$ とすると

$$I_x = I_0 \varepsilon^{-0.2\times5\times1} \approx 0.37 I_0$$

とほぼ ε^{-1} となってしまう．ここで用いた減衰定数は 1 MHz のときの値である．上記の計算では減衰定数が周波数の 1 乗に比例していると仮定したが，生体内での減衰定数は周波数の 1〜1.5 乗の範囲で増加する．減衰定数が周波数の 1.5 乗に比例している場合には

$$I_x = I_0 \varepsilon^{-0.2\times11.1\times1} = 0.121 I_0$$

とほぼ 10 分の 1 になってしまう．

1 MHz では 5 cm で ε^{-1} となる．このため，一般に体表近辺の動脈内血流速度を測定する血流計では，3〜8 MHz が使用されているが，心臓のように深部の組織内血流を測定するためには，数百 kHz 程度の周波数を使用しなければならない．

超音波の到達距離は，連続ドプラ血流計でも重要であるが，後で述べるパルスドプラ血流計でのパルス繰返し周波数，超音波周波数，距離分解能を決定する最も重要なファクタである．

〔4〕 連続波ドプラ血流計の検出回路ブロック図

式 (2.5) で与えられる信号を取り出すための検出回路のブロック図を図 2.42 に示す。検出回路（信号前処理回路）の出力信号はコンピュータに接続され，信号処理された後，式 (2.6) より血流速度が求められる。

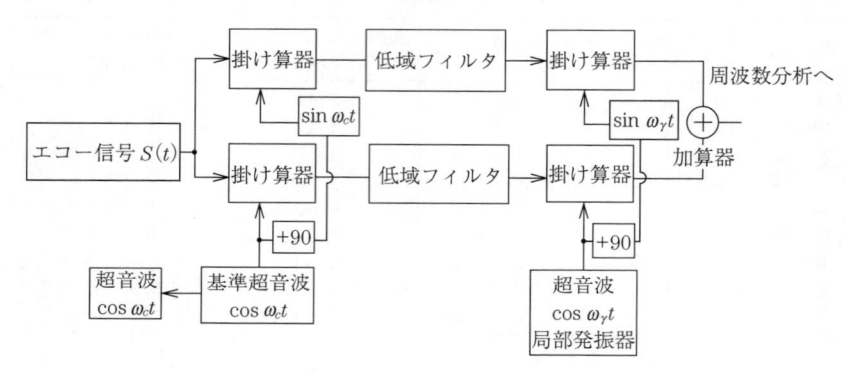

図 2.42 連続波ドプラ血流計のブロック図[11]

2.4.2 パルスドプラ血流計

連続波ドプラ血流計のドプラエコー信号は，送波超音波ビームの到達範囲内の組織内血流からの信号の合成であり，発信源を特定できない。

パルスドプラ血流計は超音波をパルス的に送波し，超音波の伝搬速度を利用して特定の部位からのドプラ信号を拾い出し，特定部位の流速を計測しようとするものである。図 2.43 に原理図を示す。

超音波の 2 から 3 の振幅を含む幅 T_p のパルスを，繰返し時間 T_R で繰返し送波する。超音波パルスが送波プローブから距離 l_i 点に存在する赤血球に到達する時間は，生体内の音速を C とすると，l_i/C である。したがって，赤血球からの散乱波が受信プローブに戻ってくる時間 t_i は

$$t_i = 2\frac{l_i}{C}$$

となる。ここで，添え字 i は i 番目のエコーパルス信号を意味する。図では，T_R を音波が血管の後壁までの距離 l_t を往復する時間にとっているが，血管以

2.4 超音波血流計

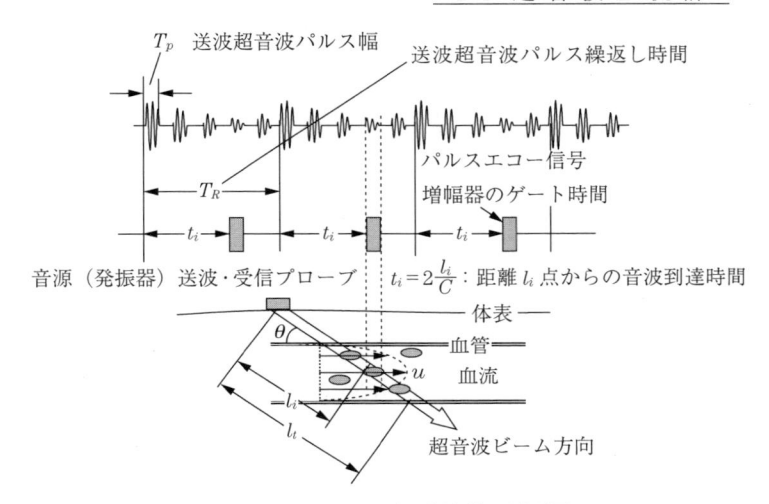

図 2.43 パルスドプラ血流計の原理図

降のエコー信号が大きい場合は，つぎの送波パルスによる信号と重なってしまうため，測定誤差の原因になる．このため，T_R をさらに大きくとらなければならない．

受信プローブに戻ってくる散乱超音波パルスは，連続波ドプラ血流計で説明したように，赤血球の移動によりドプラ効果を受けているから，t_i 時間のパルス信号より l_i 点での血流速度を連続波ドプラ血流計と同方法で求めることができる．

前述のように，一つのパルスが送波され受信信号が戻ってくる前につぎのパルスを送波すると，前のパルスによる信号と後からのパルスによる信号とが重なってしまうため，特定の場所からの信号を取り出すことができない．このため，パルス間隔は

$$T_R > 2\frac{l_t}{C}$$

を満足していなければならない．

パルスドプラ血流計は，連続波ドプラ血流計の信号をパルス間隔 T_R でサンプリングしていることと等価である．ドプラ周波数の最大値を $f_{d\max}$ とする

74   2. 循環器系計測器の構成と原理

と,サンプリング定理†から

$$\frac{1}{T_R} > 2f_{d\max}$$

でなければならない。

　$f_{d\max}$ は血流速度で決定されるから,血流速度が速くなるとこの式を満足しなくなり,エイリアシングと呼ばれる現象が起こり,波形ひずみが生じてしまう。

　信号処理方法は,ディジタル信号処理とアナログ信号処理の違いはあるが,前述した連続ドプラ血流計と同じ方法でドプラ周波数を求め,血流速度を算出する。信号検出回路のブロック図を**図 2.44** に示す。

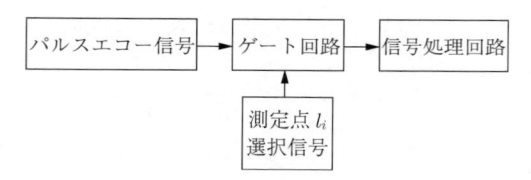

```
[パルスエコー信号] → [ゲート回路] → [信号処理回路]
                        ↑
                  [測定点 $l_i$
                   選択信号]
```

図 2.44　パルスドプラ血流計のブロック図[11]

　血液からのエコーパルス信号から,目的とする点からの信号をゲート回路により選び出し,信号処理回路でドプラ周波数を抽出する。信号処理回路は,連続波ドプラ血流計と同じ回路構成である。図 2.42 を参照してもらいたい。

2.4.3　超音波血流計の特徴と問題点

連続波ドプラ血流計とパルスドプラ血流計の特徴と問題点をまとめておく

〔1〕**連続波ドプラ血流計**

　連続波ドプラ血流計は,連続的に超音波を生体に照射し,ドプラ効果を受けた赤血球からの散乱波より血流速度を求めている。超音波の生体組織での減衰のため深部の血流速度の測定が困難である。しかし,非常に速い血流速度から遅い血流速度まで,広範囲の血流速度の測定が可能である。

---

† 連続信号をコンピュータで処理するためには,信号をディジタル化(離散化)する。ディジタル化した後,元の信号に戻すためには信号に含まれる最大周波数の 2 倍以上の周波数でサンプリングする必要がある。これをサンプリング定理という。

超音波ビーム内のドプラ効果を受けたエコー信号すべての合成エコー信号から血流速度を求めているため，どの部分の血流速度であるか特定できない欠点がある。

〔2〕 パルスドプラ血流計

パルスドプラ血流計は，パルス的に超音波を生体に照射し，赤血球からの散乱波を測定し，連続波ドプラ血流計と同様の解析方法で，血流速度を求めている。

解析には超音波パルスの伝搬時間を考慮している。生体内の音波の伝搬速度はほぼ 1500 m/s であるから，伝搬時間が測定できれば測定位置を特定できる。パルスドプラ血流計は，どの位置の血流速度であるか特定できる利点があるが，超音波のパルスを用いているため，パルス繰返し周期で決定されるドプラ周波数測定可能範囲が限定される。ドプラ周波数が高くなる，すなわち血流速度が速くなるとドプラ周波数が高くなり，サンプリング定理を満足できなくなり，エイリアシングと呼ばれる現象が起き，測定誤差が生じる。

2.5 パルスオキシメータ

肺胞では，赤血球内ヘモグロビンの多くが，拡散によって肺胞膜を透過してきた空気中の酸素（O_2）と結合して酸素化ヘモグロビン（HbO_2）となり，二酸化炭素を放出している。残りのヘモグロビンは二酸化炭素と結合し，脱酸素化ヘモグロビン（Hb）として動脈血で体内に運搬される。動脈血中の全ヘモグロビンに対する HbO_2 の割合

$$S_aO_2 = \frac{HbO_2}{HbO_2 + Hb} \tag{2.8}$$

を酸素飽和度という。したがって，動脈血酸素飽和度を知ることは，呼吸機能，特に血液とガス交換をする肺胞壁の拡散機能を中心とした，呼吸機能の診断評価を下す貴重な情報を知る上で重要である。

このようなことから，人工呼吸器が正常に起動しているかの作動状況の監視，麻酔下手術での患者監視，CCU・ICU での患者監視などの目的で，連続

的に血液ガスの情報（酸素飽和度）が監視されている。しかしながら，酸素飽和度の測定は，動脈血を採血し，酸素電極（クラーク電極）などでの酸素分圧（P_aO_2）測定後行われるため，これらの監視はたいへん困難であった。

パルスオキシメータは，光センサを指先や耳垂に装着するだけで連続的にかつ無侵襲的に血中酸素飽和度が測定できる装置で，臨床的に上述した監視を可能にした装置である。このため，パルスオキシメータは世界的に臨床の場で急速な発展を遂げた。

パルスオキシメータのパルスは，動脈血の脈動的変化（パルス）を利用した酸素飽和度を測定する装置であることからきている。この日本の誇るべき医療機器の一つであるパルスオキシメータは，日本光電工業（株）の青柳により1974年，日本ME学会大会でその原理が初めて発表された[21]。当時は生体の光学特性があまり研究されておらず，パルスオキシメータの実現は相当困難であろうと考えられていた。その後，世界各国で多くの研究がなされ，現在のパルスオキシメータに発展した。

図2.45に最新のパルスオキシメータを示す。なお，青柳卓雄氏は2002年この功績が称えられ，紫綬褒章が送られた。

以下にパルスオキシメータの原理を説明する。パルスオキシメータは生体の光学特性を利用した装置であるので，パルスオキシメータに必要な生体組織の光学特性もできるだけ説明するように心がけた。

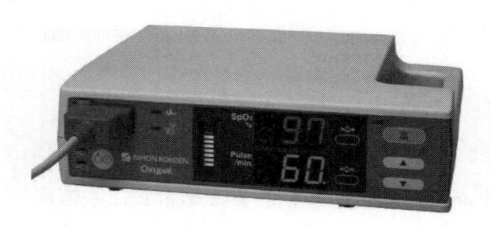

図2.45 パルスオキシメータ
（日本光電工業社製）

2.5.1 生体組織の光学特性
〔1〕 ランバート-ベールの法則

湖に照らされた太陽光は，水面で最も強く，水深が増すに従って低下し，湖の水深が深ければ太陽光は湖底まで届かない。これは，太陽光が湖水に吸収さ

れてしまうためである．これと同じように，動脈に照射された光は，動脈血に吸収されしだいに減少して動脈血管を透過していく．この状態を少し詳しく考えてみる．

水のような透明で均質な光を吸収する厚さ D の物質に，強度 I_0 の平行光を照射したとき，図 2.46 のように透過光の強度が I_t であった場合を考える．

吸収物質の表面 $x=0$ での光の強度が I_0 で，物質内 x での光の強度が I であったとする．光が微小距離 dx だけ透過すると，光の一部は吸収され残りが透過する．この結果，$x+dx$ での光強度が $I-dI$ に変化したとすると，

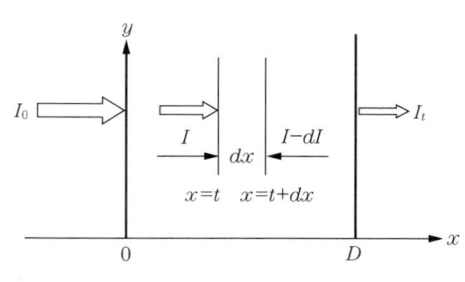

図 2.46 入射光と透過光の関係

この光強度の変化分 $-dI$ は，吸収物質の吸収によるものである．光の吸収量はその場での光強度に比例するので[14]，次式の関係が得られる．

$$-dI = \alpha I dx \tag{2.9}$$

ここで，α は吸収係数（absorption coefficient）と呼ばれ，単位長さ当りの光吸収量を表す．この関係式より，ある x での光強度 $I(x)$ は次式で与えられる．

$$I(x) = I_0 e^{-\alpha x} \tag{2.10}$$

この関係式はランバート-ベール（Lambert-Beer）の式と呼ばれ，医学の分野でよく使用されている[14),19),22]．この関係式より，$x=D$ での透過光強度 I_t と入射光強度 I_0 との関係が次式で与えられる．

$$T = \frac{I_t}{I_0} = e^{-\alpha D} \tag{2.11}$$

ここで，T を透過率（transmittance）と呼ぶ．この式は，血液層の厚さが増加するか，吸収係数が大きくなると，透過光強度 I_t または透過率 T が減少することを意味している．

上式の関係を自然対数で書き表すと

$$\log_e\left(\frac{1}{T}\right) = \alpha D \tag{2.12}$$

の関係が得られる。さらに式（2.12）を常用対数で書き直すと下式が得られる。

$$E \equiv \log_{10}\left(\frac{1}{T}\right) = \alpha D \log_{10} e \approx 0.434 \, \alpha D \tag{2.13}$$

ここで，E を吸光度（optical density）と呼ぶ[19),22)]。

〔2〕 吸 光 係 数

媒質の吸収係数[18)] α は，媒質中の吸収物質の濃度を c とすると，濃度に比例する量で $\alpha = c\kappa$ で表される。ここで，κ は吸収に関係した波長依存性のある物質定数である。生体での可視光，近赤外光の吸収は，おもに赤血球中のヘモグロビンと皮膚のメラニンによる。皮膚を透過した可視光および近赤外光は，いろいろな物質でわずかに吸収されるが，ヘモグロビンだけにより吸収されると考えてもよい。したがって，ここでは，血中ヘモグロビンの α, c, κ だけを考えることにする。式（2.13）をさらに

$$E = 0.434 \alpha D = 0.434 \kappa c D = \varepsilon(\lambda) c D \tag{2.14}$$

とおく。ここで，$\varepsilon(\lambda)$ を分子吸光係数と呼ぶ。実験的に正確に求められているヘモグロビンの分子吸光係数 $\varepsilon(\lambda)$ と波長の関係を**図 2.47** に示す。$\varepsilon(\lambda)$ は 1 l 当り 1 mmol の濃度でのヘモグロビンによる吸光係数であり，単位は $l \cdot mmol^{-1} \cdot cm^{-1}$ である。ここで，波長 600 nm 以上の帯域の $\varepsilon(\lambda)$ に着目して

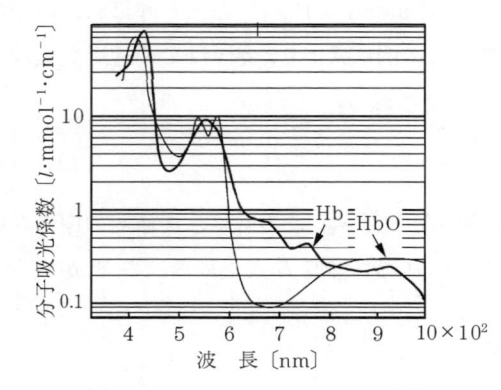

図 2.47 HbO₂ および Hb の分子吸光係数[19)]

表 2.6 HbO₂ と Hb の分子吸光係数[23)]

〔$l \cdot mmol^{-1} \cdot cm^{-1}$〕

波 長	HbO₂	Hb
660 nm	0.100	0.820
940 nm	0.233	0.165

みる。波長 805 nm の HbO$_2$ と Hb の $\varepsilon(\lambda)$ は同じ値を示す。805 nm の波長より短波長帯域では Hb の $\varepsilon(\lambda)$ が HbO$_2$ の $\varepsilon(\lambda)$ より大きく，長波長帯域では HbO$_2$ の $\varepsilon(\lambda)$ のほうが大きい。パルスオキシメータはこの $\varepsilon(\lambda)$ の波長による違いを利用している。

なお，波長 660 nm および 940 nm でのヘモグロビンの分子吸光係数を**表 2.6**に示す。

2.5.2 光 の 散 乱

今までは，入射光が媒質の光吸収により減衰する現象を述べてきた。媒質内に粒子（散乱粒子と呼ぶ）が存在すると，媒質に入射してきた光は粒子にぶつかり，粒子を振動させたり，粒子で反射や屈折・回折したりするため，光の進行方向以外の方向にも同じ振動数の光を放出する。この現象を散乱と呼んでいる。媒質に入射してきた光は，媒質の吸収により減衰するだけでなく，散乱によっても減衰することになる[23]。この散乱特性は散乱粒子の大きさと光の波長によりいろいろな特性を示す。散乱粒子の半径が r で光の波長が λ のとき

$$C=\frac{2\pi r}{\lambda}$$

をサイズパラメータ（円周と波長の比）と呼び，C の大きさによってつぎのように二つの散乱に分けられる。

  $C<0.4$ レイリー散乱（Rayleigh scattering）

  $0.4<C$ ミー散乱（Mie scattering）

可視光および近赤外光の生体組織での散乱には，この二つの散乱が存在する。波長に比較して散乱粒子が十分小さい場合の散乱は，Rayleigh により理論的に求められたことから，Rayleigh 散乱と呼ばれている。

強度 I_0，波長 λ の入射光による θ 方向の散乱光強度 I_s は次式で示される。

$$I_s=\frac{8\pi^4}{\lambda^4 r^2}\alpha^2(1+\cos^2\theta)I_0$$

ここで，α は散乱粒子の分極率，θ は入射光方向を基準とした散乱光方向，I_s

は散乱粒子からの距離 r での強度を示している。

散乱光の分布は，光の進行方向と逆方向に同じ強度で強く散乱し，直角方向（$\theta=90$，$\cos 90=0$）の散乱は弱く，進行方向または逆方向（$\cos 0=1$）の散乱光強度の半分である。なお，散乱の状態（散乱光強度角度分布）を**図 2.48**に示しておく。

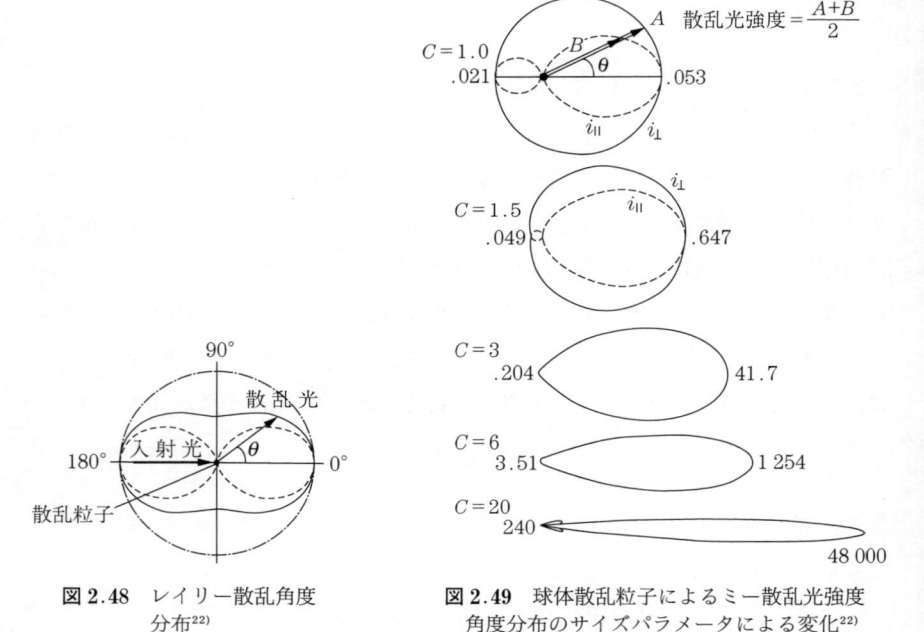

図 2.48 レイリー散乱角度分布[22]

図 2.49 球体散乱粒子によるミー散乱光強度角度分布のサイズパラメータによる変化[22]

可視光および近赤外光は，細胞内外液や血液の血漿ではほとんど吸収されないが，細胞膜や細胞内外液中のタンパク質などの高分子によるレイリー散乱が起こる。

数十 nm 程度以上の細胞や直径約 8 μm の赤血球のように波長と同程度か波長に比較してかなり大きい細胞では，ミー散乱が起こる。ミー散乱は，散乱粒子が大きくなると前方散乱光（光の進行方向の散乱）の強度が急激に強くなる。散乱粒子が球体の場合の散乱状態を**図 2.49**に示す。赤血球のような円盤状の細胞では，円盤面（直径約 8 μm）に垂直方向から光が入射した場合の前

方散乱光は，円盤面に平行方向（厚さ約 2 μm）から光が入射した場合の前方散乱光の約 4 倍も強い値を示す．

このように，生体中では，体液，細胞膜，細胞などのため，光は散乱されほとんど直進できない．

2.5.3 パルスオキシメータの原理[17),20)]

パルスオキシメータは，生体組織，例えば指先，耳垂などに可視光（赤色）や近赤外光を照射し，心拍に同期した動脈血流の脈動的変化による透過光（前方散乱光）または反射光（後方散乱光）の脈動的変化（光脈波と呼ぶ）を測定し，HbO_2 と Hb の分子吸光係数の違いを利用して酸素飽和度を測定している．現在，臨床的に使用されているパルスオキシメータはおもに透過光の変化を応用したものである．ここでは，透過光の変化，すなわち吸光度の変化を応用したパルスオキシメータの原理を説明する．

図 2.50 に示す厚さ d_0 の皮膚および皮下組織 0，厚さ d_1 の動脈，動脈と静脈間の厚さ d_2 の組織 1，厚さ d_3 の静脈，それ以外の厚さ d_4 の組織 2 ででき上がった層状組織（例えば指尖）に，強度 I_0 の平行光を照射したモデルを考える．組織の光学特性がランバート–ベールの法則に従うものとすると，式(2.13)より吸光度 E は

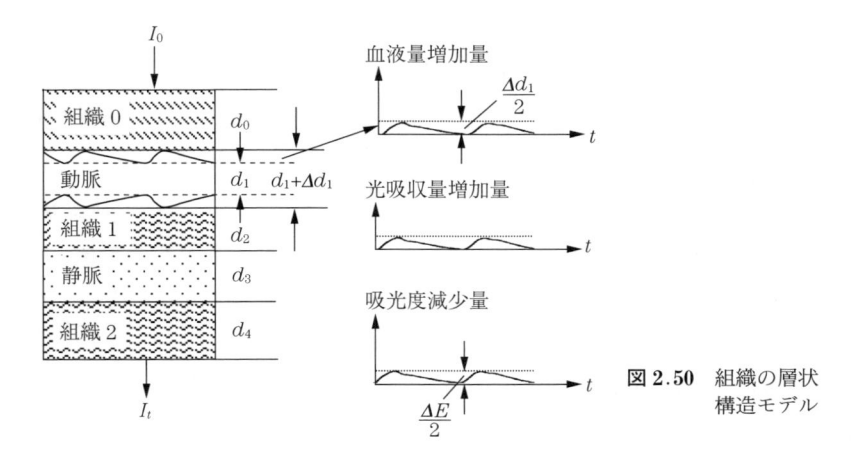

図 2.50 組織の層状構造モデル

$$E = a_0 d_0 + a_1 d_1 + a_2 d_2 + a_3 d_3 + a_4 d_4 \tag{2.15}$$

で与えられる。ここで，吸光度は脈動的に変動しているのであるが，そのメカニズムを少し述べる。

1) 動脈血管内では，光の一部が赤血球で散乱（ミー散乱）され，それ以外の光が赤血球内へ透過していく。赤血球内へ透過した光の一部は，ヘモグロビンにより吸収され，残りは再び血漿内へ透過していく。この透過光と散乱光は，ほかの赤血球にぶつかり再び散乱（多重散乱と呼ぶ）と吸収を繰り返す。このため，動脈内の血液量が増加し赤血球数が増えると，散乱光と吸収量が増え透過光強度は減少することになる。動脈内血液量は心拍に同期して脈動的に増減を繰り返しているため，ヘモグロビンによる光吸収量および透過光強度も脈動的に変動することになる。なお，動脈内血液量の変化は，動脈血管径の脈動的変化 Δd_1 として現れてくる。

2) 血液を除いた組織内では，可視光と近赤外光の一部は散乱（レイリー散乱）されるが，ほとんど吸収されない。また，組織の厚さは，動脈の脈動的変動に関係なく一定と考えられるので，散乱の影響は一定で変化がないものと考えられている。

3) 静脈内では，動脈内と同様の現象が起きており，光は赤血球にぶつかり散乱と吸収を繰り返し減少していく。組織1を介して動脈壁の変動が静脈壁に伝わり d_3 が変動する。すなわち，静脈血の増減と静脈血流が存在するのであるが，一般に無視できる程度に小さいといわれている。

以上の結果，脈波に同期して変動する吸光度の変化分 ΔE は，動脈部分だけと考えられ次式で与えられる。

$$\Delta E = a_1 \Delta d_1 \tag{2.16}$$

赤血球中のヘモグロビンは酸素化ヘモグロビン（HbO_2）と脱酸素化ヘモグロビン（Hb）とからなっており，それぞれの分子吸光係数波長依存性は図2.47に示したように異なった値を示している。

ある波長 γ での HbO_2 と Hb の分子吸光係数をそれぞれ $\varepsilon_{\gamma O_2}$，$\varepsilon_{\gamma CO_2}$ とする。ヘマトクリット値 Ht の血液でのヘモグロビン濃度は約 $21.1\,Ht$ である[18]。

この血液中の全ヘモグロビンの a〔%〕が HbO_2 であれば，HbO_2 の濃度は $a \times 21.1\,Ht$ であり，Hb の濃度は $(1-a)21.1\,Ht$ となる。

ヘマトクリット値 Ht の血液に，ある波長 γ の平行光を照射したときの動脈血による吸光度変化 ΔE_γ は，次式で与えられる。

$$\Delta E_\gamma = c\varepsilon(\lambda)\Delta d_1 \tag{2.17}$$

したがって

$$\Delta E_\gamma = c\varepsilon(\lambda)\Delta d_1 = 21.1\,Ht\{a\varepsilon_{\gamma O_2} + (1-a)\varepsilon_{\gamma CO_2}\}\Delta d_1 \tag{2.18}$$

ここで，ΔE_γ は測定値であるので，a と Δd_1 がわかれば酸素飽和度が求まることになる。

別の波長 δ の平行光での吸光度変化 ΔE_δ は，HbO_2 と Hb の分子吸光係数をそれぞれ $\varepsilon_{\delta O_2}$，$\varepsilon_{\delta CO_2}$ とすると，同様に次式で与えられる。

$$\Delta E_\delta = 21.1\,Ht\{a\varepsilon_{\delta O_2} + (1-a)\varepsilon_{\delta CO_2}\}\Delta d_1 \tag{2.19}$$

式 (2.18)，(2.19) より a と Δd_1 が求まる。すなわち，2波長の平行光を使用することにより，次式のように酸素飽和度 S_aO_2 を求めることができる。

$$S_aO_2 = a = \frac{\phi\varepsilon_{\delta CO_2} - \varepsilon_{\gamma CO_2}}{(\varepsilon_{\gamma O_2} - \varepsilon_{\gamma CO_2}) - \phi(\varepsilon_{\delta O_2} - \varepsilon_{\delta CO_2})}$$

$$= \frac{\left(\phi - \dfrac{\varepsilon_{\gamma CO_2}}{\varepsilon_{\delta CO_2}}\right)}{\dfrac{\varepsilon_{\gamma O_2}}{\varepsilon_{\delta CO_2}}\left(1 - \dfrac{\varepsilon_{\gamma CO_2}}{\varepsilon_{\gamma O_2}}\right) - \phi\left(\dfrac{\varepsilon_{\delta O_2}}{\varepsilon_{\delta CO_2}} - 1\right)} \tag{2.20}$$

$$\phi = \frac{\Delta E_\gamma}{\Delta E_\delta} \tag{2.21}$$

HbO_2 および Hb の分子吸光係数は既知であるから，酸素飽和度は吸光度変化比 ϕ より求めることができる。これがパルスオキシメータの原理である。

ここで，$\gamma = 660\,nm$，$\delta = 940\,nm$ とすると，それぞれの波長での分子吸光係数が表 2.6 で示された値であるので，式 (2.20) より酸素飽和度が次式

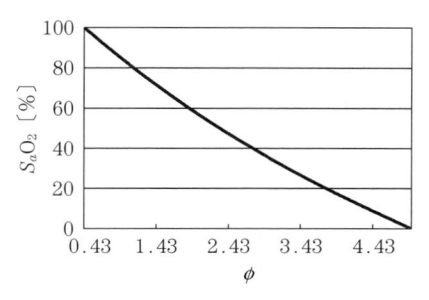

図 2.51　酸素飽和度と吸光度変化比

のように与えられる。

$$S_aO_2 = a = \frac{4.97 - \phi}{4.36 + 0.412\phi} \tag{2.22}$$

酸素飽和度と吸光度変化比 ϕ の関係を**図 2.51** に示す。

このように，酸素飽和度は ϕ を測定し，式 (2.22) から求めればよいのであるが，実際の使用にあたっては，理論値と実測値に違いが存在するため，健康人での測定値を用いて校正する必要がある。

2.5.4 パルスオキシメータの構造

使用波長 660 nm と 940 nm のパルスオキシメータの原理図（ブロック図）を**図 2.52** に示す。

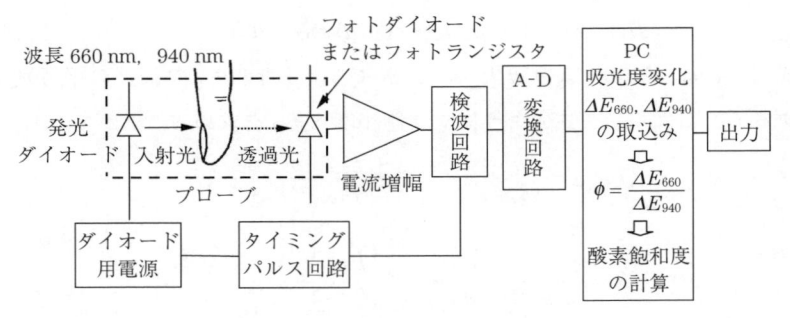

図 2.52 パルスオキシメータのブロック図[21]

一般に光源は発光ダイオードを用い，1 ms のタイミングパルスに同期した 2 波長のパルス光（パルス幅 1 ms）を作り，指尖などに交互に照射する。受光素子としてフォトダイオードやフォトトランジスタが用いられ，透過光を電流に変換する。変換された電流を増幅し，660 nm と 940 nm の信号に分離後，A-D 変換回路を通しコンピュータに取り込む。コンピュータでは，吸光度変化比 ϕ を計算し，式 (2.22) より酸素飽和度を求める。計算結果はディジタルおよびアナログ表示されるようになっている。

本例では指尖プローブを使用しているが，プローブとしては耳垂，足先，足裏，テレメータ用などがある。

2.5.5 パルスオキシメータの問題点（測定誤差）

臨床的に広く使用されているパルスオキシメータには，酸素飽和度が低い場合，測定値が大きめに現れてきてしまう測定誤差が存在するなどの，早急に解決しなければならない問題が残されている。以下におもな問題点五つを示しておく。

① ヘマトクリットの変動に影響されやすい。
② 体動の影響を受けやすい。
③ 貧血で測定誤差が大きくなる。
④ 一酸化炭素（CO）に結合したヘモグロビン（カルボキシヘモグロビン（COHb））の影響がある[21]。
⑤ 酸素飽和度が低い場合，測定誤差が大きくなる。

①の問題は，式（2.20）でわかるように理論的にはヘマトクリット値の影響を受けないはずであるが，実際は誤差が生じてしまう。

②の問題は，近年，5波長の光を使用し，体動の影響をかなり軽減できるようになっている[16]。

③の問題は，貧血になると吸光度変化が小さくなり，信号（光脈波）のSN比が低下し，測定誤差が増加することに原因しており，装置のSN比の向上を図る必要がある。

④の問題は，脱酸素化ヘモグロビン濃度の増加として影響を与えるが，一般には誤差が小さく無視している。

⑤の問題は，重要で，低酸素飽和度の患者の酸素飽和度が高めに表示されてしまう。このため早急に解決しなければならない問題である。この問題のおもな要因と考えられているうちの二つを以下に示す。

〔1〕 静脈の変動

毛細血管，静脈血管が脈動的に変動すると誤差が生じる。動脈内の血液量の増加に伴う動脈径の変動が，組織を介し毛細血管，静脈血管を圧迫し，毛細血管径，静脈血管径を縮小し静脈血を押し出し，静脈内に脈動的静脈流を作る。すなわち，動脈内血液量の増加に伴って，静脈内血液量の減少が起こる。動脈

部分では動脈血増加による光吸収量の増加，透過光量の減少が起こり，静脈では静脈血液量の減少による光吸収量の減少，透過光量の増加が考えられる。この現象は無視できないようで，現在，多くの研究者により検討されている。

〔2〕 散乱の影響（流動透光性，多重散乱，組織での散乱）

（1） 血管径が数十 μm 程度以下の動脈や毛細血管では，流動透光性（血流により透過光量が変化する現象）が起こり，吸光度変化の減少（前方散乱光強度の増加），後方散乱光の増加が考えられる。100 μm 程度以上の細動脈では流動透光性と多重散乱の影響で，吸収量が増加し，吸光度の増加が考えられる。

（2） 動脈径の変動に伴って動脈の周りの組織の厚さが変動するため，組織での散乱光の吸光度への影響が一定でなく，脈動的な変動を与える可能性がある。

（3） 組織の光学特性を決定している細胞や組織が不均一であるため，ランバート-ベールの法則が成立するかが問題である。

以上，散乱の影響は，実験的に検討が加えられており，無視できる程度であるといわれている。

引用・参考文献

1) 石山陽事：心電計，心電図モニタ，ME の基礎知識と安全管理，南江堂（2005）
2) 加納　隆編著：ナースのための ME 機器トラブルチェック，南江堂（2005）
3) 加納　隆，小野哲章：集中治療における循環器機能モニタリング，集中治療，**6**-5, pp. 433/442（1994）
4) 医用電子機器標準化委員会：小電力医用テレメータの運用規定，EIAJ AE-5201 A，電子情報技術産業協会（2002）
5) 小野哲章，渡辺　敏編：ナースのための新 ME 機器マニュアル，医学書院（1999）
6) 嶋津秀昭：血圧計，ME の基礎知識と安全管理，南江堂（2005）
7) 堀川宗之：血流計，ME の基礎知識と安全管理，南江堂（2005）
8) Philip M. Morse and K. Uno Ingard：Theoretical Acoustics, Mcgraw-Hill Book Company（1968）

9) 川村雅恭：電気音響工学概論，昭晃堂（2008）
10) 鴫谷，望月，金井：循環器系の力学と計測，コロナ社（1980）
11) 千原國宏：超音波，コロナ社（2001）
12) 木村博一：最近の医用画像診断装置，朝倉書店（1988）
13) 小野，峰島，堀川，渡辺：臨床工学技士標準テキスト，金原出版（2005）
14) Gustav Kortum：Reflectance Spectroscopy, Springer-Verlag, Berlin, Heidelberg, New York（1969）
15) E. Gordy and D. L. Drabkin：Determination of the oxygen saturation of blood by a simplified technique applicable to standard equipment, J. Biol. Chem., **227**, pp. 285/299（1957）
16) 布施，青柳：第46回日本生体医工学会大会予稿集（2007）
17) 青柳，布施：第13回日本ME学会大会資料集，90/91（1974）
18) 真島英信：生理学，第18版，文光堂（2007）
19) 金井 寛：生体物性（7）—光学特性，医用電子と生体工学，**15**-1（1977）
20) 青柳卓雄：パルスオキシメトリー，パルスオキシメトリーの原理の着想とその応用，臨床モニター，**4**-2, pp. 81/89（1993）
21) 諏訪邦夫：パルスオキシメーター，中外医学社（1989）
22) Craig F. Bohren, Donald R. Huffman：Absorption and Scattering of Light by Small Particles, A Wiley-Interscience Publication, John Wiley & Sons, Inc.（1998）
23) R. J. Zdrojkowski and N. R. Pisharoty：Optical transmission and reflection by blood, IEEE Trans. Bio-Medical Engineering, **BME 17**-2（1970.4）

演習問題

【1】 心電図に混入する交流雑音の原因にはどのようなものがあるか。

【2】 心電図に混入する交流雑音や基線動揺の対策にはどのようなものがあるか。

【3】 テレメータ送信機のゾーン配置とは何か。

【4】 心電図モニタのアラームにはどのようなものがあり，どのような注意が必要か。

【5】 非観血式血圧計にはどのようなものがあり，それぞれどのような特徴があるか。

【6】 非観血式血圧計の測定誤差の原因にはどのようなものがあるか。

【7】 観血式血圧測定の測定誤差の原因にはどのようなものがあるか。

【8】 観血式血圧測定における血圧波形ひずみの原因と対策について述べよ。

2. 循環器系計測器の構成と原理

【9】 心拍出量計にはどのような方式のものがあるか。

【10】 指示薬希釈法の原理について述べよ。

【11】 熱希釈式心拍出量計の測定誤差の原因にはどのようなものがあるか。

【12】 超音波とはどのような音波か（周波数帯域はいくらか）

【13】 超音波診断装置で深部の計測を行う際，周波数の低い超音波を用いる理由を述べよ。

【14】 ドプラ血流計では赤血球からの散乱超音波を利用しているが，この散乱は何と呼ばれているか。波長と赤血球の大きさとの関係を用いて説明せよ。

【15】 超音波には縦波と横波があるが，生体内で伝搬する超音波は縦波である。この理由を述べよ。

【16】 パルスオキシメータは何を測定する装置か。

【17】 現在一般に使用されているパルスオキシメータで使用している光の波長はいくらか。

【18】 パルスオキシメータは生体組織のどのような光学特性を利用したものか。

3 呼吸器系計測器の構成と原理

　呼吸機能とは，生体組織の代謝に必要な O_2（酸素）を空気中から体内に取り込んで組織まで運び入れ，組織で産生された CO_2（二酸化炭素）を体外へ運び出す，いわゆる O_2 と CO_2 とのガス交換を行う機能をいう。ガス交換は，まず呼吸運動によって肺胞気（肺内ガス）の一部が換気され空気と入れ替わり，肺循環の血液と常時，ガス交換されることにより行われる。これを肺呼吸または外呼吸という。肺呼吸により，赤黒かった静脈血は鮮明な赤色になって動脈血化される。動脈血化された血液は，体循環で組織へくまなく供給され，張り巡らされた毛細血管内を流れながら組織細胞との間で再びガス交換を行う。組織では，動脈血が O_2 を組織に渡し，代わりに CO_2 を受け取って血液は再び静脈血化される。これを組織呼吸あるいは内呼吸という。組織細胞内に点在するミトコンドリアでは，O_2 を使い CO_2 を出しながらわれわれのすべての活動エネルギー源である ATP を作り出している。

　呼吸機能が正常であれば，動脈血の O_2 と CO_2 濃度が一定となるよう肺の換気量が調節され，代謝量が変わっても恒常性（ホメオスタシス）により正常値を維持できるようになっている。一方，なんらかの異常が起こって呼吸機能が低下すれば，動脈血のガス濃度はもはや正常値を維持できなくなる。

　呼吸器系の計測器は，肺呼吸にかかわるガスの体積，流量，圧力など種々の換気力学量を測定したり，呼気や血液の O_2，CO_2 濃度のように化学量を測定

したりする機器がおもなものである。

3.1　呼吸器系の体積計測

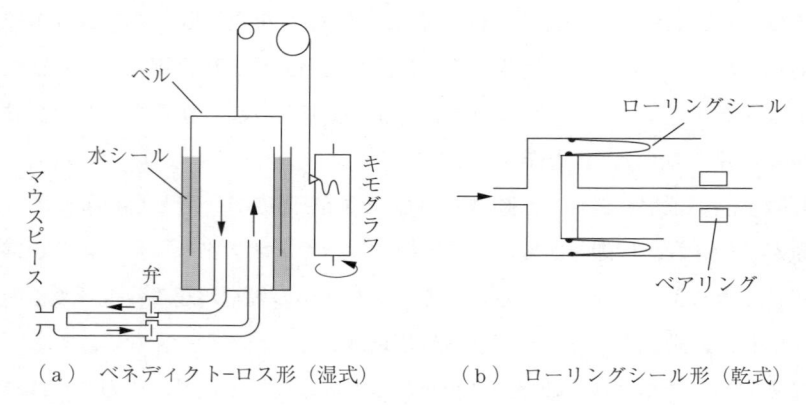

3.1.1　スパイロメータ

　呼吸に伴う肺の体積変化を測定する最も基本的な機器は，スパイロメータである。古くからよく使われてきたのは，湿式またはベル形と呼ばれるスパイロメータで，外筒部分は水を張った水槽になっている（図 3.1）。水に浮かせたベルと呼ばれる円筒は，上下に軽く動き内部のガスが膨張・収縮しないようバランスがとられている。スパイロメータの内部からは弁を介して 2 本の管が出ており，マウスピースの部分で接合されている。ノーズクリップで鼻を閉じ，マウスピースを口にくわえて呼吸すると，呼気によってベルが上がり，吸気では下がって肺から出入りするガス量がわかる。簡単なものはベルの動きをそのまま記録紙にペン書きし，体積変化を求める。また，ベルの動きを電気信号に変換し，各種肺気量を一度に算出表示するものもある。なお，スパイロメータでは弁によって呼気と吸気を一方向へ循環させ，低 O_2，高 CO_2 の呼気ガスをそのまま再吸入しないようにしている。

　このほか，水を使用しない乾式といわれるタイプがある。例えば，ローリングシール形スパイロメータ（図 3.1（b））では，シリコーンゴム膜で作ったロ

　　　　（a）　ベネディクト−ロス形（湿式）　　　　（b）　ローリングシール形（乾式）

図 3.1　スパイロメータ

―リングシールと呼ばれる特殊な膜により外筒と内筒のすき間をシールし，横にした外筒内を内筒が軽く移動できる構造になっている．現在，このタイプは多くの肺機能検査機器に取り入れられている．また，ガス容積を直接測定する代わりに，3.2.1 項で述べる呼吸流量計を用い，流量から肺気量変化を求める電子式のスパイロメータも一般的である．

気体の体積と測定条件 肺気量や呼吸気量を測定する上で注意しなければならないのは，気体は温度，気圧，水蒸気によって体積が変化することである．肺の中のガスは体温まで暖められているが，それが呼出されスパイロメータに入ると室温に冷やされ収縮する．また気圧が変われば，これに比例して体積は変化し，例えば高気圧の日にはガスは圧縮されている．このように周囲の条件で体積がまちまちになるのを防ぎ足並みをそろえるために，つぎの 3 種類の状態で体積を表すことになっている．なお，本章では圧力の単位に従来の mmHg，cmH_2O を用いるが，SI 単位の Pa との換算については 3.3 節を参照されたい．

（1） **ATPS**（ambient temperature, ambient pressure, saturated with water vapor） 室温，大気圧の下，水蒸気で飽和されている気体を意味する．ベルの中はほぼこの状態であるが，この状態の体積を V_{ATPS} と書き表す．

（2） **BTPS**（body temperature, ambient pressure, saturated with water vapor） 体温（正常の場合は 37 ℃ とおく），大気圧，体温での飽和水蒸気圧（37 ℃ では 47 mmHg）になっている気体を意味する．この状態の体積を V_{BTPS} と表す．

（3） **STPD**（standard temperature, standard pressure, dry） 0 ℃（標準温度），1 気圧（760 mmHg，標準気圧），乾燥状態の気圧を指す．STPD は標準状態とも呼ばれ，この状態の体積を V_{STPD} と表す．

これらは，ボイル-シャルルの法則を用いると，つぎのような関係式で相互に変換される．

$$V_{BTPS} = V_{ATPS} \frac{P_B - P_{H_2O}}{P_B - 47} \cdot \frac{37 + 273}{t + 273} \tag{3.1}$$

$$V_{STPD} = V_{ATPS} \frac{P_B - P_{H_2O}}{760} \cdot \frac{273}{t + 273} \tag{3.2}$$

ここで，t は室温〔℃〕，P_B は大気圧〔mmHg〕，P_{H_2O} は t〔℃〕における飽和水蒸気圧を表す．ただし，式 (3.1) では体温 37 ℃ の飽和水蒸気圧 47 mmHg を使用しているが，体温が異なる場合には数値を変更する．

これらの式では，つぎの理由により大気圧から飽和水蒸気圧を差し引いて計算す

る。混合ガスの示す気圧は，分圧と呼ばれる各ガス成分が受け持つ圧力の総和に等しい。例えば濃度 78.1 % の N_2（窒素）と 20.9 % の O_2 からなる気圧 760 mmHg の乾燥空気では，N_2 分圧が 593 mmHg，O_2 分圧が 159 mmHg となる。気圧が変われば，これに対応し分圧も変わる。水蒸気の分圧も気圧の一部を担っているが，絶えず水（液相）とのやり取りがあるため，飽和水蒸気（湿度 100 %）の分圧は気圧の変動とは無関係で，温度が一定であれば一定の値をとる。そのため，上式のように体積換算の場合には，あらかじめ大気圧から飽和水蒸気を差し引いておかねばならない。

V_{ATPS} を V_{BTPS} や V_{STPD} に変換する場合，室温と大気圧がわかれば換算係数は一義的に決まるので，便利な BTPS 係数表や STPD 係数表が作られている。

3.1.2 スパイロメータによる測定量

安静呼吸における呼気終末と吸気終末の肺胞気量レベルを，それぞれ安静呼気位，安静吸気位という（図 3.2）。正常な肺は十分な予備力をもっており，最大に吸い込めば最大吸気位まで，最大に吐き出せば最大呼気位まで，肺容積を変えられる。スパイロメータでは，図 3.2 に示すつぎのような肺気量や換気力学量が計測される。

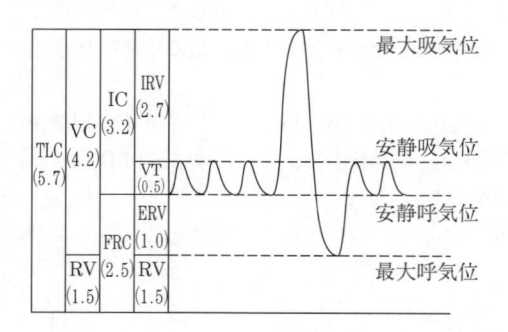

図 3.2 肺気量分画。図中の概算値（単位 *l*）は体格，年齢，性別により異なる。

① **肺活量**（vital capacity, VC）　最大呼気位から最大吸気位までの肺気量

② **最大吸気量**（inspiratory capacity, IC）　安静呼気位から最大吸気位までの肺気量

③ **予備吸気量**（inspiratory reserve volume, IRV）　安静吸気位から最

大吸気位までの肺気量

④ **予備呼気量**（expiratory reserve volume，ERV）　安静呼気位から最大呼気位までの肺気量

⑤ **1回換気量**（tidal volume，VT）　1回の呼吸運動で吸入または呼出されるガス量

⑥ **機能的残気量**（functional residual capacity，FRC）　安静呼気位の肺気量。直接には測定できないので，He（ヘリウム）やNe（ネオン）など血液にほとんど吸収されない不活性ガスを用い測定する。スパイロメータの容積 V に適当な濃度 F_1 の不活性ガスを満たし，安静呼気位で被検者に接続してガス濃度が平衡に達するまで呼吸させる。スパイロメータ内の不活性ガスの一部が肺内に移動し平衡に達するので，最終濃度を F_2 とすれば，FRCは

$$V(F_1 - F_2) = FRC \cdot F_2$$

から計算できる。ただし，O_2 消費量と CO_2 排出量が異なり，測定中に V が変化するので，その差分を補正する。

⑦ **残気量**（residual volume，RV）　最大呼気位における肺気量。FRCからERVを差し引いたガス量で，両者から算出する。

⑧ **全肺気量**（total lung capacity，TLC）　最大呼気位における肺気量で，RVとVCの和，またはFRCとICの和で求められる。

⑨ **分時換気量**（minute ventilation，$\dot{V}_E$）　呼吸運動で換気されるガス量で，1分間に呼出したガス量を表す。

⑩ **最大換気量**（maximum voluntary ventilation，MVV）　最大の努力で最大限の換気をさせたときの分時換気量。普通は12〜15秒間行わせ，これを1分間に換算する。

⑪ **努力性肺活量**（forced vital capacity，FVC）　最大吸気位から最大呼気位まで，一気に呼出したときのガス量。健常者ではVCとあまり差はないが，呼吸器疾患の患者では違いが現れる。FVC測定時のガス量の時間経過を描いたものを最大努力呼気曲線といい，この曲線からさらにつぎの⑫，⑬の測定量を得ることができる。

⑫ **努力呼出肺気量**（forced expiratory volume，FEV）　呼出を始めた時刻から t 秒間で呼出されたガス量。1秒間で呼出された量を1秒量（FEV_1）という。このほか2秒量，3秒量などがある。1秒量とVCまたはFVCとの比をとり，％で表せば1秒率となる[†]。

⑬ **最大呼気流量**（peak expiratory flow rate，PEFR）　呼出したときの最大流量で，ピークフロー値ともいう。最大努力呼気曲線で接線の傾きが最大となる点の傾きで計算されるが，3.2節で述べる呼吸流量計を使用すると直接最大値として測定できる。

⑭ **O_2 消費量**（$\dot{V}O_2$）　1分間に消費される O_2 量をいう。図3.1のスパイロメータの呼気回路に CO_2 吸収剤（ソーダライム）を挿入し呼吸曲線を記録すると，体に取り込まれる O_2 量の分だけ閉鎖回路内の体積が減少するので，O_2 消費量が安静呼気位の記録の傾きとなって現れる。なお，O_2 消費量は，STPDの状態に換算して表す。

3.1.3　肺気量モニタ

これまで説明した装置はマウスピースを口にくわえて使用するが，口を自由にしたり，長時間測定したいときには，胸郭の動きや胸郭の電気インピーダンスを測定し肺気量変化に換算するインダクタンスプレチスモグラフやインピーダンスプレチスモグラフが用いられる。プレチスモグラフとは容積変化を測定する装置の総称である。

〔1〕**インダクタンスプレチスモグラフ**

テフロン被覆したコイルが縫い込まれた弾性バンドを，胸部と腹部の2箇所に巻きつけて肺気量変化を求めるものである。原理は，胸部と腹部の体積変化の和が肺気量変化に等しいことによる。呼吸運動によりバンドのコイルが伸縮するとコイルのインダクタンスが変化する。コイルは発振器の共振回路に接続されていて，胸部と腹部の体積変化は発振器の周波数変化として出力される。校正はスパイロメータを用いて肺気量変化を同時記録し行う。胸部から得られ

[†]　VCとの比をTiffeneauの1秒率，FVCとの比をGaenslerの1秒率という。

た出力信号の変化量 V_{RC} と腹部から得られた変化量 V_{AB} は，スパイロメータの測定量 V_{SP} と，簡単には次式で関係づけられる．

$$K_1 V_{RC} + K_2 V_{AB} = V_{SP} \qquad (3.3)$$

ここで，K_1，K_2 は同時記録から決定される係数であり，校正後はこの係数を用いて肺気量変化を算出する．

〔2〕 インピーダンスプレチスモグラフ

呼吸により肺気量が変わると肺の電気抵抗（より一般的用語としてインピーダンス）も変化する．このインピーダンスの変化から肺気量変化を測定する装置がインピーダンスプレチスモグラフである．呼吸計を意味するニューモグラフという用語を用い，インピーダンスニューモグラフとも呼ばれている．

図 3.3 のように，左右の腋下にそれぞれ 2 個ずつ電極を並べて置き，外側の電極を対として，定電流源から 20～100 kHz で 100 μA 程度の弱い高周波電流を胸部に流す．定電流を流しているので，電極間の電圧はインピーダンスの増減に比例して変化する．この電圧を内側の電極に接続した電圧計 V で検出する．

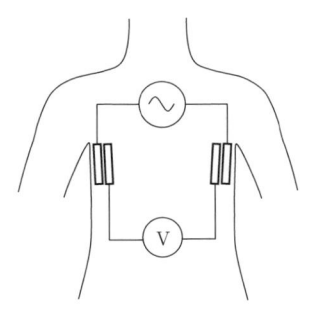

図 3.3 インピーダンスニューモグラムによる肺気量計測法

呼吸運動に伴う胸郭や肺の動きは複雑である．したがって，インダクタンスプレチスモグラフやインピーダンスプレチスモグラフは，ガス量を直接計測するスパイロメータより精度が劣ることは明らかで，精度を犠牲にしても口を自由にして，呼吸を長時間モニタリングしたい場合，例えば新生児や睡眠時の無呼吸モニタとして使用される．

3.1.4 ま と め

肺気量を計測する最も基本的な装置はスパイロメータであり，これにより各種肺気量や最大努力呼気曲線などを得ることができる．装置には，湿式と乾式がある．また，流量から肺気量を求める電子式スパイロメータも普及してい

る。体積測定はいずれも室温下でなされるので，ATSP から BTPS に換算して表す。

呼吸監視のために長時間測定する場合には，インダクタンスプレチスモグラフやインピーダンスプレチスモグラフのような肺気量モニタが用いられる。

3.2 呼吸器系の流量計測

3.2.1 呼吸流量計

呼吸運動で換気されるガスの流量を連続的に計測する装置を呼吸流量計（ニューモタコメータ）という。断面積が一定であれば流量と流速は比例するので，たいていの呼吸流量計ではガスの流速を測定し，断面積を乗じて流量を算出している。

〔1〕 差圧形呼吸流量計

一般に，流体が流れるとき上流と下流の 2 点間で圧力差が生じる。乱流が生じない流速範囲では，ポアズイユの法則から圧力差 ΔP は次式のように流量 $\dot{V}$ に比例する。

$$\Delta P = \frac{8\eta l}{\pi r^4} \dot{V} \tag{3.4}$$

ここで，η は流体の粘性係数，r は管の半径，l は管の長さである。この式の比例定数が流れに対する抵抗で，管が細く長いほど抵抗は大となる。

差圧形呼吸流量計は，図 3.4 に示すように，管の一部に金属の細管を束ねて空気抵抗とし，その両端に生じる圧力差から流量を測定する装置である。圧力差は 3.3.1 項で述べる差圧形圧力計で検出する。流量応答の速さは周波数特性で 20 Hz くらいである。実際の測定では一定量の気流を流し，あ

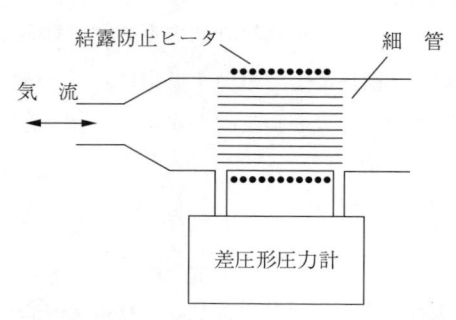

図 3.4 差圧形呼吸流量計（細管を束ね空気抵抗としたフライシュ（Fleish）形）

らかじめ流量と出力との関係を校正しておく。なお，このタイプの流量計には，呼気ガスが室温で冷やされ過飽和となった水蒸気が結露し細管をふさぐので，結露防止用の加熱ヒータが取り付けられている。

〔2〕 **熱線形呼吸流量計**

原形は風速計として古くから使われているもので，呼吸計測に適した形に改良されて広く臨床検査に用いられるようになった。この流量計では，熱線から奪い去られる熱量がガス流量の約0.5乗に比例することを利用しており，熱量から流量を算出する。センサ部分は**図 3.5**のようになっており，内径が約 2 cm の管の中に太さが 20 μm 程度の細い白金線とタングステン線がそれぞれ十字に張られている。白金線は約 400 °C に加熱され，流量が変化しても温度が一定に保たれるように電流制御がなされている。この電流値から熱線での消費電力，すなわち奪い去られる熱量を求めて，流量を算出する。応答速度はきわめてよく，周波数応答で 5 kHz まで平坦な特性が得られる。タングステン線は呼気と吸気の向きを見分けるためのもので，白金線の下流における急激な温度上昇をタングステン線の抵抗変化で検出し，向きを判定する。

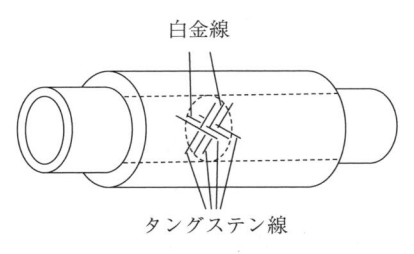

図 3.5 熱線形呼吸流量計

3.2.2 フローボリューム曲線

流量を時間的に積分すると体積になる。したがって呼吸流量計で体積変化も測定でき，スパイロメータによる測定の多くは呼吸流量計でも行うことができる。この特徴を生かし，呼吸流量計で流量と体積を同時記録したものに，フローボリューム曲線がある。一

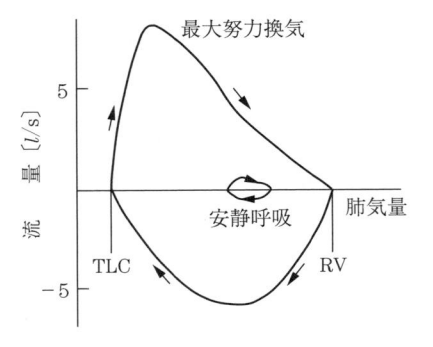

図 3.6 フローボリューム曲線。縦軸は呼出を正，吸入を負に，横軸は増加を左向きにとる。

般には，縦軸に流量，横軸にそれを積分した体積をとって努力性肺活量(FVC)計測時の呼出曲線を描いたものをいう（**図 3.6**）。フローボリューム曲線からは，FVCや最大呼気流量（PEFR）などが得られる。また，努力呼出に続いて努力吸入を行えば，フローボリュームループと呼ばれる時計回りのループが描かれる。

3.2.3 ま と め

呼吸流量の測定には，一般に差圧形呼吸流量計と熱線形呼吸流量計が用いられる。差圧形では，ガスが流れるときに生じる差圧を検出し流量を求める。熱線形では，ガス流により奪い去られる熱量から流量を算出する。

これらの流量計は，肺気量測定のための電子式スパイロメータに多用されており，流量と肺気量を同時測定するフローボリューム曲線などが得られる。

3.3 呼吸器系の圧力計測

3.3.1 差圧形圧力計

呼吸器系の圧力計測では，呼吸運動に伴って変動する胸腔内圧や肺胞内圧などが計測対象となる。これらの圧力変動の範囲はせいぜい数十 cmH₂O 程度とわずかであり，さらにたいていは陽圧と陰圧の両方向が必要である。これらを考慮して，微小圧にも高感度に反応するよう，ダイアフラム（隔膜）をもった差圧形圧力計が一般に使用されている。一例として，**図 3.7** にインダクタンス形差圧計（自己誘導形）を示す。強磁性体のダイアフラムを用い，その両側に置かれたコイルのインダクタンスがダイアフラムの動きで変化するのを電気的に取り出す。同様な構造で，ダイアフラムの変位を差動ト

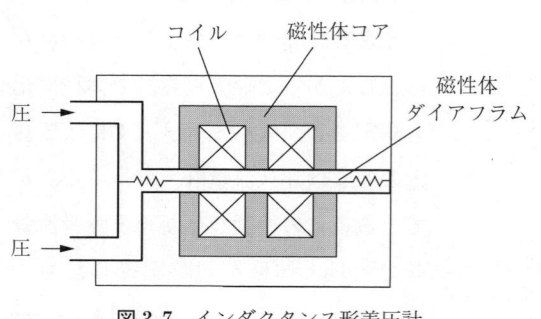

図 3.7 インダクタンス形差圧計

ランス（相互誘導形）で検出するタイプも代表的な差圧センサである。このほか，インダクタンスの代わりに電気容量の変化として取り出すものや，ストレインゲージで電気抵抗の変化として取り出すものなどがある。いずれもダイアフラムの変位を検出する。

圧力の単位　呼吸器系の計測で用いられる圧力の単位について触れておく。呼吸生理学では，これまで換気力学量の圧力の単位には cmH_2O を，ガス分圧や大気圧には mmHg を一般に使用してきた。しかし現在は，単位を SI 単位（国際単位系）に統一するよう計量法で定められており，圧力の SI 単位は Pa（パスカル）である。学術論文ではほぼ Pa に移行しているが，医療機器では誤用による危険性を避けるため移行措置として，生体内圧力については従来の単位も認められており，当分は Pa と併用されるであろう[†1]。

水柱差 1 cm に対応する圧力は 10^{-3} kgf/cm^2 であり，1 kgf が 9.806 65 N，1 N/m^2 が 1 Pa と定義されているので

$$1\ cmH_2O = 10^{-3}\ kgf/cm^2 = 98.066\ 5\ Pa = 0.980\ 665\ hPa$$

となる[†2]。

また，水銀（Hg）の密度を 13.595 1 g/cm^3 として

$$1\ mmHg = 1.359\ 5\ cmH_2O = 133.322\ Pa = 1.333\ 22\ hPa = 0.133\ 322\ kPa$$

となる。さらに，1 気圧（atm）は 760 mmHg と定義されているので

$$1\ atm = 760\ mmHg = 1\ 033\ cmH_2O = 1.033\ kgf/cm^2 = 1\ 013.25\ hPa$$

となる。Pa からの換算は

$$1\ kPa = 10.197\ 2\ cmH_2O = 7.500\ 6\ mmHg$$
$$1\ hPa = 1.019\ 72\ cmH_2O = 0.750\ 06\ mmHg$$

となる。

3.3.2　肺コンプライアンス

肺はわずかな圧力差で換気されるが，そのメカニズムについて簡単に説明しておこう。図 3.8 に胸郭を模式的に示す。胸壁と横隔膜は密閉された空間の胸

[†1] 1992 年に例外を除き単位はすべて SI 単位とすることが定められ，生体内圧力については 1999 年と 2006 年に，7 年間の猶予期間が継続され，2013 年まで併用が延長。血圧については特例として今後も mmHg の使用が可。

[†2] kgf は kg 重＝重量 kg に用いられてきた単位。「h」（ヘクト）は 10^2 を表す単位の接頭語。

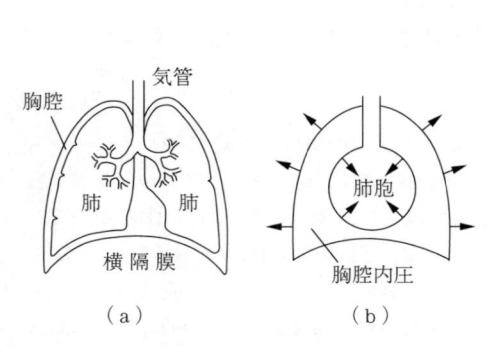

図 3.8 胸部の構成と力学的関係

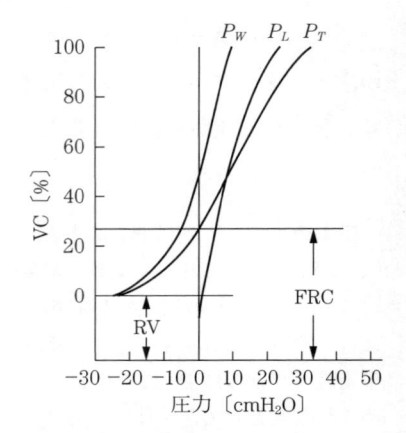

図 3.9 肺胸郭系の圧力と肺気量の関係

腔を作り，その中に肺が収まっている。肺は鼻や口から気管につながり二つに分かれて気管支，さらにどんどん枝分かれして最後はガス交換が行われる肺胞群に至る（図（a））。肺胞は風船のように内側へ縮まろうとしており，胸郭は外側へ広がろうとしている（図（b））。そのため，安静呼気位では胸腔内圧が $5\,cmH_2O$ 程度の陰圧になり，胸郭と肺胞のバランスがとれている。横隔膜や胸壁の呼吸筋が働いて胸郭を広げると，胸腔内圧はより大きな陰圧となるため，肺胞が膨らみ吸気が実行される。

図 3.9 は，圧力と肺気量の関係を，肺と胸郭のそれぞれについて，および両者を合わせた肺胸郭系について示したものである。ただし，呼吸筋が弛緩している状態で測定した最も基本的な静的場合であり，圧力は内外圧差でとっている。肺では内圧（肺胞内圧）が外圧（胸腔内圧）に比べつねに高いが（曲線 P_L），胸郭では肺気量により内圧（胸腔内圧）と外圧（大気圧）の差が反転する（曲線 P_W）。特性曲線 P_L と P_W を圧力に関し足し合わせたものが，全体の肺胸郭系の特性 P_T になっており，安静呼気位（肺気量 FRC）では P_L と P_W は正負逆で，ちょうど両者のバランスがとれ肺胞内圧はゼロとなる。曲線 P_T は弛緩曲線と呼ばれ，肺気量のいろいろなレベルで口と鼻を閉じ，呼吸筋を弛緩させたときに現れる口腔内圧から求められる。これらの曲線の傾きはコンプ

ライアンスと呼ばれ，圧変化と体積変化をそれぞれ ΔP, ΔV とすると

$$コンプライアンス = \frac{\Delta V}{\Delta P} \tag{3.5}$$

と定義され，肺や胸郭の軟らかさの指標となる。柔軟さが増すほど傾きが立ってコンプライアンスが大きくなり，圧変化に対する体積変化がより大となる。特に P_L 曲線の傾き，すなわち肺コンプライアンスは肺の伸びやすさを評価するものとして臨床上重要で，肺気腫では増加，肺線維症などでは減少する。

肺コンプライアンスの測定　肺コンプライアンスには，以下に述べる静肺コンプライアンスと動肺コンプライアンスの2種類がある。いずれも圧力計と呼吸流量計を用い，圧力と肺気量変化を求めることにより算出できる。ここで，測定法の理解を助けるために換気力学系の電気的等価回路について触れておく。圧力を電圧に，気流量を電流に置き換えると，**図3.10** に示すように電気容量 C_L, C_W はそれぞれ肺，胸郭のコンプライアンスと等価になり，肺胸郭系はそれらの直列接続で表現される。電気抵抗は 3.3.3 項で説明する呼吸抵抗に相当する。

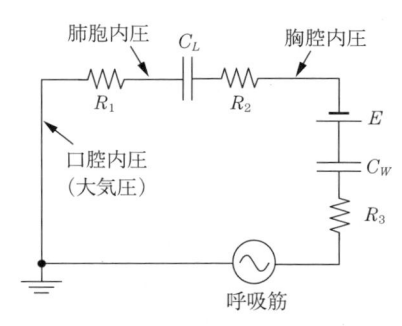

図3.10　換気力学系の電気的等価回路。R_1, R_2, R_3 は，それぞれ気道，肺組織，胸郭の抵抗で，E は安静呼気位の胸腔内圧に相当する。

（1）　静肺コンプライアンス　肺胸郭系が静止しているとみなせる状態での肺コンプライアンスである。準静的にゆっくりと呼吸し，胸腔内圧と肺気量との関係を求め，呼気終末位と $0.5\,l$ 吸入したときの値から算出する。準静的に呼吸しているので抵抗による圧変化は無視でき，肺胞内圧は大気圧に等しい。したがって，C_L の両端の圧は胸腔内圧になる。胸腔内圧は，比較的容易に測定できる食道内圧で代用する。食道内圧は，圧力計に接続された食道バルーンを経鼻的に胃噴門部の上方，数 cm 辺りまで挿入して計測される。食道バルーンとは，内径が約 2 mm，長さ 1 m ほどのポリエチレン管の先端に小穴をぶつぶつと開け，先端部分を軟らかいラテックス袋で覆ったものである。

（2）　動肺コンプライアンス　実際に呼吸しながら肺気量が最小，最大となる（気流量がゼロとなる）時点の胸腔内圧を求め，その圧力差で1回換気量を除したものである。健常者の安静呼吸では静肺コンプライアンスに近い値となるが，末梢の

気道抵抗に差があると時定数に差が出て不均等換気となり、静肺コンプライアンスより小さい値となる。また、呼吸が速くなるほど静・動コンプライアンスの差は大きくなる。

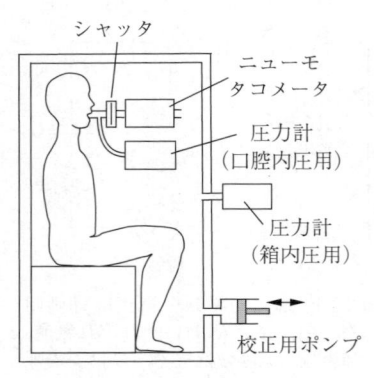

3.3.3 体プレチスモグラフ

体プレチスモグラフは、被検者が入り腰掛けてドアを閉じると完全に密閉される内容積が約 500 l の単なる箱であり、金属かプラスチック製である（図 3.11）。これに呼吸流量計や圧力計を取り付けると、肺内ガスの容積や圧力の変化が測定できる。完全に密閉して箱内圧の変化を検出する圧形、ガスの出入り口を設けて箱に出入りするガス量を検出する量形、出入り口に粘性抵抗をもたせ箱に出入りするガス量と箱内圧とを同時に検出する圧量形がある。

体プレチスモグラフは換気機能に関する各種計測に使われるが、以下では機能的残気量と気道抵抗を、圧形を用い計測する方法について述べる。

図 3.11 体プレチスモグラフ

[1] 機能的残気量（FRC）

体プレチスモグラフを使い、気体の圧力と体積の積は一定というボイルの法則から、肺気量を知ることができる。肺気量を V、肺胞内圧を P とし、口を閉じ呼吸動作を行うと V と P が変化する。その変化分をそれぞれ ΔV, ΔP とすると

$$PV = (P \pm \Delta P)(V \mp \Delta V)$$

が成立するので、P, ΔP, ΔV がわかれば V を算出できる。機能的残気量 V_{FRC} の場合は、安静呼気位（圧力 P、体積 V_{FRC}）で口を閉じ（実際には呼吸流量計に接続されているシャッタを閉じ）、つぎの呼吸動作で現れる肺胞内圧変化（シャッタを閉じているので口腔内圧変化 ΔP_m に等しい）と、肺気量変

化（体外の箱内容積変化 $\varDelta V_{\text{box}}$ に等しい）を計測すれば，上式から

$$V_{\text{FRC}} = \frac{\varDelta V_{\text{box}} P}{\varDelta P_m} \quad (3.6)$$

と求められる．ただし，積 $\varDelta P_m \varDelta V_{\text{box}}$ は十分小さく無視できるとする．安静呼気位の肺胞内圧 P は大気圧に等しいが，飽和水蒸気圧はガスの圧縮・膨張に対して不変であるので

$$P = （大気圧）-（体温での飽和水蒸気圧）$$

を用いる．問題となるのは $\varDelta V_{\text{box}}$ の測定であるが，これは被検者が箱に入った状態で箱外から一定量のガスを出入りさせ，あらかじめガス量と箱内圧変化との関係を求めておき，圧変化測定から行う．

〔2〕 気道抵抗

換気運動に伴い現れる粘性抵抗分は呼吸抵抗と呼ばれており（図 3.10 参照），気道抵抗 R_1，肺組織抵抗 R_2，胸郭抵抗 R_3 の和で表される．これらの中で臨床的に最も重要なのは気道抵抗である．気道抵抗はガスが気道を通過するときに生ずる粘性抵抗で

$$気道抵抗 = \frac{気道の両端の圧力差}{気流量} \quad (3.7)$$

と定義される（式 (3.4) 参照）．気道の両端の圧力差は口腔内圧と肺胞内圧の差で求められるが，気流があるときの肺胞内圧の測定は一般に難しい．そのため，体プレチスモグラフを用い，以下のように箱内圧から間接的に測定する．

箱を含む箱内のガスの全体積は一定なので，十分ゆっくりと呼吸すれば単に肺と箱内の間をガスが移動するだけで肺胞内圧も箱内圧もほとんど変わらない．一方，速い呼吸を行うと肺内のガスが圧縮・膨張し，これに対応して箱内圧も変化する．したがって，箱内圧から肺胞内圧を推定することができる．校正はつぎの手順で行う．安静呼気位近傍でシャッタを閉じ，呼吸動作を繰り返すと肺胞ガスは圧縮・膨張して肺胞内圧が変化する．2個の圧力計を使って口腔内圧変化 $\varDelta P_m$ と箱内圧変化 $\varDelta P_{\text{box}}$ を同時記録すると，両者は正負の向きが反対になるが，波形は相似となる．気流がないので口腔内圧は肺胞内圧に等し

く，肺胞内圧変化に対応する $\varDelta P_\mathrm{box}$ を校正できる．実際の測定では，呼吸流量計のシャッタを開閉し，校正と気道抵抗計測を連続して行う．

3.3.4 ま と め

呼吸器系の圧力計測では，微小圧による膜のひずみをインダクタンス変化などで検出する高感度な差圧形圧力計が使用される．測定対象には，口腔内圧，胸腔内圧，体プレチスモグラフ箱内圧などがある．圧力と肺気量からは，肺コンプライアンスが測定される．体プレチスモグラフでは，被検者が箱に入り，呼吸運動による箱内の圧力変化や呼吸流量から機能的残気量や気道抵抗が測定される．

3.4 呼吸ガスの濃度計測

呼吸機能の計測には，O_2，CO_2，N_2 のほか，生体には存在しない He（ヘリウム），CO（一酸化炭素）などいろいろなガスが利用される．また，呼吸管理のために，呼気ガス濃度を連続的に測定することも行われる．以下では代表的な呼吸ガス分析計の原理と，これらの分析計を用いた各種計測法やモニタリングについて述べる．

3.4.1 呼吸ガス分析計

呼吸計測で用いられるガス分析法は，**表 3.1** に示すようにいろいろな物理方式に基づくものが多い．

〔1〕 赤外線ガス分析計

CO_2，CO，N_2O（笑気ガス）などが測定対象となる．原理は，赤外線に対しガス分子固有の吸収帯（CO_2 で 4.3 μm）があることを利用しており，光の吸収量からガスの濃度を知る．光吸収を利用した濃度測定は 3.5 節の血液の測定でも重要になるので，その原理について触れておく．

一般に，物質中を透過していく光は指数関数的にその強度を減ずる（**図 3.12**）．入射光の強度を I_0，透過光の強度を I，光が透過する厚みを d とすると

3.4 呼吸ガスの濃度計測

表3.1 呼吸ガス分析計の原理と時間応答

計 測 法	測定対象	原　　理	応答時間*
赤外線ガス分析計	CO_2, CO, N_2O など	赤外線吸収	○
クラーク形電極	O_2	ポーラログラフィ	△ (0.2 s ～ 1 min)
ガルバニックセル	O_2	ポーラログラフィ（電池を形成）	× (15 s)
ジルコニア酸素計	O_2	固体電解質の起電力	○
磁気酸素計	O_2	O_2 磁化率の特異性	× (20 s)
放電式ガス分析計	N_2	放電による発光	○
熱伝導度式ガス分析計	He など多種（成分選択不可）	ガスの熱伝導度	×
質量分析計	多種	磁場・電場で分離	○

*　約0.2秒以下の応答時間であり，1呼吸の濃度変化に応答するものを○，ある程度可を△，不可を×とした．

$$I = I_0 \exp(-\mu_a d) \tag{3.8}$$

と表される．ここで，μ_a は吸収係数である．吸収体が厚く（d が大），吸収体中の吸光物質の濃度が高い（μ_a が大きい）ほど光が吸収され，I は低下する．この関係は対数を用いて

$$A = \ln \frac{I_0}{I} = \mu_a d = \varepsilon C d \tag{3.9}$$

と表すこともできる．ここで，A は吸光度，ε は吸光物質の分子吸光係数（単位長，単位濃度当りの吸収係

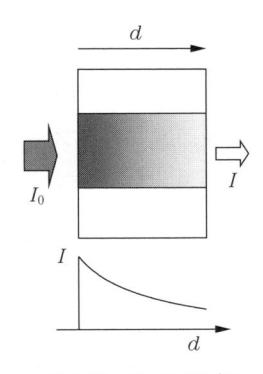

図3.12 光の吸収

数），C は吸光物質の濃度である．この関係式，つまり吸光度 A が C と d に比例する関係をランバート-ベール（Lambert-Beer）の法則という．I_0 と I の測定から A を求めると，A は C に比例するので吸光物質の濃度 C が求められる．なお，吸光度の定義には自然対数 ln に代わり常用対数 log も多用される[†]．

図3.13に最もよく普及している呼吸ガス分析用の赤外線 CO_2 分析計を示す．赤外線源からの光はサンプルガスと光学フィルタ（特定波長を通過または

---

† $A = \log \frac{I_0}{I} = \frac{1}{2.303} \ln \frac{I_0}{I}$

なので，いずれで定義するかにより ε の値が異なることに注意．

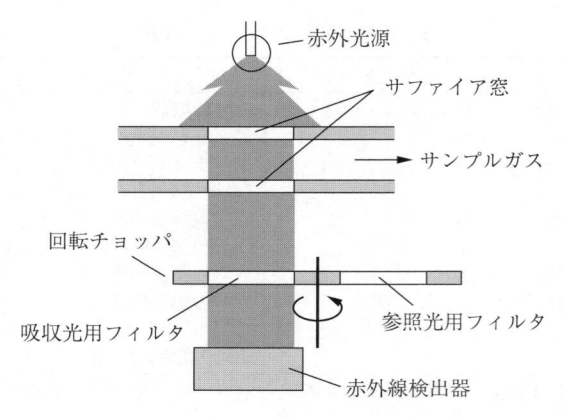

図3.13 赤外線 CO_2 分析計

遮断）を通過し，赤外線検出器に入る。光学フィルタは回転しており，吸収光用（CO_2 吸収帯の光を通過）と参照光用（CO_2 吸収帯の光を遮断，それ以外の光を通過）の各フィルタを通過した光が検出される。入射光の代わりに参照光を使用し，その強度を I_0 とすれば，サンプルガス以外の光路の影響を除去でき，吸光度 A から CO_2 濃度を正確に測定できる。このように参照光を用いた測定法は，正確さが求められる光学測定で一般的である。フィルタ回転機構をなくし，光ビームを光学的に二分して参照光を得る方法も採用されている。

〔2〕 **放電式ガス分析計**

おもに N_2 が対象となる（窒素計）。硬質石英ガラスで作られた放電管にサンプルガスを導入し，N_2 濃度を光学的に検出する。放電管内は 1 mmHg 以下の低圧で，両端の電極に約 2.5 kV の高電圧が印加されている。ニードル弁からサンプルガスを導入すると，放電により N_2 ガスがイオン化され，緑色に光り輝く。その光の強度は N_2 濃度と相関するので，光センサで検出してガス濃度を知る。

〔3〕 **熱伝導度式ガス分析計**

混合ガスは，構成ガスの種類や濃度によって固有の熱伝導度を示す。空気の熱伝導度を1とすると，相対的熱伝導度は，N_2 や O_2 ではほぼ1であるが，CO_2，N_2O では 0.68 と小さな値をとる。一方，H_2 と He では，それぞれ 7.35，

5.50 とかなり大きな値となる．このような熱伝導度の違いを利用してガス濃度を測定するのが熱伝導度式ガス分析計で，呼吸器系の計測ではおもに He 濃度の測定に使用される．

ガス濃度は，図 3.14 のようにして測定する．ビーズ状のサーミスタを 2 個用い，それぞれをサンプルガスと基準ガスがゆっくりと一定に流れる管の中に置く．サーミスタは自己加熱で温められているが，サンプルガスの He 濃度が上昇すると，He の熱伝導度が高いのでサーミスタからの熱放散が増加して温度が下がり，サーミスタの電気抵抗値が変わる．2 個のサーミスタと 2 個の抵抗でブリッジ回路を組み，電圧を加えておくと，He 濃度に比例した出力が得られる．

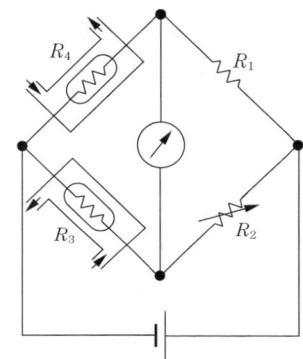

図 3.14 熱伝導度式ガス分析計。R_3，R_4 はそれぞれ基準ガスとサンプルガスの流れの中にあるサーミスタの抵抗。R_1 は定抵抗，R_2 は可変抵抗。出力は電圧もしくは電流で検出。

〔4〕 **質量分析計**

原理的にすべてのガスが測定対象となる．ガス分子をイオン化し，磁場を利用して質量順に振り分け，測定する．したがって成分が未知の混合ガスであっても，各成分に分離し測定できる．図 3.15 に示すように，まずイオン化室でサンプルガスの一部が陽イオン化される．イオン化されたガスは加速器内の電場で加速され分析部へ飛行する．分析部では，進行方向に直角な磁場でイオン軌道が曲げられるが，軌道の曲率は質量により異なる．つまり，軽い分子は大

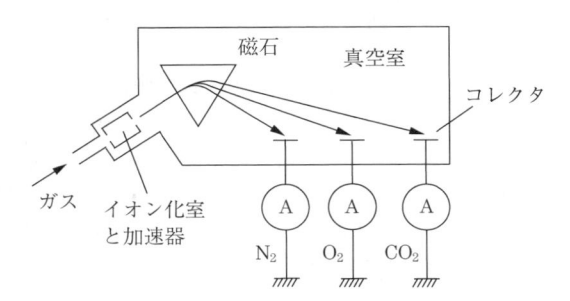

図 3.15 質量分析計。コレクタの位置でガスの種類を，電流計 A でガス濃度を知る。

きく曲げられ近くに，重い分子は曲がりにくく遠くへ飛ぶ。イオンはコレクタで検出するが，その位置で分子の種類を同定でき，流入するイオン量，つまり電流値で濃度を知ることができる。なお，磁場の代わりに電場を利用し質量を振り分ける4重極形といわれる方式もある。

呼吸計測を目的とした医用質量分析計は，O_2，CO_2，N_2，He，麻酔ガスなどを同時に測定でき，応答速度も速い。しかし，高価で保守も面倒なのでおもに研究用として利用されている。

〔5〕 O_2 ガス分析計

O_2ガスのセンサや分析計には，ガルバニックセル（ガルバニ電池），ジルコニア酸素計，磁気式酸素計，クラーク形電極などがある。

ガルバニックセルはクラーク形電極（3.5.1項参照）と同様な動作原理であるが，センサ自体が電池を形成し外部からの電圧供給が不要なため，吸気酸素濃度計など簡易型のO_2分析計に用いられている。ジルコニア酸素計は，固体電解質の一種であるジルコニア磁器がその両側のO_2濃度差により起電力を発生する現象を利用している。応答は速いが，約800℃の高温で作動するので，可燃性ガスを含む場合には使用できない。磁気式酸素計は，O_2が常磁性体であり，ほかのガスと異なり磁気的性質をもっていることを利用した酸素計である。応答は遅いが精度はよい。

このように多くのO_2分析計があるが，精度，応答速度，使用条件などのすべてを満たすものはなく，使用目的に応じて使い分けられる。

ガルバニックセルの動作原理

カソードを金などの貴金属，アノードを鉛などの卑金属とし，電解液にKOH水溶液を用い，カソード側をテフロン膜で封じてある（図3.16）。膜を透過してきたO_2はカソードで電子をもらい（還元され）

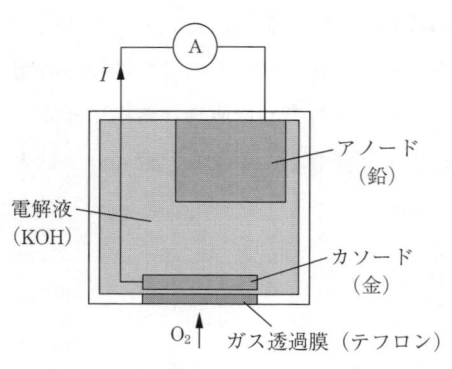

図 3.16 ガルバニックセル。電流 I は O_2 流入量に比例。

$$O_2 + 2H_2O + 4e^- \longrightarrow 4OH^- \tag{3.10}$$

なる反応が生じる.負の電荷がカソードから溶液に移動しており,電流で考えると溶液からカソードに電流が流入する.一方,アノードでは

$$2Pb + 4OH^- \longrightarrow 2Pb^{2+} + 4e^- + 4OH^- \longrightarrow 2Pb(OH)_2 + 4e^- \tag{3.11}$$

なる反応が進む.Pb が電子を離し(酸化され)Pb^{2+} イオンとなり,Pb^{2+} イオンが OH^- と反応する.この反応は,電流で考えるとアノードから溶液に電流が流出する反応である.このようにして,溶液中ではアノードからカソードへ,外部回路ではカソードからアノードに電流 I が流れる.式(3.10)から,電流はカソードへの流入 O_2 量に比例するが,流入 O_2 量は外部の O_2 濃度に比例するので,電流から O_2 濃度がわかる.式(3.11)の反応によりアノードの Pb が消費されるので,セルには寿命がある.流入 O_2 量によるが,おおむね年のオーダである.

なお,アノード,カソードとは,それぞれ上述のような酸化と還元が生じる電極のことをいう.電流で考えると,電流が外部回路から流入して溶液中に流出する電極をアノード,電流が溶液から流入し外部回路へ流出する電極をカソードという.電気分解のように外部から起電力を加える場合には,正の電位のアノードを陽極,負の電位のカソードを陰極ともいう.ガルバニックセルのような電池の場合,カソードが正,アノードが負と電位が逆転し誤解を招くので,それぞれ正極,負極という.

3.4.2 ガス分析計を用いた各種肺機能計測

〔1〕 死腔量と肺胞換気量

口から肺胞入口に至る気道ではガス交換は行われず,呼気と吸気が交互に満たされるだけである.呼息から吸息に変わると気道に呼出されていた肺胞気は再び肺胞に戻り,その後から新鮮な外気が入ってくる.つまり,気道空間はガス交換の面から見ると無駄な空間となっている.これを死腔といい,死腔量を V_D,1回換気量を V_T とすると,有効な1回換気量は

$$V_A = V_T - V_D$$

となる.一般には分時換気量 $\dot{V}_E$ に対応させ,分時の量を

$$\dot{V}_A = \dot{V}_E - V_D f \tag{3.12}$$

で表し,これを肺胞換気量という.f は呼吸数である.肺でのガス交換を考える場合には,死腔量の分を差し引いた $\dot{V}_A$ が重要な量となる.

死腔量は,100% O_2 を1回吸入しガスの呼出量と N_2 濃度を同時記録すれ

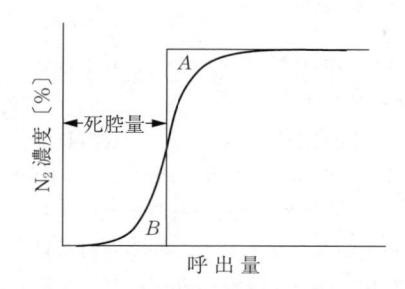

図 3.17 解剖学的死腔量の計測。100 % O_2 を吸入した後，呼出量を横軸にとって N_2 濃度曲線を記録する。

ば，**図 3.17** のように求められる。肺胞気が出始めると N_2 濃度は S 字状に立ち上がるので，図のように垂線を引き，その左側と右側の面積 A, B が等しくなる点から死腔量を得る。測定には窒素計か医用質量分析計を用いる。

〔2〕 **クロージングボリューム**

肺胞気を機能的残気量のレベルから，さらに残気量（RV）に向けて呼出していくと，胸腔内圧が上昇してくるため，肺胞近くの末梢気道が重力の血液分布への影響で，肺下部から肺上部に向けてしだいにつぶされていく。このような末梢気道の閉塞が始まるときの肺気量をクロージングボリューム（closing volume, CV）といい，RV からの値で表す。CV の増加により，末梢気道の閉塞性疾患などを知る。

測定では，まず最大呼気位まで呼出した後，100 % O_2 を最大吸気位まで吸い込む。数秒間の息こらえの後，ゆっくりと呼出し，**図 3.18** のように呼気ガス N_2 濃度と呼出量の関係を記録する。最初は死腔からの 100 % O_2 が呼出され，N_2 濃度はゼロであり（I相），肺胞気が出始めると N_2 曲線は急上昇した後（II相），ほぼ一定のレベルを維持するが（III相），やがて肺下部で気道の閉塞が起こると，肺上部からの呼出が主となり再び上昇し始める（IV相）。その理

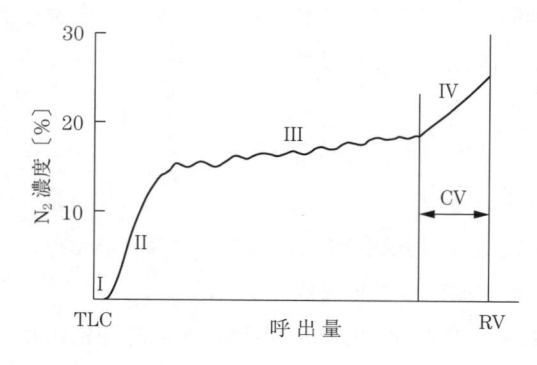

図 3.18 クロージングボリュームの計測。縦軸は呼気ガスの N_2 濃度，横軸は呼出量と肺気量（右向きが減少）。

由は，最大呼出時の肺容積が肺上部で多く，O_2 吸入後の N_2 濃度が肺下部に比べ肺上部で高くなるためである。Ⅲ相からⅣ相へ移行する点の肺容積が CV となる。

〔3〕 **肺拡散能力**

　肺胞までは換気運動によってガスが運ばれるが，その先は拡散によってガスが移動する。拡散により O_2 が肺胞膜と肺毛細血管を透過し，肺胞から血液へ，正確には赤血球へ取り込まれる能力を肺拡散能力という。O_2 の肺拡散能力 $D_L O_2$ は，O_2 が肺胞から血液中へ単位分圧差，単位時間当り何 ml 移行したかで定義される。すなわち

$$D_L O_2 = \frac{O_2\ 摂取量}{(肺胞気の\ O_2\ 分圧) - (毛細血管中の平均\ O_2\ 分圧)}$$

で計算できるが，肺毛細血管 O_2 分圧の正確な測定手段がないので，O_2 の代わりに CO を用いた肺拡散能力 $D_L CO$ の測定を行い，$D_L O_2$ の指標としている。CO は O_2 と同様にヘモグロビン（Hb）と結合し，親和性が非常に強く，ただちに Hb と結合して肺毛細血管を流れ去るため，肺毛細血管の CO 分圧はゼロとみなせ，$D_L CO$ は

$$D_L CO = \frac{単位時間の\ CO\ 吸収量}{肺胞気の\ CO\ 分圧} \tag{3.13}$$

で求められる。ただし，CO はいったん Hb に結合すると容易には離れないので，測定では CO の濃度を 0.03〜0.3％ 程度と十分低くしなければならない。

　測定方法にはいくつかあるが，手技が簡単で測定時間が短く被検者への負担が軽い 1 回呼吸法が最も普及している。最大呼気位から最大吸気位まで混合ガスを吸い込み，約 10 秒間の息こらえを行い，この間に血液に吸収される CO 量を求める。測定を正確にするために，息こらえ前後の吸入と呼出はできるだけ速く行い，前後の肺胞気 CO 濃度を測定する。息こらえの間に CO が吸収され，肺胞気の CO 濃度（分圧）が時間とともに減少するので，その時間経過を考慮に入れ，ある定められた算出式により $D_L CO$ を求める。CO 濃度の測定には赤外線 CO 分析計が用いられる。

〔4〕 呼吸ガス濃度のモニタリング

呼気終末CO_2分圧は，動脈血のCO_2分圧に近い値をとり，かつ連続測定が容易なので，人工呼吸の換気量調節のためのよい指標とされる。その測定には，赤外線CO_2分析計が用いられ，特に呼気CO_2濃度の計測装置をカプノメータという。カプノメータは麻酔回路や気道確保の確認，呼吸数のモニタリングなどにも有用なので，呼吸管理に欠かせない装置となっている。呼気のサンプリング方式には，呼気の一部を細いチューブで分析部まで吸引するサイドストリーム方式と，吸引が不要な気管チューブ装着型のメインストリーム方式がある。装置の小型化が著しくハンドヘルドのサイドストリーム方式のものや，気管チューブに装着し呼気終末CO_2分圧を直接表示できる超小型のメインストリーム方式の装置も開発され，手術室，ベッドサイドのみならず，院外の救急現場でも活用されつつある。

人工呼吸治療では，吸入気のO_2濃度調節が必要であるため，ガルバニックセルを用いた吸気酸素濃度計が使用される。また，呼気CO_2濃度と同時に呼気O_2濃度を連続測定し，運動負荷時の代謝量（O_2摂取量，CO_2排出量など）を測定することも行われる（呼吸代謝測定装置）。濃度波形の瞬時値から代謝量をブレスバイブレス（1呼吸ごと）で算出する場合には，応答の速いセンサが必要であり，ジルコニア酸素計か質量分析計が使用される。呼気をミキシングチャンバに集め，平均濃度から算出する場合には，応答の遅い磁気酸素計やガルバニックセルが一般的である。

3.4.3 ま と め

呼吸機能の計測には，赤外線CO_2分析計，窒素計，熱伝導度式ガス分析計（おもにHe）などの各種ガス分析計が用いられている。呼吸ガスの濃度計測により，死腔量，クロージングボリューム，肺拡散能力などが測定できる。呼吸管理では，呼気CO_2濃度と吸気O_2濃度のモニタリングが標準的な方法である。特に呼気CO_2濃度の計測には，赤外線CO_2分析計を応用したカプノメータと呼ばれる小型の簡便な装置が普及している。

3.5 血液ガスの濃度計測

血液ガスとは，血液中に含まれる O_2，CO_2 ガスをいうが，一般に pH なども含める。肺呼吸により静脈血は動脈血化されるが，呼吸調節系により，動脈血の O_2，CO_2 ガス分圧（P_aO_2，P_aCO_2）と pH は，それぞれ約 95 mmHg，40 mmHg，7.4 とほぼ一定値に保たれている。肺のガス交換に異常が生じると，もはや一定値を維持できなくなり，P_aO_2 の低下，P_aCO_2 の上昇，pH の低下を招く。このような状態を的確に把握し，人工呼吸や酸素吸入を行うためには，血液ガス測定が欠かせない。

3.5.1 血液ガスセンサ

呼吸ガスセンサの多くが物理式ガスセンサであるのに対し（表 3.1 参照），血液ガスセンサの多くは電極の化学反応を利用する電気化学式のガスセンサである（**表 3.2**）。

表 3.2 血液ガスの計測法と原理

計測法	測定対象	原理
クラーク電極	O_2	ポーラログラフィによる電流検出
ガラス電極	pH	イオン濃度差による膜電位発生
CO_2 電極	CO_2	CO_2 による pH 変化をガラス電極で検出
ISFET	pH, CO_2	イオン感応膜で FET を制御
オプトード	O_2, CO_2, pH	蛍光色素の発光を光ファイバで検出
オキシメータ	SO_2	酸素飽和度によるヘモグロビン吸光特性の変化

オプトードとオキシメータを除き，他は電気化学式センサ

〔1〕 **クラーク形 O_2 電極**

クラーク形 O_2 電極は，カソード（陰極）に白金（Pt）を，アノード（陽極）に銀-塩化銀（Ag-AgCl）を使用し，電解液（塩化カリウム水溶液）をポリプロピレンなどのガス透過膜で封じたものである（**図 3.19**）。陰極と膜の間には電解質の薄い膜が形成され，陰極は膜を介して O_2 を検出する構造になっている。陰極に負の電圧を加えておくと，3.4.1〔5〕項のガルバニックセルと同様に膜を透過してきた O_2 に対し

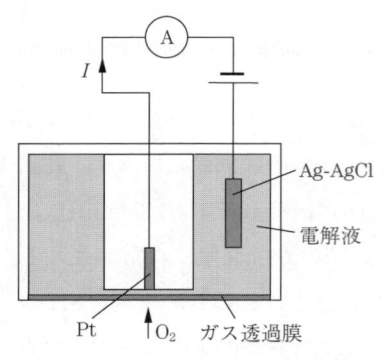

図 3.19 クラーク形 O_2 電極。電流 I は酸素流入量に比例。

$$O_2 + 2H_2O + 4e^- \longrightarrow 4OH^- \tag{3.14}$$

なる還元反応が進む。この反応で，回路には電流が流れる。陰極の電圧を約 $-0.6\,\mathrm{V}$ にしておくと，陰極に到達した O_2 は電子をもらいすべて還元され，陰極面の O_2 濃度はゼロとなる。したがって，フィックの拡散第 1 法則[†]から単位時間に膜を透過してくる O_2 流入量は膜外の O_2 分圧に比例し，電流値と分圧の関係をあらかじめ校正しておけば，電流値 I から膜外の分圧を知ることができる。この状態の電流は，膜における O_2 拡散が律速となり分圧に対応した一定電流となるので，限界拡散電流という。このように，電極に電圧を加え，電極化学反応による電流から物質濃度を知る方法を，一般にポーラログラフィという。

〔2〕 **ガラス電極**

pH の測定にはガラス電極が最も多く使用されている（**図 3.20**）。組成を適当に調節した薄いガラス膜は，水素イオン H^+ に選択的に反応し，膜の両側の H^+ 濃度差により膜電位を発生する。膜に適当な物質を用いると，同様の原理で各種イオンに反応するイオン電極を作製できる。発生する電位は膜の両側（内部溶液側と試料液側）のイオンの濃度比で決まる。したがって，電極の内部溶液を一定濃度にしておけば，試料

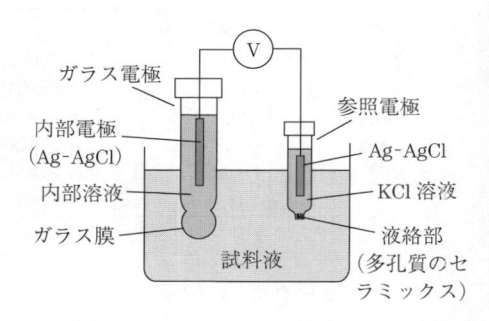

図 3.20 ガラス電極と pH の測定法。内部電極と参照電極を一体化した複合電極も一般的。

[†] 拡散現象により単位時間に単位面積を通過していく物質の量は物質の濃度勾配に比例するという法則。

液のイオン濃度を膜電位から知ることができる。

膜電位は，内部電極と参照電極に電位差計 V を接続し測定する．一般に，このようにして測定される電位差 E はネルンストの式より

$$E=E_0-\frac{RT}{zF}\ln\frac{a}{a_0}=E_0-\frac{2.303RT}{zF}\log\frac{a}{a_0} \tag{3.15}$$

となる．ここで，E_0 は定数，R は気体定数，T は絶対温度，z はイオンの価数，F はファラデー定数，a は試料液のイオン濃度，a_0 は電極内部溶液のイオン濃度である．温度 25°C で 1 価のイオンでは，濃度 a が 10 倍変わると，E が約 59 mV 変化する．水素イオン濃度を $[H^+]$ とすると

$$pH=-\log[H^+]$$

であるから，1 pH の変化でこの電位変化となる．

なお，イオン電極にはガラス膜の組成を変えた Na^+，K^+ 電極があり，ガラス膜以外にも特定の物質を練り込んだ高分子膜形の電極として K^+，Cl^-，Ca^{2+} 電極などがある．

電極電位　二つの異なる物質が接すると，その界面で電荷の移動が生じ，一方が正に他方が負に帯電し，電位差を発生する．これを界面電位といい，膜電位もその一種である．膜電位と同様に，内部電極や参照電極でも金属と電解質溶液の界面で電極電位といわれる界面電位が発生し，その電位もやはりネルンストの式に従う．したがって，イオン濃度の変化で電極電位も変動すれば試料液のイオン濃度は測定できない．内部電極側では溶液のイオン濃度が一定なので，電極電位は一定であるが，試料液側では問題となる．試料液側の参照電極には銀-塩化銀電極を用いて電極電位を安定化させる．図 3.20 のように参照電極もイオン濃度が一定の内部溶液（KCl 溶液）をもち，試料液とは液絡部で接している．こうすることで，参照電極と試料液の間の電位差も試料のイオン濃度によらずほぼ一定にできる．このようにして，内部電極と参照電極の電極電位の和が式 (3.15) の一定電位差 E_0 になる．

〔3〕 **CO_2 電 極**

ガラス電極をシリコーンやテフロンのガス透過膜で封じ，ガラス電極と膜の間に炭酸水素ナトリウムと塩化ナトリウムの水溶液を満たしたものが，血液 CO_2 分圧測定用の CO_2 電極（Severinghaus 電極）である（**図 3.21**）．

膜を通して溶液中に拡散してきた CO_2 は

$$CO_2 + H_2O \longrightarrow H^+ + HCO_3^- \quad (3.16)$$

なる反応で，H^+ と化学平衡する。膜外の CO_2 分圧と溶液中の CO_2 分圧が平衡したところで pH を測れば，膜外の CO_2 分圧がわかる。

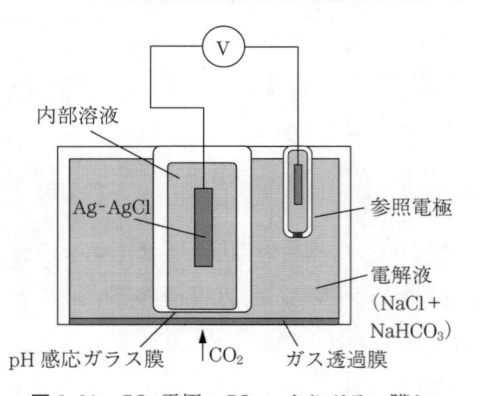

図 3.21 CO_2 電極。CO_2 によりガラス膜とガス透過膜の間の電解液の pH が変わり，これをガラス電極で検出。

〔4〕 **ISFET**

ISFET (ion-sensitive field effect transistor；イオン感応性電界効果形トランジスタ) は，イオン感応膜と FET を一体化したイオンセンサで，MOS 形の FET が基本になっている (**図 3.22**)。FET ではゲート電圧によりドレーン-ソース間の電流が制御されるが，MOSFET は，ゲートの下に薄い絶縁膜が形成され，入力抵抗がきわめて高い FET である。この MOSFET のゲートの代わりにイオン感応膜をはりつけたのが ISFET であり，感応膜の膜電位で電流が制御され，イオン濃度に対応した出力信号を得ることができる。参照電極には，トランジスタとして動作させるために必要な一定の電圧を加えておく。

ISFET は IC（集積回路）技術で作られるので小型化が容易，大量生産が可能で安価，多種のイオンセンサを一体化したセンサも製作できるなどの特長が

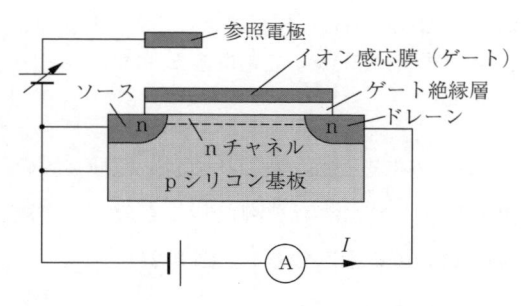

図 3.22 ISFET。イオン感応膜の電位により電流 I が変化。

ある。

〔5〕 **オプトード**

蛍光色素の発光現象を利用した比較的新しいタイプのガスセンサである。光ファイバの先端に特殊な色素が封入してあり，色素の蛍光強度がガスやイオンの濃度により変わることを利用して，ガス分圧やpHを測定する。光ファイバを用いているので微細径のセンサが製作可能であり，後述のように血管内血液ガスセンサにも利用できる。

3.5.2 血液ガス分析装置

採血した血液のPO_2，PCO_2，pHを測定する装置で，センサにはそれぞれクラーク形O_2電極，CO_2電極，ガラス電極が用いられている。現在の装置は取扱いが容易になっており，校正，測定，洗浄など一連の操作はすべて自動化されている。また，電極，洗浄液，試薬などが一体化されたカートリッジ交換式で，メンテナンスが不要な装置もある。

多くの装置では，Na^+，K^+，Ca^{2+}，Cl^-などのイオン濃度やヘマトクリット値も測定できる。さらに，ガス分圧とpHから血液酸素飽和度も算出表示できるが，正確な飽和度は後述のオキシメータで測定しなければならない。

3.5.3 血管内血液ガスセンサ

血液ガス分析装置は血液ガスを知るための最も信頼できる装置であるが，採血し測定するので，突発的な変化を素早くとらえることはできない。採血せずに連続測定する血管内血液ガスセンサとして，PO_2センサでは微小なクラーク形電極，PCO_2とpHセンサではISFETによるセンサが開発され，実用化が試みられた。また，オプトードを利用した光ファイバ式のセンサとして，PO_2，PCO_2，pHを同時測定できる直径1mm以下のセンサが製品化され，成人や新生児の血液ガスモニタへの応用が試みられてきた。しかし，いずれの手法も観血的であることや，安定性，コストの面で臨床的に普及するには至っていない。

3.5.4 経皮的血液ガスセンサ

非侵襲的に血液ガスの連続測定を行う手法として,センサを皮膚上に装着し経皮的に測定する方法がある.センサには,O_2 電極,CO_2 電極のほかに,皮膚加温機構が組み込まれている.皮膚を 42〜44 ℃ に加温すると,真皮内の血流が著しく増加し血液が動脈血化されるので,センサを皮膚に密着させ大気と遮断しておけば,動脈血にほぼ等しいガス分圧値を得ることができる.しかし,測定値には,血流量,皮膚のガス透過性,皮膚の厚さ,温度など,多くの因子が絡んでおり,新生児では動脈血と比較的よく相関するものの,成人への適用には限界がある.したがって,新生児を対象とした広範囲な O_2 分圧測定が必要な場合に用いられる.なお,皮膚の O_2 ガス透過性は CO_2 に比べかなり低いので,経皮 O_2 電極の代わりに後述のパルスオキシメータを使用し,経皮 CO_2 電極と一体化したセンサも実用化されている.

3.5.5 オキシメータ

血液中のヘモグロビンは,酸素分圧が約 100 mmHg を超えるとほぼすべてが O_2 と結合し,低下するとしだいに解離する.酸素と結合しているヘモグロビンの割合を血液酸素飽和度 (SO_2) といい,酸素分圧とならび血液の酸素化の重要な指標である.酸素化ヘモグロビン (O_2Hb) と脱酸素化ヘモグロビン (HHb) の血液中の濃度を [O_2Hb] と [HHb] とすると,酸素飽和度 SO_2 は

$$SO_2 = \frac{[O_2Hb]}{[O_2Hb] + [HHb]} \tag{3.17}$$

と表され,正常値は動脈血で 97〜98 %,混合静脈血で約 70 % である.SO_2 は,ヘモグロビンの吸光特性が酸素飽和度により異なることを利用して,以下のように**分光法**により測定される.

[1] **オキシメータ**

HHb は O_2Hb に比べて,波長 650〜700 nm の赤色光をよく吸収する.805 nm で HHb と O_2Hb の分子吸光係数は同じになり,これより長波長側では吸光特性が逆転する(**図 3.23**).このような吸光スペクトルの違いを利用して,

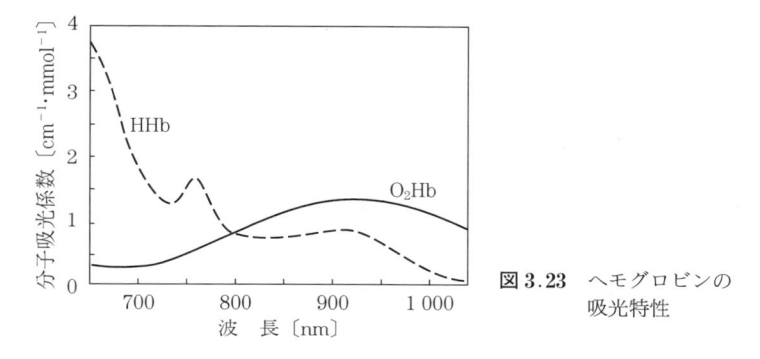

図 3.23 ヘモグロビンの吸光特性

SO_2 を分光法により測定する装置がオキシメータ（oximeter）である。

式（3.9）より，血液の吸収係数 μ_a は

$$\mu_a = \varepsilon[O_2Hb] + \varepsilon'[HHb] \tag{3.18}$$

のように O_2Hb と HHb の吸収の和で表される。ここで，ε，ε' は，それぞれ O_2Hb と HHb の分子吸光係数である。未知数が $[O_2Hb]$ と $[HHb]$ の二つであるから，2 波長で μ_a を求めれば，連立方程式からこれらの濃度を決定できる。ほかに吸光物質がなければ原理的には 2 波長でよいが，一酸化炭素ヘモグロビン（COHb），メトヘモグロビン（metHb）などの濃度も測定し，これらの影響を除去できるよう，通常は数波長以上の多波長を使用する。このようなオキシメータを特にコオキシメータ（co-oximeter）という。血液サンプルを測定するコオキシメータは，血液ガス分析装置と同様，校正，測定，洗浄の一連の操作がすべて自動化されている。

〔2〕 **パルスオキシメータ**

オキシメータの原理に基づき，動脈酸素飽和度（S_aO_2）の非侵襲的測定法の開発が古くから試みられたが，簡便性と安定性の面で十分ではなかった。1974 年に動脈の拍動成分に着目するという新しい発想に基づき，安定かつ小型のパルスオキシメータ（pulse oximeter）が日本の青柳により開発され，現在世界中に普及している。図 3.24 のように，2 波長の光（例えば，660 nm の赤色光と 940 nm の赤外光）を発光ダイオードで交互に指先などに照射し，その透過光をフォトダイオードで検出する。透過光には静脈血や組織の吸収も含

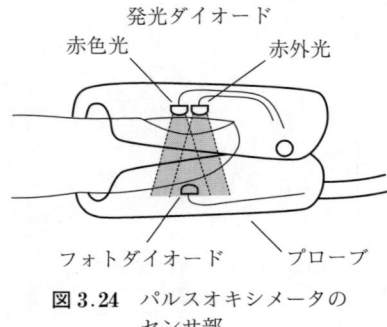

図 3.24 パルスオキシメータのセンサ部

まれるが，動脈血の拍動成分（パルス成分）を処理することで，これらの影響をうまく除去できる。

パルスオキシメータは，校正が不要でただちに測定を開始でき，応答速度も数秒と速い。S_aO_2 が 100％ となる高酸素分圧の状態を検出するには不向きであるが，低酸素状態をいち早く検出できるので，カプノメータと同様，呼吸管理に不可欠なモニタとなっている。さらに，救急，院内，在宅医療などさまざまな場面で呼吸状態のチェックに頻用される。なお，多波長を使用したコオキシメータ形のパルスオキシメータも登場している。

パルスオキシメータの動作原理　指先などを透過した光の強度 I は図 3.25 のように動脈血の拍動性容積変化により $\varDelta I$ だけ変化する。図のように，光吸収を非拍動部（組織，静脈血，大半の動脈血）と拍動部（動脈血の一部）に分けて考える。非拍動部の透過光 I は拍動部への入射光とみなせるので，拍動による吸光度変化を $\varDelta A$ とし，式 (3.9) のランバート-ベールの法則を適用すると

$$\varDelta A = \ln \frac{I}{I-\varDelta I}$$
$$= \mu_a \varDelta d = (\varepsilon[\mathrm{O_2Hb}] + \varepsilon'[\mathrm{HHb}])\varDelta d$$
$$= (\varepsilon[\mathrm{tHb}]SO_2 + \varepsilon'[\mathrm{tHb}](1-SO_2))\varDelta d \tag{3.19}$$

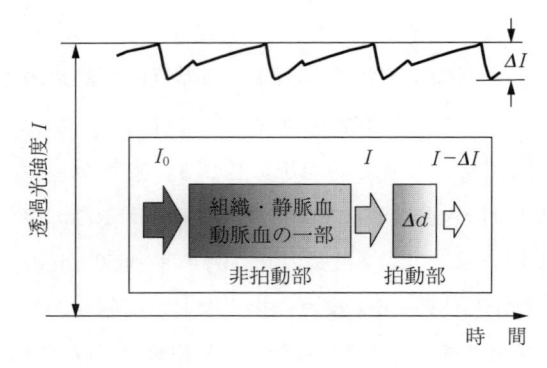

I_0：入射光強度
I：非拍動部からの透過光強度
$\varDelta I$：拍動部による透過光強度変化

図 3.25 パルスオキシメータの測定原理

となる。ここで，$\varDelta d$ は拍動部の厚み変化であり，総ヘモグロビン量 [tHb] は [O_2Hb] と [HHb] の和である。

前述のように波長1, 2で交互に測定を行い2波長の $\varDelta A$ の比 R をとると，[tHb] と $\varDelta d$ は両波長で共通なので消え

$$R = \frac{\varDelta A_1}{\varDelta A_2} = \frac{\varepsilon_1 SO_2 + \varepsilon'(1-SO_2)}{\varepsilon_2 SO_2 + \varepsilon_2'(1-SO_2)} \quad (3.20)$$

となる。したがって，比 R と分子吸光係数 ε，ε' から SO_2 を算出できる。上記の導出では，拍動により血液層の厚みが $\varDelta d$ だけ変わるとしたが，d は一定とし，[tHb] が $\varDelta$[tHb] だけ変わるとしても結果は同じである。

組織や血液による光の減衰が単純な吸収のみによる場合は，式（3.20）の理論式で SO_2 を算出すればよいが，実際の組織では光の散乱などの影響により減衰特性が理論式からずれる。そこで，実際の装置ではコオキシメータとパルスオキシメータの多数の実測値の比較から作成した校正曲線をあらかじめ装置に組み込んであり，測定時の校正を不要としている。

3.5.6　ま　と　め

血液ガスセンサには，クラーク形 O_2 電極，pH ガラス電極，CO_2 電極がおもに用いられ，血液ガス分析装置に利用されている。ISFET やオプトードは小型のセンサとして血管内血液ガスセンサへの応用が試みられてきた。経皮的血液ガスセンサは，新生児を対象に非侵襲的に動脈血のガス分圧をモニタリングできる。血液サンプルの酸素飽和度は分光法に基づくオキシメータで測定される。パルスオキシメータは，動脈血の酸素飽和度を精度よく非侵襲的にモニタリングできる装置で，近年急速に普及し，救急，院内，在宅医療などさまざまな場面で用いられている。

引用・参考文献

1) 滝島　任，中村雅夫，千代谷慶三：呼吸機能検査の測定方法，真興交易医書出版部（1989）
2) 中村雅夫，飛田　渉，池田裕次，福田隆広，佐々木英忠：臨床検査技師のための呼吸機能検査ハンドブック，真興交易医書出版部（2005）
3) 戸川達男：生体計測とセンサ，コロナ社（1986）

4) 社団法人 計量管理協会 計測センサー利用技術調査研究委員会編：センサの原理と使い方（3）＜温度・化学センサ＞，コロナ社（1984）
5) 清山哲郎，塩川二朗，鈴木周一，笛木和雄：化学センサー―その基礎と応用―，講談社サイエンティフィク（1982）

演習問題

【1】 1気圧下で O_2 が21％と N_2 が79％の空気が，37℃で湿度100％，すなわち飽和水蒸気圧47 mmHgで満たされたとすれば，O_2 分圧は約150 mmHgとなることを示せ。

【2】 スパイロメータを用いて室温23℃で測定された呼気の体積を肺内での体積に換算すると，約8.5％増加することを示せ。ただし，760 mmHg，23℃での飽和水蒸気圧は21 mmHgとする。

【3】 被検者が入った体プレチスモグラフ用の箱に10 ml の容積変化を与えたら，箱内圧が0.003 cmH$_2$O の変化を示した。安静呼気位でシャッタを閉じ被検者が呼吸動作をしたら，口腔内圧が ±5 cmH$_2$O，箱内圧が ±0.003 9 cmH$_2$O 変化した。被検者のFRCが2.52 l と求められることを示せ。気圧は1 033 cmH$_2$O である。

【4】 ランバート-ベールの法則に従う光吸収体において吸収係数 $\mu_a=0.2$ cm^{-1} とする。吸収体の厚みが5 cmのとき，透過光の強度は入射光の約0.37倍に減衰することを示せ。

【5】 ガラス電極の測定温度を25℃から37℃に変更すると，pHに対する測定感度が約4増加することを示せ。

4 神経・筋系計測器の構成と原理

4.1 脳波計

4.1.1 はじめに

　脳神経細胞の活動に伴う電位変化を頭皮上に接着した電極によって導出記録したものを脳波 (electroencephalogram) という (**図 4.1**)。頭皮上ではなく大脳の皮質に直接電極を接着して記録する皮質脳波 (electrocorticogram, ECoG) と一般には区別している。このように脳波は大脳の電気活動という機能を見る上で有効なパラメータの一つである。脳波計測の臨床応用として**表 4.1**に示す疾患がその対象となる。最近ではてんかんや脳腫瘍などへの応用のみならず，脳死の判定，透析患者のアルミ脳症などの代謝性疾患，高圧酸素治療時のモニタとして，また手術中の脳機能モニタや麻酔深度モニタなどにもその計測対象の範囲は拡大しつつある。

　頭皮上より導出するこのような脳波活動は，他の生体現象と比較して数十 μV ($1\,\mu V = 10^{-6}\,V$) と非常に小さく，また臨床に必要な周波数範囲は 0.5〜100 Hz 程度である。したがって脳波を導出記録するためには，これにふさわしい高感度（約 100 万倍＝約 120 dB）な増幅と，低雑音（尖頭-尖頭値で 1 秒間に $3\,\mu V$ 以下の雑音が 1 回以下の出現頻度）を有した差動増幅器を使用することが必要であり，周波数特性もそれにふさわしい特性でなければならない。

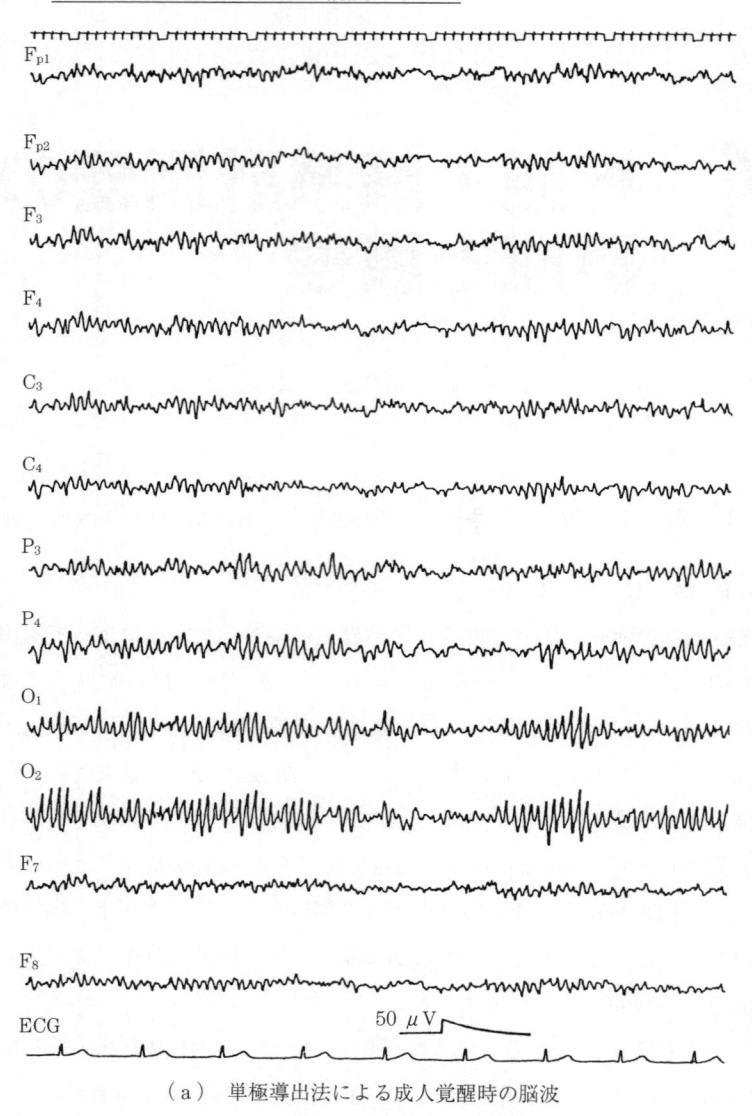

(a) 単極導出法による成人覚醒時の脳波

図 4.1 脳波記録と脳波電極配置図

4.1 脳波計

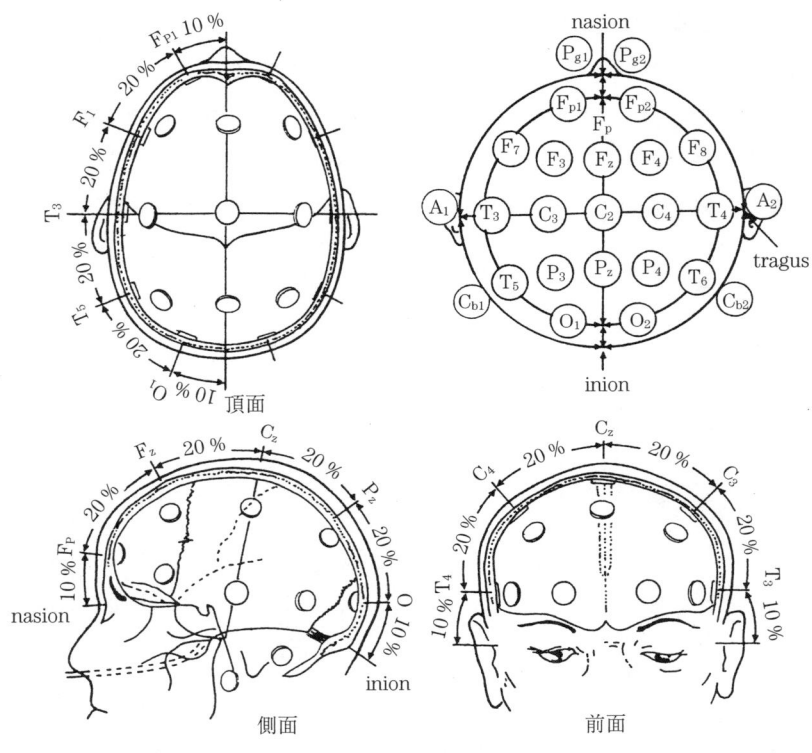

(b) 10/20 国際電極配置法

図 4.1 (つづき)

表 4.1 脳波計測の対象疾患

機能的疾患 (代謝機能を含む)	てんかん (欠神発作, 精神運動発作, 自律神経発作など), 脳炎, 知能障害, 片頭痛, 行動異常, 糖尿病, 薬物中毒などによる脳障害
器質的疾患	脳腫瘍, 脳出血, 脳膿瘍, 脳血栓, 頭部外傷 (脳挫傷など), 硬膜下血腫, クモ膜下血腫
その他	術中脳機能モニタ, 睡眠ポリグラフ (不眠症, 睡眠時無呼吸症候群, ナルコレプシーなど)

4.1.2 原理と構造

図 4.2 に脳波計の日本工業規格（JIS T 1203）によるブロック図を示す。本規格は従来のアナログ型脳波計の規格であり，脳波計の基本性能を知る上で現在でも役立つものである。しかし最近の脳波計はこの基本性能を満たしているが，構造，機能の点でまったく新しい概念の脳波計が普及している。

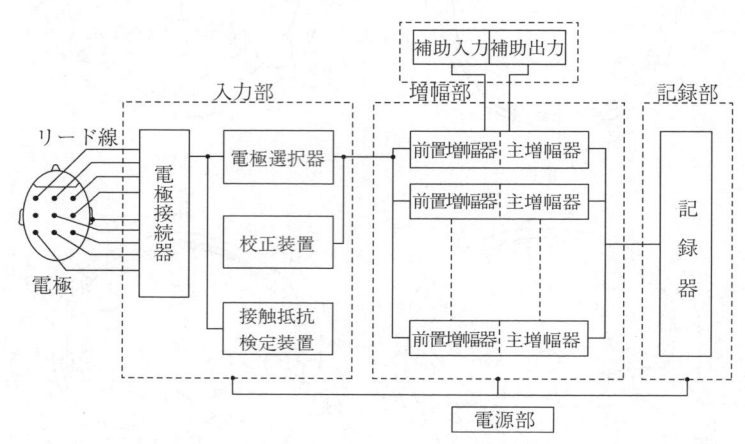

図 4.2 脳波計（JIS T 1203）のブロック図

すなわち**図 4.3**（a）に示すペーパレス脳波計は記録器のペンガルバノメータを駆動させる主増幅器や記録部がないのが特徴である。

図 4.3（b）はアナログ脳波計とディジタル脳波計（ペーパレス脳波計）の比較を示したものである。基本的には電極ボックス，CPU 本体，電子記録装置，判読用ディスプレイ装置に分類できる。電極ボックスは図 4.2 に示したように，単に電極リード線を接続するだけの電極接続器だけではなく，接続した電極リード線ごとに図 4.3 および後述する図 4.7（c）のように差動増幅器とその出力をディジタル信号に変換する A-D 変換器が内蔵されている。すなわち電極ボックス内には図 4.7（c）に示すように，頭皮上のすべての電極部位ごとにインピーダンス変換回路を介し，かつ後述するシステムレファレンス電極を基準として電極単位ごとに脳波導出を行う差動増幅器がある。この増幅器の出力信号は A-D 変換器によってディジタル信号化され，つぎの CPU 本

4.1 脳波計

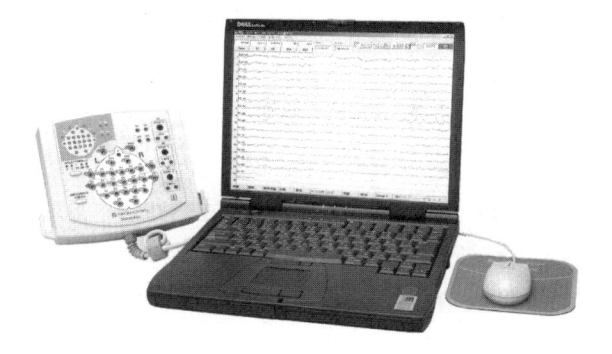

(a) ペーパレス脳波計

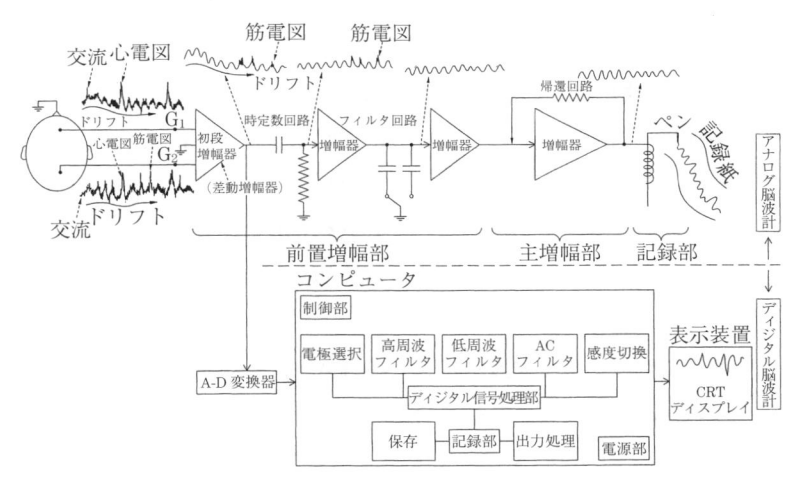

(b) 従来の脳波計とペーパレス脳波計の構造比較

図 4.3 脳波計の構造

体で種々のディジタル信号処理が行われる。ここでいうディジタル信号処理とは，図4.2のような低域および高域遮断フィルタを規定する C, R 結合によるアナログフィルタではなく，シフトレジスタ，徐算器，加算器を組み合わせたディジタルフィルタ処理（リフィルタリング機能）や，後述する計算（減算処理）によるリモンタージュ機能を備えている。

その他この信号処理部では移動平均や加算平均処理などのディジタル雑音処理のソフトウェアも搭載されている。したがってペーパレス脳波計，すなわち

ディジタル脳波計では従来のJISによる脳波計と異なり，脳波検査終了後の脳波判読時にいろいろな導出法（単極導出や双極導出法など）を再構築できるリモンタージュ機能や，種々のフィルタ設定が自由にできるリフィルタリング機能が使えることが基本的な考え方である。

電子記録装置は導出したディジタル脳波信号を内部のバッファメモリや外部のMOなどに保存・記録する装置である。

判読用ディスプレイ装置はMOなどに記録されたディジタル脳波信号を判読のためにCRT画面や液晶画面に再生表示する装置であり，ここでも前述のリモンタージュ機能やリフィルタリング機能を使うことができる。

4.1.3 雑音処理から見た差動増幅器とフィルタ回路

図4.3のペーパレス脳波計になっても電極ボックス内では従来のアナログ型脳波計の差動増幅器が使用されている。またディジタルフィルタであっても従来のフィルタの概念は変わらない。そこで脳波計測は雑音混入との戦いであるとの観点から，まず雑音処理から見た差動増幅器の原理と機能およびC，R回路によるアナログフィルタについて説明する。

〔1〕 差動増幅器による交流雑音（同相雑音）除去対策

（a） 差動増幅器の交流雑音除去の原理　図4.4（a）にニュートラル端子（N）とG_1およびG_2の3入力端子をもつ差動増幅器を示す。また，同図（b）では差動増幅器のG_1とG_2には基準点（この場合ニュートラル端子は解説を容易にするためにアース点に接続した，したがって$V_0=0$とした）に対して頭皮上で同位相・同電圧を示す交流雑音（例えば20 mV）が混入した場合の差動増幅器の雑音除去の考え方を示す。

まず差動増幅器のもとになる平衡型増幅器の考え方を図4.5（a）の簡単なブリッジ回路の平衡状態として考える。（a）では$r_1=r_2$であれば，このブリッジ回路の出力端ab間の電圧V_{a-b}はゼロになる。つぎにr_1とr_2の代わりに（b）のようにFET（接合型電界効果トランジスタ）Tr_1とTr_2に置き換えてみる。これは（c）のような平衡型増幅器となることがわかる。するとTr_1と

4.1 脳波計

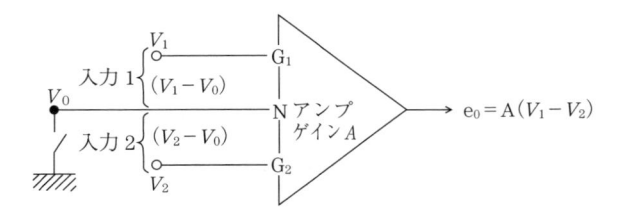

(a) 3端子入力をもつ差動増幅器

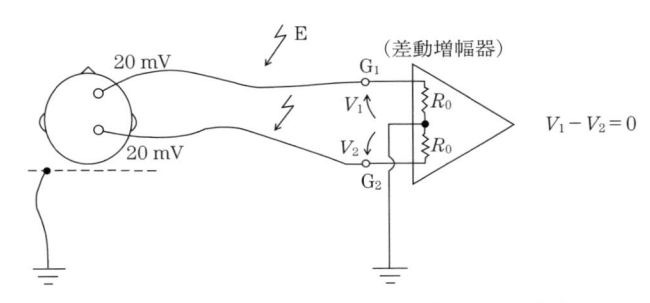

(b) 同位相・同電圧の商用交流雑音の混入の仕方

図 4.4 差動増幅器と同相雑音混入の仕方

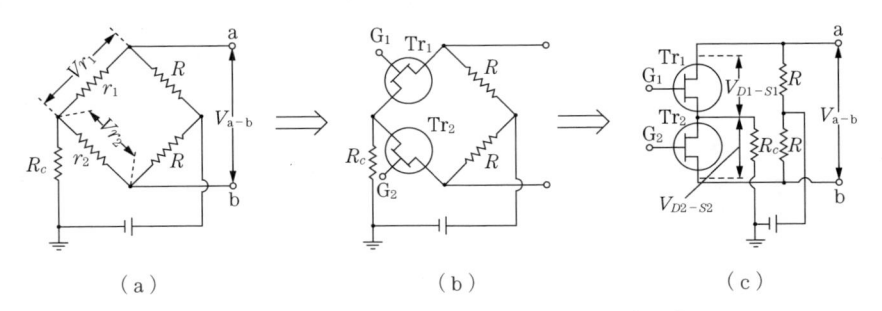

(a)　　　　　(b)　　　　　(c)

図 4.5 ブリッジ回路を応用した差動増幅器の考え方

Tr_2 の入力端子 G_1 と G_2 にもし図 4.4 のような同位相・同電圧が入力した場合，Tr_1 と Tr_2 それぞれのトランジスタの両端の抵抗（r_1 と r_2）は Tr_1 と Tr_2 の諸動作特性がまったく同じであれば $r_1 = r_2$ となって，ブリッジ回路の出力がゼロになるのと同じように，この平衡型増幅器の出力電圧 V_{a-b} はゼロになり，完全に交流雑音を取り除くことができる。

しかし実際には同じ規格のトランジスタを使ってもまったく諸動作の特性が同じものはない。そこで考えられたことが，図 4.5 に挿入されている R_c の負帰還抵抗であり，この抵抗によって少しぐらい特性が異なっていても同位相電圧による負帰還作用で交流雑音のような同位相雑音の除去効果を大きくすることができる。これが差動増幅器である。

このように差動増幅器はある基準点（従来はボディアース点）に対して G_1 と G_2 に入力される信号の差を忠実に増幅すると同時に，交流雑音や電源電圧の変動のような同位相電圧に対して強い負帰還作用で雑音を抑制する働きがある。この抑制の程度は差動増幅器によって異なるが，その程度を表す用語に弁別比（または同相除去比，CMRR）がある。CMRR は専門的には（差動信号に対する増幅度）/(同位相信号に対する増幅度）で示される。脳波計の JIS ではこの比が 1 000 倍（60 dB）以上となっている。

〔2〕 **差動増幅器の入力側における雑音対策**

図 4.4（b）のように，二つの電極部分には基準点（この場合アース点）に対してそれぞれ同じ同位相同電圧の交流雑音電圧 E_n（図では $E_n=20\,\mathrm{mV}$）が存在している場合，差動増幅器の交流雑音に対する入力部は**図 4.6（a）**のように示すことができる。Z_1 および Z_2 は二つの電極部分の電極接触インピーダンス（電極接触抵抗でもよい），R_0 は前述した差動増幅器の二つの入力抵抗を示す。この差動増幅器の入力部分に関する電極接触抵抗との関係は図 4.6（b）のように，これもまた交流雑音電圧を電源（E_n）とするブリッジ回路を構成していることがわかる。

すなわちこのブリッジ回路の出力端子 G_1 と G_2 間の出力電圧 V_n が差動増幅器の差動入力となる。この差動増幅器の入力部 G_1 と G_2 間に交流雑音が入力しないためには，このブリッジ回路が平衡状態，すなわち $Z_1=Z_2$ であることが必要である。このことは差動増幅器自身の弁別比（または CMRR）がどんなに高くても，$Z_1 \neq Z_2$ であると雑音は混入することになる。そのためできるだけ二つの電極接触抵抗は等しく，かつ後述するように R_0 より十分に小さくすることが必要である。

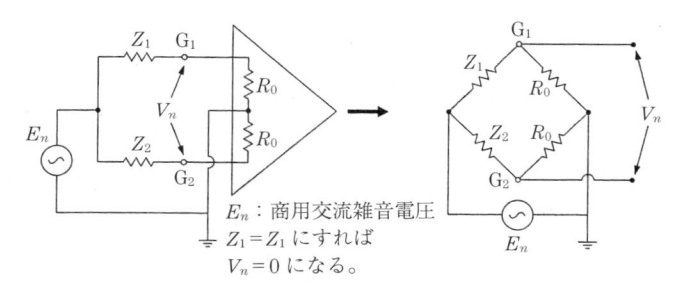

4.1 脳波計

(a) 商用交流雑音入力の場合

E_n：商用交流雑音電圧
$Z_1 = Z_1$ にすれば
$V_n = 0$ になる。

(b) E_n を電源とするブリッジ回路の構成

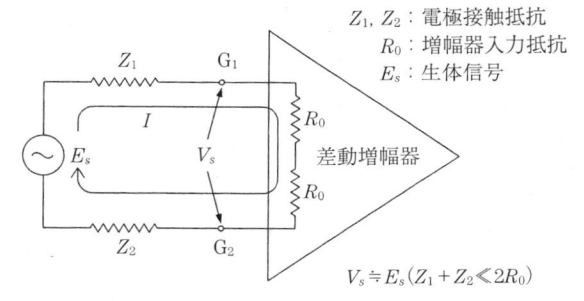

Z_1, Z_2：電極接触抵抗
R_0：増幅器入力抵抗
E_s：生体信号

差動増幅器

$V_s \fallingdotseq E_s (Z_1 + Z_2 \ll 2R_0)$

(c) 脳波信号入力の場合

図 4.6 差動増幅器の商用交流雑音と脳波信号が入力した場合の電極接触抵抗 Z_1, Z_2 と増幅器入力抵抗 R_0 の関係

〔3〕 差動増幅器の入力側における生体信号成分のひずみ対策

二つの入力端子 G_1 と G_2 間に入力する生体信号 E_s に対する差動増幅器の入力側の回路構成は図 4.6（c）のようになる。二つの電極接触抵抗をそれぞれ Z_1 と Z_2，差動増幅器の二つの入力抵抗を R_0 とすると，二つの入力抵抗両端の端子電圧，すなわち G_1 と G_2 の差動増幅器の入力電圧 V_s は

$$V_s = 2R_0 I$$

ここで，$I = E_s / (Z_1 + Z_2 + 2R_0)$ である。したがって

$$V_s = \frac{2R_0 E_s}{Z_1 + Z_2 + 2R_0} = \frac{E_s}{(Z_1 + Z_2)/(2R_0) + 1}$$

いま

$$Z_1 + Z_2 \ll 2R_0$$

とすれば

$$V_s = E_s$$

となる。

すなわち電極接触抵抗 (Z_1+Z_2) が差動増幅器入力抵抗 R_0 または $2R_0$ より十分に小さいときには生体信号 E_s はそのまま振幅ひずみなく差動増幅器に入力される。しかしもし仮に (Z_1+Z_2) の電極接触抵抗が大きく

$$Z_1 + Z_2 = 2R_0$$

とすれば上式より

$$V_s = \frac{E_s}{2}$$

となり，実際の生体信号の半分しか差動増幅器に入力されないことになる。したがってこの結果に前述の交流雑音が入力部に入らない条件である $Z_1=Z_2$ を考慮すると，生体信号をひずませることなく交流雑音を抑制し軽減化するための電極接触抵抗と差動増幅器の入力抵抗との間には

$$Z_1 = Z_2 \ll 2R_0$$

の条件が必要である。

〔4〕 **インピーダンス変換回路としてのバッファ増幅器**

前述したように脳波検査時には電極接触抵抗 Z_1 を差動増幅器の入力抵抗より十分に低くする必要がある。図 4.7（a）は差動増幅器の一方の増幅器の入力部分を示している（この場合 F_{p_1} 電極の接触抵抗 Z_1 に対する一つの増幅器の入力抵抗 R_0 の関係を示している）。しかし実際にはそう簡単には Z_1 を低くすることはできない。皮膚の弱い患者や皮膚が汚れている患者など思うように抵抗が下がらない場合，あるいは針電極などもともと抵抗の高い電極もある。そのための雑音対策として実際の電極接触抵抗が少しぐらい高くても，差動増幅器側から生体側を見た場合の見かけの信号源抵抗（おもに電極接触抵抗 Z_1）を低くする工夫が必要である。この目的のために図 4.7（b）に示すように差動増幅器の前に挿入されているのがインピーダンス変換器（これをバッファ増幅器または緩衝用増幅器という）である。これにより増幅器側から生体側を見

4.1 脳波計

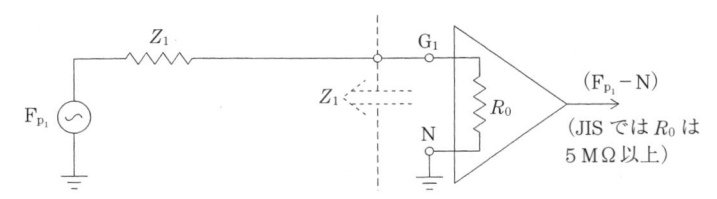

(a) 旧来の脳波計（インピーダンス変換器がない）

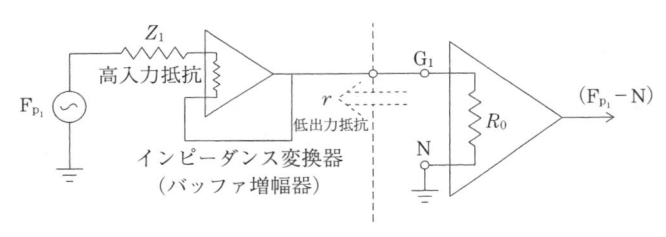

(b) 差動増幅器の前にインピーダンス変換器（バッファ増幅器）を挿入した場合

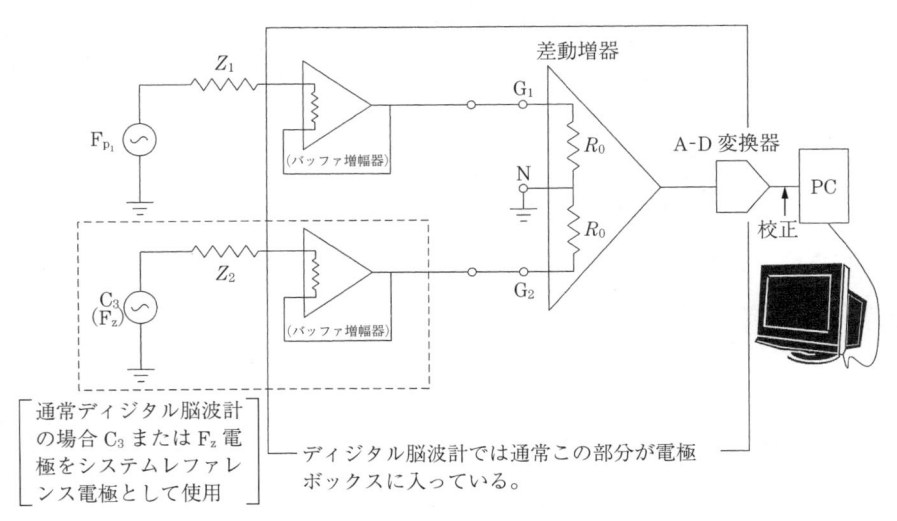

(c) 現在のディジタル脳波計の電極ボックス内の機能

図 4.7 インピーダンス変換の概念

た見かけの信号源抵抗（この場合バッファ増幅器の出力抵抗 r）はほぼ $100\,\Omega$ 〜 $1\,\mathrm{k}\Omega$ 程度にすることができる。

インピーダンス変換器（バッファ増幅器）の詳細については省略するが、最近のディジタル脳波計の電極ボックス内には図 4.7（c）のように、頭皮上のすべての電極に対してこのインピーダンス変換回路であるバッファ増幅器が必ず付いており、それらすべてがつぎの A–D 変換部とともに内蔵されている。

〔5〕 信号検出に必要なフィルタ回路

脳波記録に混入する雑音には商用交流雑音のほか、心電図や筋電図あるいは発汗による基線動揺雑音などがあり、それぞれ必要な周波数帯域が重なっている部分がある。このためできるだけ脳波の周波数成分のみを検出することが必要である。この働きをするのが種々のフィルタ回路である。また高い周波数成分をもつ筋電図や心電図雑音をディジタル処理技術で強制的に取り除く特殊なフィルタ（例えば移動平均や同期加算を併用したサブトラクション法など）もある。ここでは最も基本的なフィルタである、必要な周波数成分の下限を規定する低域遮断フィルタ（高域通過フィルタ）と、上限を規定する高域遮断フィルタ（低域通過フィルタ）について解説する。

(a) 低域遮断フィルタと高域遮断フィルタ　脳波の必要な周波数成分の周波数帯域は $0.5 \sim 100\,\mathrm{Hz}$（または $60\,\mathrm{Hz}$）である。δ 波の下限は $0.5\,\mathrm{Hz}$ であるから、これ以下の周波数は要らないことになる。また棘波（spike wave）の必要な上限は $100\,\mathrm{Hz}$（または $60\,\mathrm{Hz}$）であるから、これ以上の周波数は要らない。図 4.8（a）は脳波計の周波数特性を示したものである。

振幅が同じであるがいろいろな正弦波周波数の信号を増幅器に入力したときその出力は f_0（例えば脳波計では $10\,\mathrm{Hz}$）の振幅を 1（100 %）として、それより $1/\sqrt{2}$ 倍（約 70 % 値）に振幅が減じた周波数を下限周波数 f_{lc}（脳波計では $0.5\,\mathrm{Hz}$）と呼び、図のようにこれ以下の低い周波数を遮断する CR 回路を低域遮断フィルタ（低域減衰フィルタまたは高域通過フィルタ）という（図中の左）。f_{hc} は上限周波数を規定する高域遮断周波数であり、これ以上の高い周波数を遮断する RC 回路を高域遮断フィルタ（高域減衰フィルタまたは低

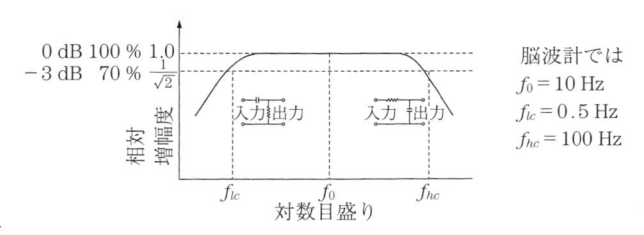

4.1 脳波計

図 4.8 脳波計用増幅器の周波数特性とフィルタ回路

(a) 低域遮断周波数 f_{lc} と高域遮断周波数 f_{hc} を含む増幅器の周波数特性

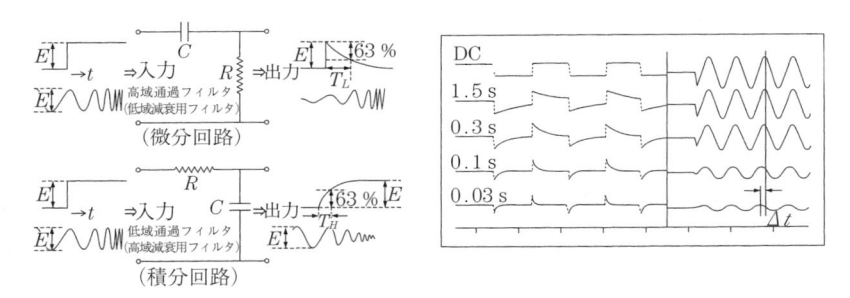

脳波計では
$f_0 = 10$ Hz
$f_{lc} = 0.5$ Hz
$f_{hc} = 100$ Hz

(b) 方形波と正弦波入力に対する各時定数回路（CR 回路）の出力波形の変化

(c) 種々の時定数の変化による方形波と正弦波の波形と位相差（$\Delta t \approx \Delta \theta$）の変化

域通過フィルタ）という（図中の右）。

f_{lc} または f_{hc} はともに $1/(2\pi CR)$ で示され，C と R の積，すなわち $\tau = CR$ を時定数と呼ぶ。電子工学の分野では f_{lc} と f_{hc} の両方の遮断周波数を規定する用語として時定数が用いられるが（正確にはこのほうが正しい），医学の分野では低域遮断周波数を規定するものに時定数の用語を用い，高域遮断周波数を単にフィルタと呼んでいることが多い。例えば脳波計の時定数 0.3 秒といえば，低域遮断周波数が 0.5 Hz となり（これは δ 波の必要な下限周波数を意味する），0.1 秒では 1.5 Hz となる。高い周波数の雑音が混入するからフィルタを 30 Hz または 60 Hz にするという表現は高域遮断周波数（f_{hc}）を 30 Hz または 60 Hz にすることを意味する。

(b) f_{lc} と f_{hc} を規定する時定数回路　　図 4.8（b）は f_{lc} を規定する時

定数回路（これを微分回路ともいう）と f_{hc} を規定する時定数回路（これを積分回路ともいう）のそれぞれの入力に，方形波電圧といろいろな周波数の正弦波電圧を加えた場合のそれぞれの出力波形である．方形波入力電圧 E に対して，微分回路の出力電圧 v は

$$v = Ee^{-(1/CR) \cdot t}$$

で示される一般式が成り立ち，積分回路では

$$v = E(1 - e^{-(1/CR) \cdot t})$$

になる．いま方形波入力電圧の立上り時点（$t=0$ 秒）から $t=CR$ 秒後の微分回路の出力電圧は

$$v = \frac{E}{e} = 0.37E$$

となるから，逆に方形波入力電圧の立上り時点からの出力電圧 v が 37％ に減衰するまでの時間が CR 秒すなわち時定数であることがわかる（図では時定数を T_L, T_H で示されている）．正弦波入力電圧に対しては f_{lc} と f_{hc} を境にそれぞれで，それ以下の周波数とそれ以上の周波数において正弦波の振幅は減衰し，(b) で示したような右側の減衰特性となる．図 4.8（c）に時定数 ∞ の DC 波形と種々の時定数による方形波の変化と正弦波の振幅と位相の変化を示す．ここで微分回路の時定数が小さいほど入力波形はより微分され，正弦波信号の出力振幅は低くなり，これに伴い位相（$\Delta t \fallingdotseq \Delta\theta$）が大きくなる．

4.1.4 ペーパレス脳波計のディジタル技術

ペーパレス脳波計では前述したように，以下に示すシステムレファレンス電極を基準として，電極単位ごとに脳波導出を行うための差動増幅器と，そのアナログ信号をディジタル信号に変換する A-D 変換器が電極ボックス内にある．

〔1〕 電極単位の脳波導出

ディジタル脳波計の主要な特徴がこの電極単位の脳波導出である．**図 4.9** に示すように，まず頭皮上の雑音混入の少ない電極部位（多くは C_3 または C_4 部位あるいは C_3 と C_4 を接続したもの，または F_z 部位など）の電位 CM を基準

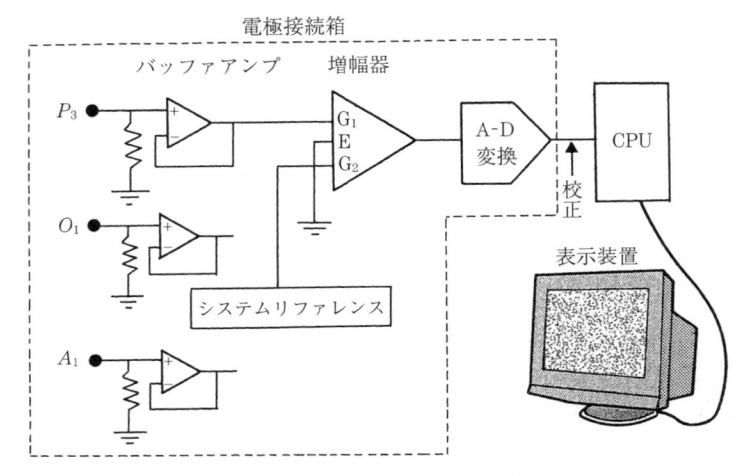

図4.9 電極単位ごとの脳波導出

に(これをシステムレファレンスという),両耳垂電極部位も含めて頭皮上のすべての電極部位の脳波電位を差動増幅器で導出・増幅する。例えば左頭頂部,左後頭部,左耳垂の電位をそれぞれ P_3,O_1,A_1 とすると,CM を基準に導出する場合,差動増幅器による導出電位はそれぞれ (P_3-CM),(O_1-CM),(A_1-CM) である。これを電極単位の脳波導出という。このアナログ脳波信号をつぎの A-D 変換によってディジタル信号にした後に,前述のメモリ媒体にいったん記録・保存する(この最初に保存されたデータをオリジナルデータという)。

〔2〕 A-D 変換技術

(a) **サンプリング周波数** A-D 変換とは時間的な連続量であるアナログ信号を細かく切った,いわゆる離散的な時系列データであるディジタル信号に変換することである。このアナログ信号を時間軸上で Δt ごとに波形の振幅をプロットし取り出す作業をサンプリングという。図 **4.10** に示すように Δt が小さいほど元のアナログ信号波形に近い信号波形が得られる。1 Hz の正弦波1周期の特性をとらえるためには,最低2個のサンプリング値が必要である。ここで

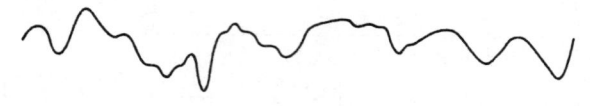

(a) アナログデータ（原信号）

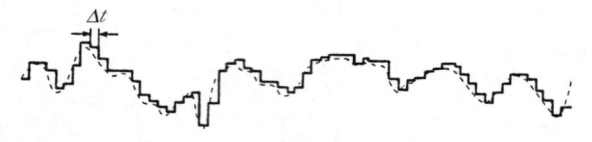

(b) Δt が小さい場合（原信号の再現性がよい）

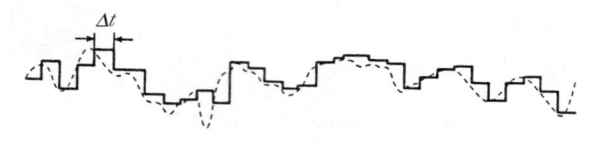

(c) Δt が大きい場合（原信号の再現性が悪い）

図 4.10　A-D 変換の様子

$$f_s = \frac{1}{\Delta t}$$

をサンプリング周波数といい

$$f_s = 2f_N$$

の f_N をナイキスト周波数という。例えば臨床で必要な脳波の周波数成分が最高で 60 Hz であれば，120 Hz でサンプリングすればよいことになる（これをサンプリング定理という）。すなわち臨床脳波に必要な信号の最高周波数をナイキスト周波数 f_N と考えればよい。

（b）エリアシング雑音　　もしサンプリング周波数が十分に高くない場合，すなわちこのナイキスト周波数の 2 倍が実際のサンプリング周波数より高い場合には，図 4.11 に示すようにエリアシング（aliasing）雑音が生ずることを知っておく必要がある。

いま図 4.11 のように 40 Hz と 60 Hz の正弦波を 100 Hz でサンプリング（$\Delta t = 10$ ms）した場合，そのナイキスト周波数は 50 Hz であるので，それより低い 40 Hz はディジタル信号に変換しても 40 Hz が再現できる。したがっ

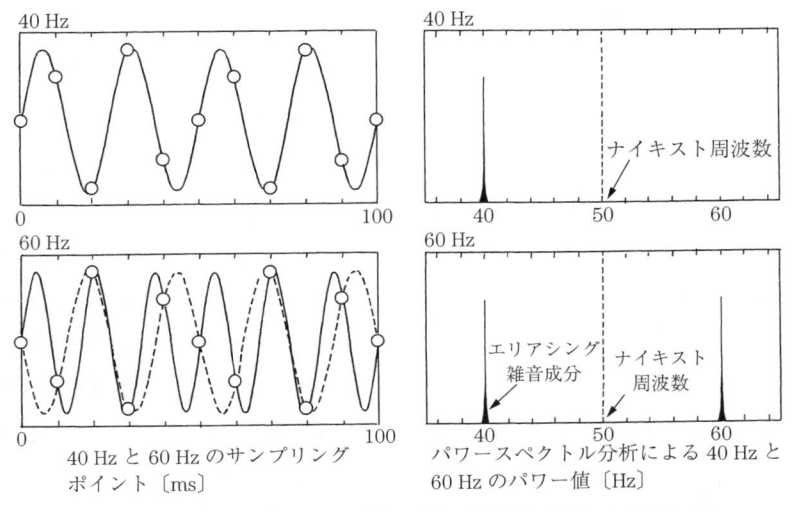

4.1 脳波計

図4.11 サンプリング周波数とエリアシング雑音

($\Delta t = 10$ ms（100 Hz）でサンプリングした場合の40 Hzと60 Hzのサンプリングの様子／40 Hzと60 Hzのサンプリングポイント〔ms〕／パワースペクトル分析による40 Hzと60 Hzのパワー値〔Hz〕）

てコンピュータで周波数分析を行うと，この場合は40 Hzのところにパワー値を示す。しかし60 Hzの正弦波に対して周波数分析をすると，60 Hzのほかに50 Hzのナイキスト周波数を中心に60 Hzとの差である10 Hz成分が60 Hzと対称な位置，すなわち40 Hzの位置にパワー値を示す（これを折返し現象ともいう）。すなわち点線で示したように前の40 Hz信号と180度の位相差をもつ同じ正弦波信号が新たに出現しているように見える。これがエリアシング雑音である。

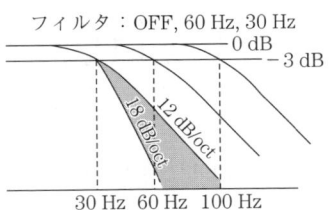

図4.12は高域遮断周波数特性を示したものである。例えば脳波を60 Hzまでとして高域遮断周波数f_{ch}を60 Hz（-3 dB値）にしても，実際には図のように60 Hz以上の周波数成分がある（これはアナログフィルタの12 dB/octや18 dB/octの傾斜によって異なる）。そのため120 Hzでサンプリングし

図4.12 高域遮断フィルタの傾斜（フィルタの傾斜特性によってエリアシング雑音の生じ方が異なる）

ても，フィルタの傾斜によって残る 60 Hz 以上の周波数が 60 Hz を中心に折り返されエリアシング雑音となる．したがって 60 Hz 以上の周波数で生ずるエリアシング雑音を除くためには，実際に 120 Hz のサンプリング周波数であれば 60 Hz より低い，例えば 120 Hz の 1/3 の 40 Hz 付近を遮断周波数とするアナログフィルタで前処理をしておくことが必要である．

確かに 120 Hz でサンプリングすれば 60 Hz のアナログ信号は再現できるが，前述したようにエリアシング雑音を考慮すると，実際には 40 Hz が再現できる最高周波数ということになる．この場合 α 波や β 波などの背景波についてはこれでもよいが，棘波などの高周波数成分を含む突発性異常波ではひずみが生ずることになる．専用脳波計では，65 Hz（-3 dB）以上の周波数が必要であるために 200 Hz 以上のサンプリング周波数が必要である．ただし，汎用脳波計では，例えば 660 Hz のアナログ型エリアシングフィルタで前処理した後，2 kHz でオーバサンプリングしている機種もあり，後でのリフィルタリングに汎用性をもたせている．

〔3〕 **標本化と量子化について**

A-D 変換においては，時間軸領域におけるサンプリング周波数をどのように設定するかを問題とすることが多いが，実際には脳波をはじめさらに低電位である大脳誘発電位や脳幹誘発反応電位のような微小信号をうまくディジタル化する必要がある．**図 4.13** は標本化と量子化について示したものである．

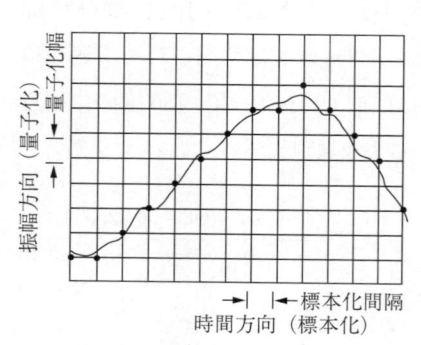

アナログ信号の時間軸方向のディジタル化（サンプリング化）を標本化と呼び，縦の振幅方向のディジタル化を量子化という．例えば**図 4.14**（a）に示すように，フルスケール（最大振幅）5 V の信号を 8 bit に分解する A-D 変換とは，1 アドレス（この場合 1 サンプルまたは 1 標本化と呼び換えてもよ

図 4.13 標本化と量子化

4.1 脳 波 計

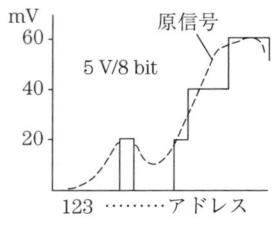

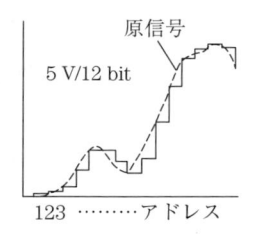

図4.14 量子化幅の違いによる原信号のA-D変換精度の違い
（a）8 bit で量子化した場合
（b）12 bit で量子化した場合

い）当り 5 V の電圧を 2^8（256 区分）に分解できる精度を意味している。すなわちこの場合の 1 量子化幅は約 20 mV（5 000 mV/256），つまり 20 mV 単位でコンピュータは計算することになる。このことは必要な入力信号が 20 mV まで増幅されないと A-D 変換されないことを意味している。しかし図 4.14（b）に示すように 12 bit の変換器では 2^{12}（4 096 区分）に分解できるため，量子化幅は約 1.2 mV となり，より低電位な電位変化もディジタル処理することが可能である。

　一昔前の信号処理で，脳幹誘発反応（ABR）のような非常に低い電位を検出するためにいくら加算平均演算しても ABR が検出できない場合があった。これはサンプリング周波数はそれなりに高いが bit 数の低いメモリ素子を使っていたため，量子化幅が大きすぎてコンピュータによる計算ができないためで，このような場合には量子化幅の大きさ以上に元の原信号を十分に増幅することが必要であった。現在のように 16 bit 以上で A-D 変換する場合には計算にのらないことは少ないが，ときにいくら加算回数を多くしても信号が SN 比よく現れないときには，信号の増幅度と量子化幅について注意をしてみることが必要である。

〔4〕 **フィルタ技術**

　導出された脳波信号には，脳波信号以外の基線の動揺などの低周波雑音や，筋電図などの高周波雑音，あるいは 50 Hz または 60 Hz の商用交流雑音や心電図雑音などが混入する。従来のアナログ型脳波計では，心電図雑音以外はコンデンサ C と抵抗 R とで構成されている高域フィルタや低域フィルタなどの

アナログフィルタが用いられていたが，ペーパレス脳波計では C や R を使用しないで，シフトレジスタ，除算器，加算器を組み合わせた種々のディジタルフィルタが用いられている。次数や変数を変えることによって種々の性能のよいフィルタを作ることができる。**図 4.15** に商用交流雑音除去のためのアナログフィルタとディジタルフィルタの例を示す。図（a）に示す並列 T 形（RC-twin T 回路）商用交流除去フィルタ（ハムフィルタ）は，従来のアナログ脳波計に使用されている除去フィルタであり，図（b）はディジタル脳波計に使用されている 2 次のディジタルフィルタである。図（c）はアース断線や静電誘導などによる 50 または 60 Hz の P_3，T_3 部位の商用交流雑音混入時の脳波記録とディジタルノッチ（ハム）除去フィルタを使用した場合の記録例である。ほとんど脳波信号をひずませることなく雑音除去されていることがわかる。

〔5〕 移動平均法

ディジタル処理技術として種々のディジタルフィルタがあるが，その一例と

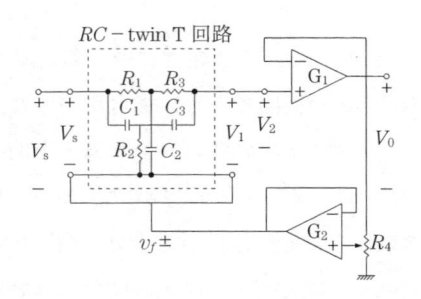

（a）RC-twin T 回路を用いたアナログ型アクティブフィルタ

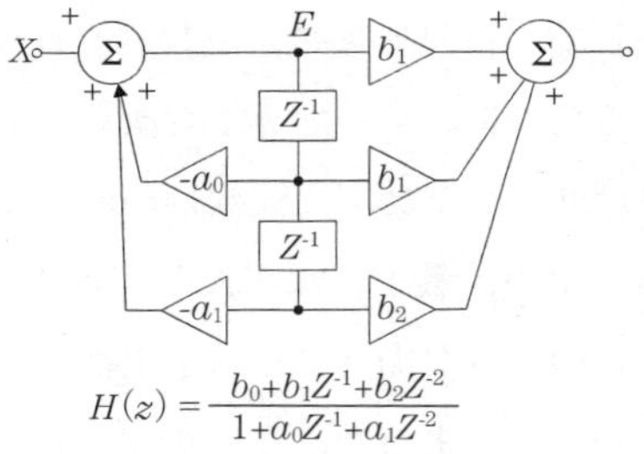

（b）現在の脳波計に用いられているディジタルノッチフィルタ

$$H(z) = \frac{b_0 + b_1 Z^{-1} + b_2 Z^{-2}}{1 + a_0 Z^{-1} + a_1 Z^{-2}}$$

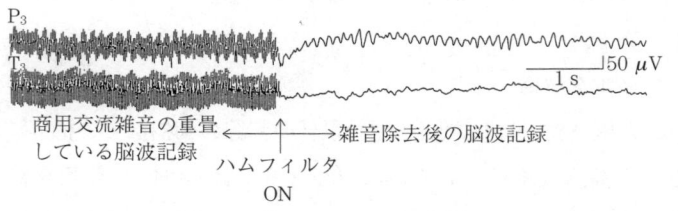

（c）ディジタルノッチフィルタによる商用交流雑音の除去例

図 4.15 商用交流雑音除去フィルタ（アナログとディジタルフィルタ）

して古典的ではあるが最も多く活用されている移動平均法を紹介する。**図 4.16**（a）のように，時間軸上のサンプル点 t_1, t_2, t_3 の 3 点の電位の平均値を t_2 のアドレス値に置き換え，つぎに 1 アドレス移動して t_2, t_3, t_4 の 3 点の電位の平均値を t_3 のアドレス値に置き換えていくことを繰り返すと，一見雑音などで凸凹していた信号（点線の●印）が○印の実線のようになり，スムーズな波形となる。このような離散的なデータを平滑化する方法を移動平均法（またはスムージング）という。図 4.16（b）は筋電図の混入した脳波を 5 点ごとに移動平均を行い，筋電図が除去された脳波記録を示す。

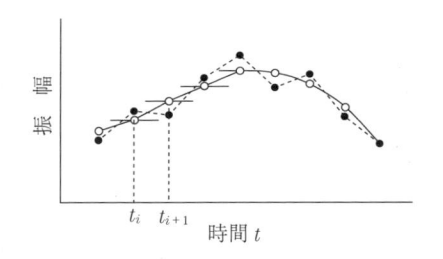

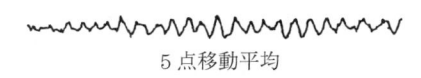

(a) 移動平均の原理（3 点移動平均の場合）

(b) 5 点移動平均による筋電図雑音除去例

図 4.16 移動平均法によるディジタルフィルタ

〔6〕 **心電図除去フィルタ**

乳幼児や首まわりの太い患者，左心室肥大や肥満体で心臓の平均電気軸が左軸偏位を示す患者で脳波記録に心電図が混入する場合が多い。ディジタル脳波計には，雑音として混入してくる心電図を，パターン認識とサブトラクション技術を併用したディジタル心電図除去フィルタがある。脳波記録時に同時記録する心電図の R 波に同期して心電図の混入している脳波を加算平均することによって，脳波記録に混入しているテンプレート用の心電図波形を検出する。その後心電図が混入している脳波記録からこのテンプレート心電図をつぎつぎに減算することで心電図を除去しようとするものである。**図 4.17** に石山らによって開発された心電図除去結果を示す。

BNE 基準

（a）除去前 T₄-B
　　　　　A₂-B

（b）除去後 T₄-B
　　　　　A₂-B

（c）平均化 ECG
　　　　　　　　　　　　　　　　　　　　│50 μV
　　　　　　　　　　　　　　　　　　1 s
　　　　　A₂-B

　　　　（a）　心電図除去前の記録
　　　　（b）　心電図除去後の記録
　　　　（c）　除去に使用した平均化心電図

図 4.17　心電図除去フィルタ例（石山ら）

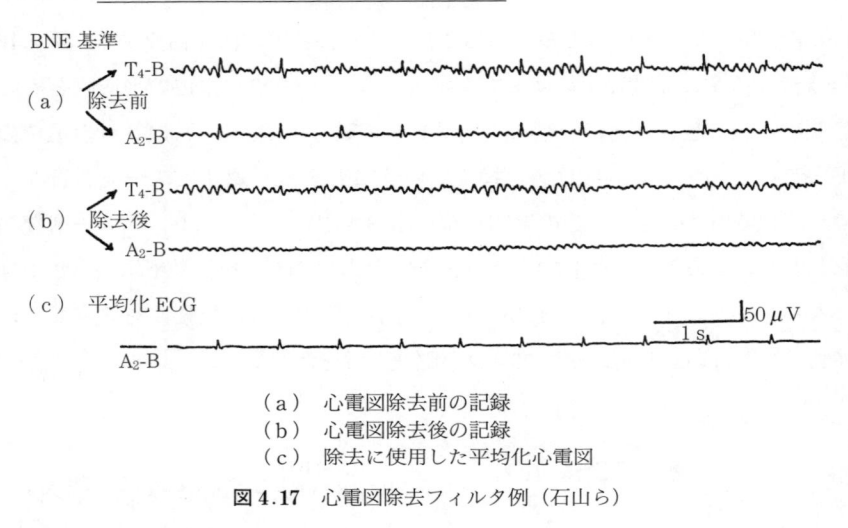

4.1.5　判読ディスプレイ装置

〔1〕　判読用ディスプレイ装置の大きさ

　ペーパレス脳波計では記録紙を使用しないため，判読は判読用ディスプレイ装置に表示された脳波を読むことになる．従来の脳波記録用紙1ページ分（300 mm/10 秒）が十分に表示できるディスプレイ装置（液晶または CRT ディスプレイ装置）でなければならない．日本臨床神経生理学会の基準では少なくとも 17 インチ以上，できれば 21 インチのディスプレイ装置を推奨している．

〔2〕　表示画面の性能

　脳波データがどんなに高いサンプリング周波数で A–D 変換されても，判読表示画面の表示分解能によって表示精度が規定される．図 4.18（a）はサンプリング周波数 250 Hz で A–D 変換した 60 Hz の正弦波を，種々の解像度をもつ CRT ディスプレイ上に表示した記録と，従来のペン書き紙記録（記録速度 3 cm/s）による記録を比較したものである．同図（b）は記録速度を倍の 6 cm/s にしたものである．判読用画面の X 軸が 1 600 ドット Y 軸が 1 200 ライン以上で，かろうじて記録紙の画面と振幅の上で似た記録が得られている．通常のポータブル用の表示画面である 640×480 では，60 Hz の信号はほとんど

4.1 脳波計

記録紙の描画　　3 cm/s　　　　　　　　　6 cm/s

CRT ディスプレイの表示
$1\,600 \times 1\,200$

$1\,280 \times 1\,024$

$1\,024 \times 768$

640×480

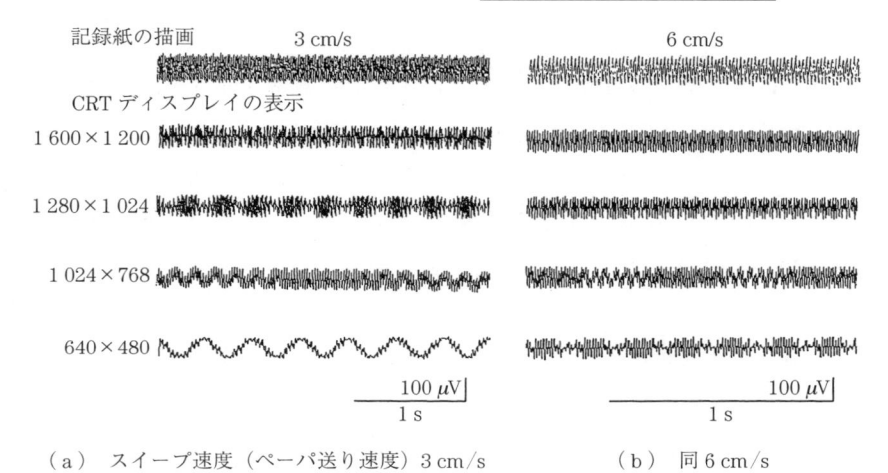

　　　　　　　　100 μV　　　　　　　　100 μV
　　　　　　　　 1 s　　　　　　　　　　1 s

（a）　スイープ速度（ペーパ送り速度）3 cm/s　　　（b）　同 6 cm/s

図 4.18　判読用表示画面の解像度と表示精度

表 4.2　日本脳波・筋電図学会による標準モンタージュ
（16 素子脳波計用）

素子番号＼名称	16 R	16 LB-a	16 LB-b	16 TB
	$G_1\ G_2$	$G_1\ G_2$	$G_1\ G_2$	$G_1\ G_2$
1	F_{p1}-A_1	F_{p1}-F_7	F_{p1}-F_3	F_{p1}-F_{p2}
2	F_{p2}-A_2	F_3-T_3	F_3-C_3	F_7-F_3
3	F_3-A_1	T_3-T_5	C_3-P_3	F_3-F_2
4	F_4-A_2	T_5-O_1	P_3-O_1	F_2-F_4
5	C_3-A_1	F_{p1}-F_3	F_{p2}-F_4	F_4-F_8
6	C_4-A_2	F_3-C_3	F_4-C_4	A_1-T_3
7	P_3-A_1	C_3-P_3	C_4-P_4	T_3-C_3
8	P_4-A_2	P_3-O_1	P_4-O_2	C_3-C_2
9	O_1-A_1	P_{p2}-F_4	F_{p1}-F_7	C_2-C_4
10	O_2-A_2	F_4-C_4	F_7-T_3	C_4-T_4
11	F_7-A_1	C_4-P_4	T_3-T_5	T_4-A_2
12	F_8-A_2	P_4-O_2	T_5-O_1	T_5-P_3
13	T_3-A_1	F_{p2}-F_8	F_{p2}-F_8	P_3-P_2
14	T_4-A_2	F_8-T_4	F_8-T_4	P_2-P_4
15	T_5-A_1	T_4-T_6	T_4-T_6	P_4-T_6
16	T_6-A_2	P_6-O_2	P_6-O_2	O_1-O_2

↕----or----↕

表示されない．

表 4.2 に表示画面の解像度に対する表示可能周波数を示す．解像度 640×480 ではポータブル検査のモニタ画面としては α 帯域の波までは観察できることを示しているが，高い周波数成分をもっている棘波は先が丸くなり，棘波と認識できない．このため先の学会基準では少なくとも X 軸が 1 600 ドット，Y 軸が 1 200 ライン以上のディスプレイ装置を使用しなくてはならなく（これは 30 ms の幅をもつスパイク波（棘波）は約 5 ドットで構成される精度となる），できれば X 軸が 2 000 ドット，Y 軸が 1 400 ライン以上の表示分解能をもったディスプレイ装置の使用が望ましいとしている．しかし実際にはこのような高解像度のディスプレイ装置は値段も高く，今後のペーパレス脳波計の普及にはより解像度が高くしかも安価になることが必要である．

4.1.6 ディジタル脳波計の機能

〔1〕 リモンタージュ機能

従来の脳波計は頭皮上の電極による導出パターンの組合せ（モンタージュ），例えば単極および双極導出パターンを脳波検査前に設定する必要があったが，ディジタル脳波計では，前述した電極単位ごとの脳波信号をオリジナルデータとして記憶媒体に記録されているために，検査終了後の判読時にそれを再び記憶媒体から読み出して自由にいろいろな導出パターンの組合せを設定することができる．例えば耳垂を基準とした単極導出法に設定したものを，さらに細かな異常波の局在部位を知るために，同じ時間軸上の脳波を双極導出法にして読みたいとか，あるいは平均関電極（average reference electrode, AV）導出法や電源導出（source derivation, SD）法にして判読したいなど，判読後に自由に何回でもどんなモンタージュでも設定することができる機能である．

〔2〕 リフィルタリング機能

脳波検査では従来必要なフィルタ設定は記録条件として検査前に設定する必要があった．例えば記録前に時定数 0.3 秒（低域遮断周波数 0.5 Hz），高域遮断周波数 60 Hz，ハム除去フィルタ ON として記録された場合，その脳波を

判読時にこれらのフィルタ設定を解除したり，さらに別なフィルタに設定変更して判読することができなかった。ディジタル脳波計では，脳波検査時にできるだけ広帯域なフィルタ設定をしておけば，自由に検査終了後の判読時に種々のフィルタを使用して脳波判読をすることができる。これをリフィルタリング機能という。例えば記憶媒体に記録されているオリジナルデータの時定数が3秒または10秒（ほぼDC記録）であれば，判読時に0.3，0.1，0.03秒など3秒以下であれば種々の変更ができる。また高域遮断周波数が300 Hzであれば，判読時に30，60，100 Hzなどに変更して判読することができる。ただしオリジナルデータの高域遮断周波数を300 Hzと設定して検査すると，サンプリング周波数は前述したようにエリアシング雑音対策として1 000 Hzは必要であり，この分メモリ容量が増えることになる。

〔3〕 その他の機能（一つの電極部位の接触抵抗の測定）

従来の電極接触抵抗の測定では，耳垂電極と頭部の電極間に微弱な交流電流を流して二つの電極間の抵抗を測定していた。しかし増幅素子の小型化とディジタル演算回路の進歩によって，個々の電極本来の電極と皮膚との電極接触抵抗を測ることができるようになった。図4.19に新たに前頭部に接着したZ電極に対して測定したい電極部分からI_mの電流（10 Hzの交流0.1 μA）を流し，その印加した電流によって発生した電圧から接触抵抗を測定する方法を示す。すなわちF_{p1}のR_1は

$$R_1 = \frac{V_1 - V_H}{I_m} = \frac{V_A}{I_m}$$

またF_{p2}のR_2は

$$R_2 = \frac{V_2 - V_H}{I_m} = \frac{V_B}{I_m}$$

として求める。

以上ペーパレス脳波計，すなわちディジタル脳波計のおもな構造と機能について述べたが，このほか各社コンピュータを用いた種々の脳波解析ソフトウェ

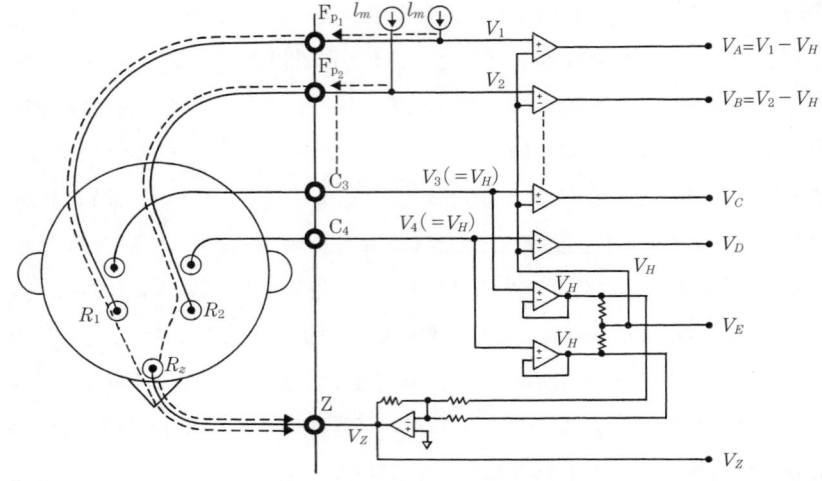

測定する電極に対して，10 Hz, 0.1μA の微小な電流 l_m を流す．電流は Z 電極に流れる．

図 4.19 電極接触インピーダンスの測定回路例

ア（スパイク波検出ソフト，睡眠脳波解析ソフト，種々のマッピングソフト，ダイポール追跡ソフトなど）を装備している．

4.2 筋 電 計

4.2.1 は じ め に

筋は骨格筋（随意筋）と平滑筋に大別できるが，筋収縮の活動に伴って発生する筋電位は，骨格筋と平滑筋ではその大きさや周波数成分はかなり異なる．通常，筋電位計測は骨格筋を対象としており，随意的な筋収縮の強さによってその筋電位の大きさは異なる．皮膚に接着した皿電極または筋に刺入した針電極によって，筋収縮に伴う活動電位を記録する装置を筋電計（図 4.20），記録されたものを筋電図（electromyogram, EMG）と呼ぶ（図 4.21）．

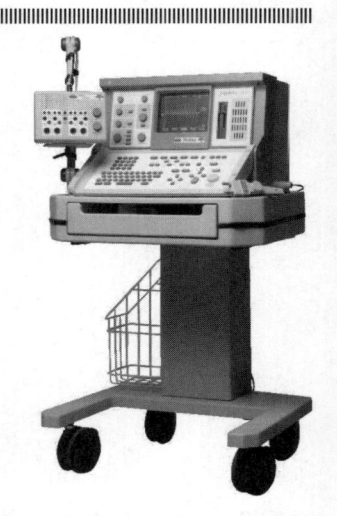

図 4.20 筋電計（電気刺激装置，加算平均装置内蔵）

4.2 筋電計

筋弛緩

筋収縮（弱）

（中）

（強）

1 mV

100 Hz

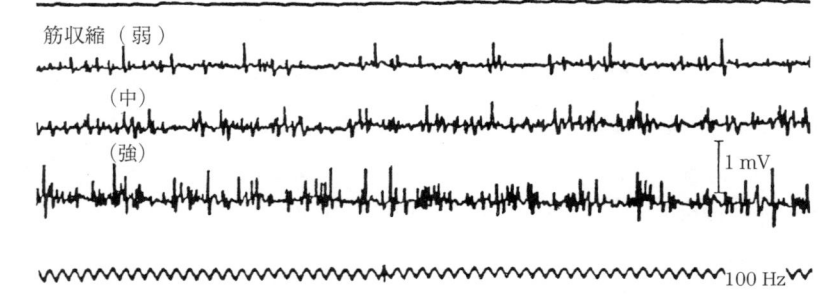

図 4.21　針電極による筋電図記録波形

　筋電位の大きさは数十 μV ～ 10 mV 程度であり，筋電計の周波数特性は 2 Hz ～ 10 kHz（－3 dB）とその帯域は広い．したがって心電計や脳波計に比較してよりダイナミックレンジが広く，より広帯域の周波数特性をもった増幅器とこれに付属する記録器が必要である．

　筋電位計測の目的は**表 4.3** に示すように筋線維，神経・筋接合部（終板），末梢神経，脊髄およびさらに上位中枢における部位病変の補助的診断法として有用である．さらに筋電位計測には，末梢の運動神経や感覚神経を電気または磁気で刺激することによって，それぞれの神経伝導速度を測定する計測法もある．透析治療中に生ずるカルシウム沈着による手根管症候群などでは，神経伝導速度の計測が補助診断として有用である．このように最近の筋電計は単に随意的な筋収縮に伴う電位のみを記録するだけではなく，刺激装置によって外部から神経を刺激し，神経・筋の興奮および伝導の違いを測定する誘発筋電位も測定できる誘発筋電計の機能を内蔵したものが普及している．

表 4.3　筋電位計測の対象病変と疾患例

	病変部位	疾患例
脊髄・末梢神経・筋系	脊髄性の障害 末梢運動神経の障害 神経・筋接合部位の障害 筋自体の障害	脊髄側索硬化症，脊髄前角炎など 末梢神経損傷・切断，変性症など 重症筋無力症など 進行性筋萎縮症，筋ジストロフィー症など
中枢神経系	高次中枢部位の障害	パーキンソン病，中枢性麻痺，脳出血など

4.2.2 原理と構造

図 4.22 に JIS T 1150 による筋電計のブロック図を示す。本規格は脳波計同様，従来のアナログ型筋電計の規格であり，筋電計の基本性能を知る上で今でも重要である。しかし最近の筋電計は，これらの JIS による基本性能を満たしているが構造・機能ともにペーパレス脳波計であるディジタル脳波計同様，図 4.23 に示すディジタル型の筋電計が普及している。

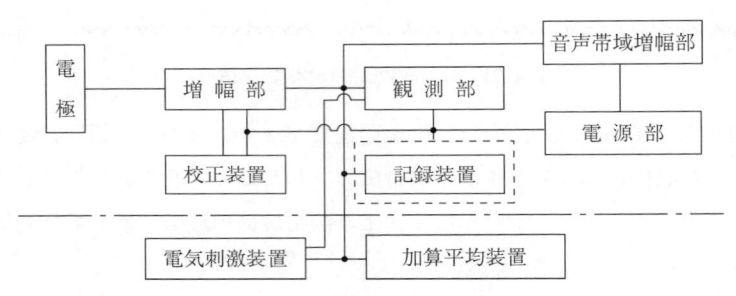

図 4.22 筋電計（JIS T 1150）のブロック図

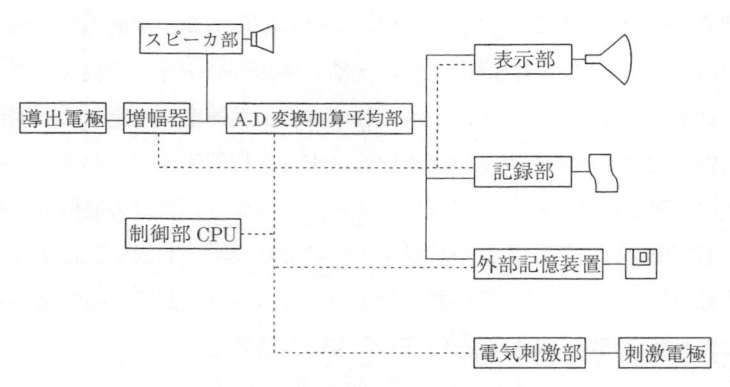

図 4.23 ディジタル筋電計のブロック図

皿電極や針電極によって導出した筋活動電位は差動増幅器で増幅された後に A-D 変換され，種々のディジタル信号処理がなされる。この過程は脳波計の A-D 変換技術やフィルタ技術と同様であるので，サンプリング技術や量子化技術などについては 4.1 節を参照されたい。以下図 4.22 および図 4.23 の両方を参考にして筋電計の特徴について述べる。

〔1〕入力部

入力部は導出電極と電極接続器で構成されるが，ディジタル脳波計同様，電極接続ボックス（電極ボックス）内に差動増幅器（バッファ増幅器を含む）とA-D変換器が内蔵されている。

（a）電極 筋電図用電極は皮膚表面電極（皿電極）と針状電極（針電極）に分類される。いずれの電極を用いても，1極を筋活動部位に置き他の1極を筋活動の少ない部位に置く単極導出法と，2極とも筋活動部位に置き，その電位差を導出する双極導出法とがある。

皿電極は通常，脳波用皿電極が代用される。皮膚表面に接着して，筋全体の収縮状態や身体の動作，姿勢，反射活動を筋電位で検討する場合に有用である。

針電極には同心型一心針電極と二心針電極（図 4.24）とがある。通常直径 0.4 ～ 0.6 mm の注射針の中空に 50 ～ 100 μm の絶縁線を封入固定し，先端のみを絶縁塗料をはがして露出してある。一心針電極では先端の電極は差動増幅器の入力端子 G_1 に，注射針の外套は G_2 に接続される。そして通常は外套針の G_2 はアース点（差動増幅器の中性点）に接続される。二心針電極の場合には一心は G_1 に他の一心は G_2 に接続され，さらに注射針の外套は増幅器のアース点に接続して使用する。

多くの病院では筋電図計測には二心針電極と比較して筋電位が大きいことから同心型一心針電極が使用されている。またこれらの針電極は筋に刺入するこ

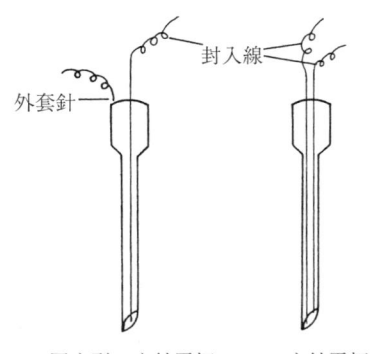

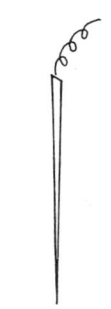

図 4.24　筋電図計測用針電極の種類

同心型一心針電極　　二心針電極　　単極針電極

とによって運動単位電位(MUP)を導出するのに有利であるが，肝炎などの感染防止のための滅菌処理が必要である。そのため一患者1本の割合で使用する使い捨て電極(デイスポーザブル電極)を使用している施設が多い。

(b) 電極接続器　筋電計の多くは2チャネルのものが多く，それぞれ差動増幅器の G_1 および G_2 入力に応じた電極差込口とアース電極(中性点としての電極)の差込口が用意されている。このほか筋電位の振幅校正を行う校正電圧発生装置を内蔵しているものもある。なお筋電計の標準的感度とは，500 μV または 1 mV がオシロスコープ画面上1目盛り(1 div という)の振れになる感度である。すなわち標準的感度は 500 μV/div または 1 mV/div である。

(c) 増幅部　増幅器には差動増幅器が使用されている。図 4.22 の JIS 規格のブロック図で示した旧来の筋電計では，増幅器の増幅度は 120 dB と旧来の脳波計とほぼ同じであったが，図 4.23 のディジタル筋電計では約 20 dB 程度に信号を増幅した後に A-D 変換によってディジタル信号に変換される。

JIS 規格では入力インピーダンスが 10 MΩ 以上，最大感度が 10 μV/cm (div)，周波数特性は 2 Hz ～ 10 kHz の範囲で 100 Hz の振幅の 70 ～ 110 % 以内で平坦であり(**図 4.25**)，入力換算雑音は 10 μV$_{p-p}$ を超える雑音が1秒間に1回以内，弁別比は 60 dB 以上となっている。

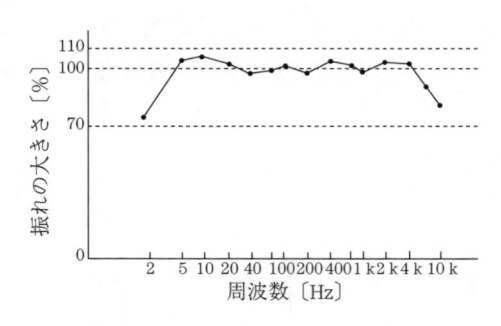

図 4.25　筋電計の総合周波数特性例

〔2〕 **CPU 制御部**

筋電位の増幅後の A-D 変換部のサンプリング周波数は 50 kHz 以上であり，量子化精度は 12 ～ 16 ビット程度が用いられている。フィルタ処理や筋電位波形認識分類などのための種々の制御動作を行っている。また MO やハードデ

4.2 筋電計

ィスクなどのメモリ機能を備えた筋電計では，ブラウン管画面上に表示された波形または編集した波形や数値をゆっくり読み出す方式やハードコピーを兼ね備えたものもある．

〔3〕 観測部（表示部）と記録部

筋電位計測はブラウン管オシロスコープ上での波形の観察をしながら，弛緩状態や随意収縮状態での筋電位の変化を観察し記録する．また神経を電気刺激する誘発筋電位の観察と計測も必要であるため，ブラウン管オシロスコープの機能に加えて，CPUによるフリーズ機能を備えたブラウン管オシロスコープを採用している装置がほとんどである．したがって増幅器で増幅された筋電位信号はディジタル処理された後メモリ部で記憶され，再度ブラウン管上に再生することも可能である．

記録部は少なくとも1 500 Hz（±10％以内）まで忠実に記録可能な記録器が必要で，従来，記録器としてブラウン管オシログラフや電磁オシログラフが使用されてきたが，最近の筋電計のほとんどは2 000〜3 000 Hzの記録も直記録可能なサーマルアレー方式の記録装置を内蔵している．サーマルアレー方式はディジタル処理された筋電位を直接ドットプリンタに高速記録できる記録器である．図4.26にサーマルアレーヘッド部分の構造例を示す．

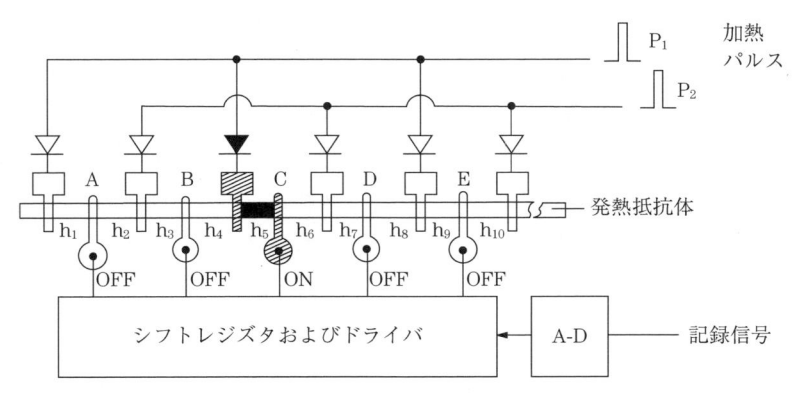

記録信号はA-D変換され，シフトレジスタによって電極CがON状態になったとき，加熱パルスP_1を加えると発熱抵抗体h_5がパルス様に加熱される．

図4.26 サーマルアレーヘッドの構造

〔4〕 スピーカ

スピーカ（音声部）は筋放電を音にして聞き，その振幅（音の大きさ）や持続時間（音色），放電頻度などを知る目安としており，筋電計では重要な部分である。

〔5〕 誘発筋電計に必要な電気刺激装置

神経を電気刺激することによる誘発筋電位の計測のために用いられる。電気刺激装置の出力波形は方形波がおもに用いられる，電流（電圧）の大きさ，方形波の持続時間，繰返し周波数などのパラメータが可変できるようになっている。刺激出力様式として図4.27のように，単発波の出力からトレイン波，三角波などいろいろな様式がある。

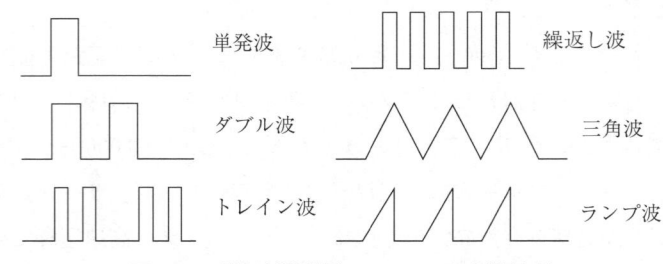

図4.27　電気刺激装置のいろいろな刺激波形

図4.28は，正中神経を皮膚の上から肘関節部および手関節部で刺激し，神経興奮の伝導による短母指外転筋での複合筋活動電位（CMAP）波から運動神経伝導速度を計測する方法である。図のように生体を電気刺激する場合には必ず電気刺激装置の出力を直接生体に与えるのではなく，アース点から浮いた状態（アースと無関係）で，しかも目的とする限られた2点間にのみ効率的に刺激が与えられるようにアイソレータを介して行われる。

図4.29にトランスを用いたアイソレータの構造例を示す。出力部で＋極と－極が反転できるようになっている。もしアイソレータを使用しない場合には，図4.28に示したように，短母指外転筋側に接着した導出側のボディアースとの間にも刺激電流が流れるため，目的とした神経部位のみが刺激されないばかりか，記録に大きな刺激電流（電圧）による雑音の混入を招くことにな

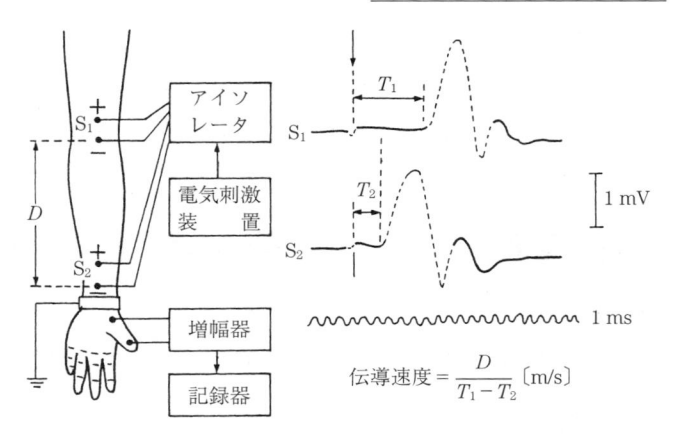

正中神経刺激による短母指外転筋より導出したCMAP波を用いる。

図4.28 運動神経伝導速度の計測法

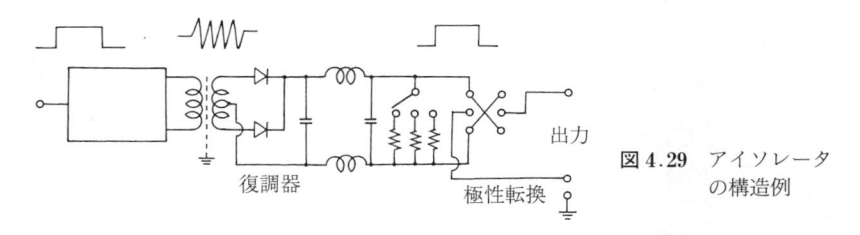

伝導速度 = $\dfrac{D}{T_1 - T_2}$ [m/s]

図4.29 アイソレータの構造例

る。無論アイソレータを介する場合にはある程度の患者の電気的安全性の確保にも役立つ。

電気刺激装置は定電流刺激（約100 mAまで）と定電圧刺激（約300 Vまで）に分類される。刺激電極と皮膚との間の接触インピーダンスが変化してもつねに一定の出力が出るようにするためには，定電流刺激では電気刺激装置の出力インピーダンスは十分に大きくなければならないし，定電圧刺激では十分に小さいことが必要である。

〔6〕 加算平均装置

末梢神経伝導速度の測定の中でも，末梢の手足の指などを電気刺激し，より中枢側で末梢から上行してくる感覚神経の興奮電位を皮膚の上から記録する場合（順行性記録法）には，得られる電位が小さいため加算平均法が用いられる。加算平均装置はアイソレータから出力される電気出力に同期して加算装置

の外部トリガ回路を動作させる。この結果，電気刺激に対して一定の潜時をもって出現する微小な感覚神経の活動電位は，刺激点を基準に数十回加算平均することで SN 比のよい神経活動電位を得ることができる。詳細については次節で述べる。

4.3 脳誘発電位計

4.3.1 はじめに

視覚，聴覚，体性感覚などの末梢受容器に外部よりこれらの感覚に応じた刺激を与えると，それぞれに対応した上行性の感覚伝導路系と大脳感覚野に微弱な活動電位が生ずる。この活動電位を感覚伝導路系および大脳感覚野に最も近い皮膚上に電極を置いてコンピュータによる同期加算平均装置を用いて検出し記録する装置が脳誘発電位計（**図 4.30**）で，記録されたものが大脳誘発電位である。また大脳誘発電位の中には，**図 4.31** に示すそれぞれの感覚伝導路の中継核である脳幹に起因する電位も含まれており，この脳幹の電位だけを検出する装置も開発され，現在広く臨床に応用されている。

大脳誘発電位および脳幹誘発電位は種々の脳

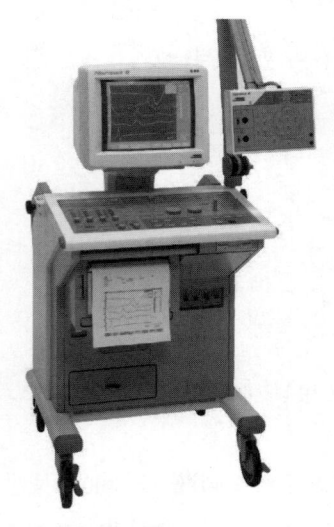

図 4.30 脳誘発電位計

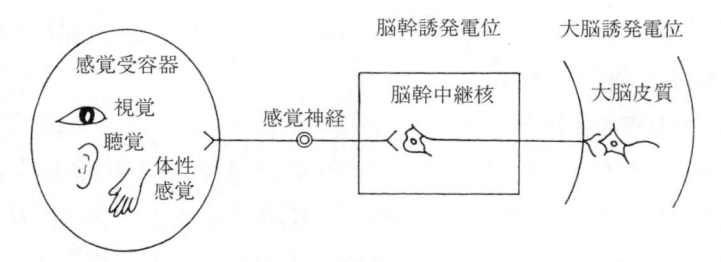

図 4.31 誘発電位の発生経路

神経疾患の補助診断に役立てられているばかりではなく，特に最近では脳神経外科領域の術中のモニタとして，また脳死判定のモニタとしても普及している。大脳誘発電位にはフラッシュ光またはテレビ画面上の白黒パターン反転などの視覚刺激による視覚誘発電位（visual evoked potential, VEP），クリック音やトーンバーストの聴覚刺激による聴覚誘発電位（auditory evoked potential, AEP），電気刺激，空気圧・熱などの刺激による体性感覚誘発電位（somatosensory evoked potential, SEP）などがある。特にクリック音を使用し潜時の短い（クリック音より 8 ms 以内）聴覚誘発電位は脳幹の機能を見る上で普及している。これを聴覚脳幹誘発反応（電位）（auditory brainstem evoked response, ABR）と呼んでいる。ABR は $0.1 \sim 0.5\,\mu\mathrm{V}$ と非常に低電位であるため，1 000～2 000 回の加算平均が必要である。このほかに体性感覚誘発電位のうち，末梢からの興奮が大脳に至る前の神経および脊髄などの中継核や大脳皮質下の電位を記録する短潜時体性感覚誘発電位（short SEP, S-SEP）などがある。

最近では認知，判断，思考といった大脳の本質的機能を調べるための事象関連電位（event related potential, ERP）も普及している。事象関連電位は光，音，パターン，文字などを用いたいろいろな課題を与えることによって大脳に誘発される電位である。**表 4.4** におもな脳誘発電位を示す。

表 4.4 おもな脳誘発電位

光刺激（閃光またはパターン）に対する視覚誘発電位
音刺激に対する聴覚誘発電位
体性感覚刺激に対する体性感覚誘発電位
遠隔電場電位としてとらえる脳幹聴覚誘発電位
随伴陰性電位
運動関連電位

4.3.2 原理と構造

図 4.32 に脳誘発電位計のブロック図を示す。人の目，耳，皮膚などにある感覚受容体やそれらの神経を直接刺激することにより生ずる大脳の活動電位

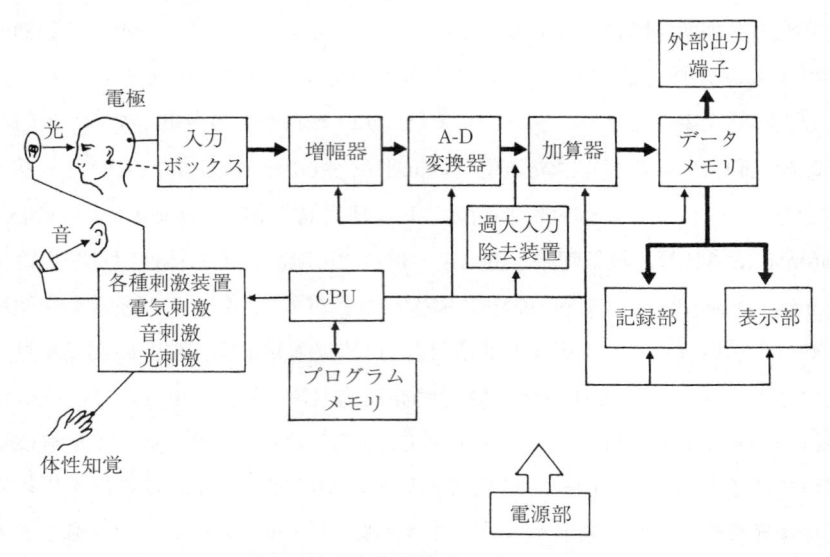

図 4.32　脳誘発電位計のブロック図

は，通常の脳波電位の中に埋もれるほど小さい．ほとんどの誘発電位は数 μV から 10 μV の範囲にあり，特に前述の聴覚脳幹誘発反応（ABR）は 0.1 μV と，通常の脳波電位 30〜50 μV の中に完全に埋もれてしまう．さらにこれらの電位のもつ周波数成分は事象関連電位のような遅いもので 0.01〜30 Hz，ABR のように早いもので 50〜3 000 Hz の範囲をもっており，ほかの誘発電位についてもそれぞれ専用の帯域をもっているなど，誘発電位計がもたなければならない周波数帯域は脳波計に比較して非常に広い．しかも脳波計より高感度な増幅器が必要である．それぞれ十分に増幅された電位はコンピュータによって加算平均を行うために A-D 変換され，CPU（中央処理装置）によって演算・制御・処理される．その結果，脳波の中から刺激の種類に応じた誘発電位のみを検出することができる．検出した誘発電位は記憶部に格納されると同時にブラウン管表示部に表示し，あるいは D-A 変換された後，記録部でアナログ波形として記録される．

　最近はほとんどが D-A 変換せずに，演算処理した結果をそのままディジタル信号としてサーマルアレー記録器で波形を描かせる方式が用いられている．

以下おもなブロック図の働きについて述べる。

〔1〕 入力ボックス（入力部）

入力ボックスの電極差込口は，頭部および頸椎などにも電極を接着することがあるため，活性電極（関電極）用として4個以上，不関電極用として4個以上，接地電極用として2個以上，計10個以上が通常装備されている。しかし後述する誘発電位の頭皮上電位図（マッピング）が必要な場合には，通常16～32個の差込口が用意されているものがある。最近は60～120個（チャネル）用の入力ボックスも出現している。誘発電位は通常の脳波電位より小さく，それだけ雑音の影響を受けやすいため，電極接着時の電極接触抵抗も5kΩ以下に抑えることが日本臨床神経生理学会基準に盛り込まれている。これに伴い増幅器側から見た見かけの電極接触抵抗を等価的にさらに小さくするために，入力ボックス内には4.1節で述べたように，バッファ増幅器（インピーダンス変換器）が電極の数だけ装備されている。

〔2〕 増　幅　器

脳波計同様，差動増幅器が使用されており，フィルタ特性を変えることにより，種々の誘発電位を増幅することができる。一般に誘発電位用の差動増幅器の弁別比は脳波計のそれよりも大きく80 dB以上となっている。また雑音も0.1～3 000 Hzの広い範囲において入力換算値で1 μV（実効値）以下のレベルが望ましいとされている。差動増幅器には各誘発電位ごとに必要な周波数成分のみを取り出し，不必要な雑音を減衰させる目的で各種のフィルタがセットされている。一般に各誘発電位ごとに低域遮断フィルタと高域遮断フィルタの両者の組合せによる帯域通過フィルタを構成している。表4.5に代表的誘発電位のフィルタ構成を示す。

表4.5　代表的な脳誘発電位の測定のためのフィルタ構成

各種脳誘発電位	低域遮断周波数範囲〔Hz〕	高域遮断周波数範囲〔Hz〕
視覚誘発電位	0.2～1.0	200～300
聴覚脳幹誘発電位（反応）	10～50	1 500～3 000
体性感覚誘発電位	1.0～20	1 000～2 000
事象関連電位	0.1～0.5	50～100

また誘発電位は，手術中の大脳・脳幹機能のモニタリングや病棟でのモニタリングとしての役割があるが，これらの測定環境は必ずしもよいとは限らない。特に商用交流雑音（50 または 60 Hz 周波数）を除去するノッチフィルタ（図 4.15 参照）の働きは大きい。しかし多くの誘発電位は信号成分として 50 または 60 Hz をもっているために，ノッチフィルタによる若干の波形ひずみが生ずることを念頭に置く必要がある。

〔3〕 加 算 器

昔は加算平均装置単体で市販されていたが，現在では誘発電位計の中に組み込まれている。加算平均法は刺激点に同期させて時間軸上で同期加算する方法である。ディジタルコンピュータによる加算演算は A-D 変換されたディジタル信号について行われる。例えば最大周波数成分が 250 Hz（図 4.11 のナイキスト周波数参照）をもつ誘発電位であれば，サンプリング周波数は 500 Hz 以上が必要である。すなわち 1 秒間のデータの分析時間に対して通常そのデータを 500 点に分解した後，各点の電位は図 4.33 のように数値化される。そして

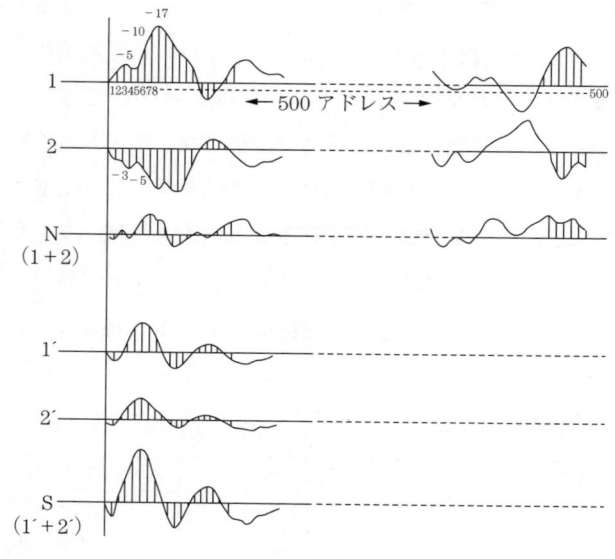

図 4.33 サンプリングデータの加算の様子

各点に対応した 500 個のアドレスにそれぞれの数値が記憶蓄積される。刺激回数ごとに掃引される脳波（この中に誘発電位が含まれている）は，すべてこの過程を繰り返し，つぎつぎと各アドレスに対応した数値を加算していく。したがって一つのアドレスに注目すると，ある刺激による掃引時では正の数値が，またある刺激による掃引時では負の数値がそれぞれ加わる。もしそのアドレスに何回も加算される数値がゼロ（基線と考えてもよい）を挟んで正負の頻度分布（ガウス分布）をしているとすれば，その平均値は統計的にゼロとなる。通常の脳波電位のように，刺激とは関係なく統計的にガウス分布をする電位と仮定した場合には何回も加算した結果限りなくゼロに近くなる。しかし刺激によって生ずる誘発電位のような刺激からほぼ一定の潜時をもって出現する電位は正の電位（正の数値）のみまたは負の電位（負の数値）のみが加算される結果，打ち消されることなくしだいに正の数値または負の数値は大きくなっていく。

　図 4.33 の N（noise；雑音）はこの場合の雑音と考えられる背景脳波 1 と 2 を加算した結果である。また S（signal；信号）はほぼ同じ潜時をもつ誘発電位波形 1′ と 2′ を加算した結果である。雑音である背景脳波は加算すればするほど限りなく N は小さくなるが，S は増加していく。この結果，信号対雑音の SN 比は加算回数によってしだいに大きくなり，誘発電位のみが背景脳波から際立ってくる。

　このように加算平均による SN 比は，加算回数 n に対して，**図 4.34**（a）に示す $\sqrt{n}$ のカーブに従って統計的に改善される。例えば 225 回の加算回数では $\sqrt{225}=15$ 倍に SN 比は改善される。図 4.34（b）はフラッシュ刺激による視覚誘発電位の加算回数 n の増加に伴い誘発電位が明確になり，SN 比が改善される様子を示したものである。

〔4〕　**各種刺激装置**

　誘発電位に使われる刺激には，図 4.26 のような出力波形を出す電気刺激装置と，**図 4.35** のようなトーンバースト音やトーンピップ音またはクリック音を出す音刺激装置とがある。また光刺激装置には，フラッシュ（閃光）刺激器やゴーグルタイプの刺激器およびブラウン管面上に表示して使うパターン反転

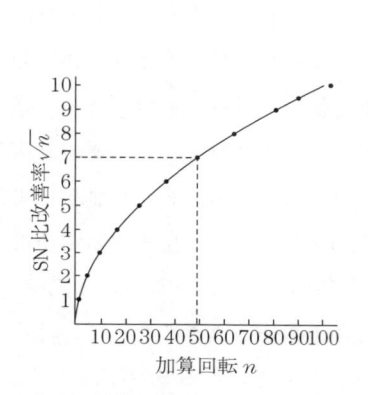

(a) 加算回数 n による SN 比の改善（$\sqrt{n}$ の割合で改善）

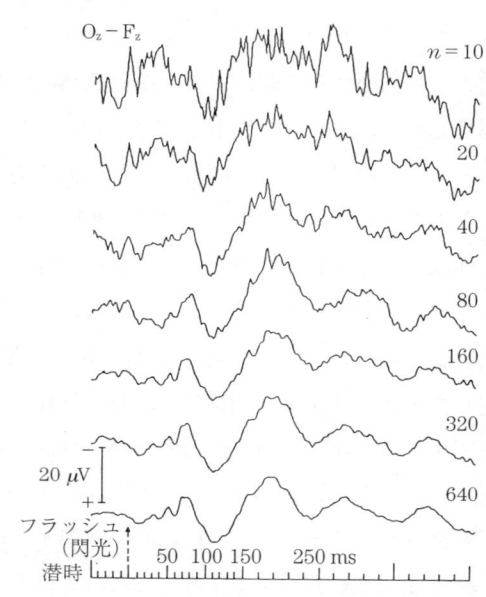

(b) フラッシュ刺激による視覚誘発電位の加算回数に伴う SN 比の改善例

図 4.34 加算平均回数による SN 比の改善

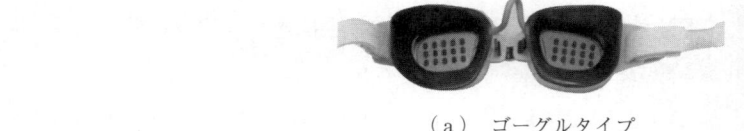

(a) ゴーグルタイプ

トーンバースト　クリック

トーンピップ　フィルタされたクリック

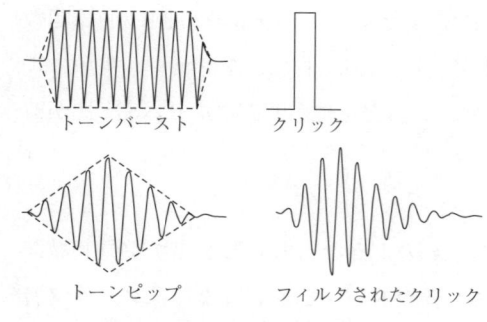

図 4.35 種々の音刺激音の波形

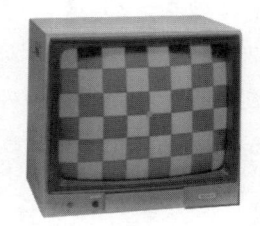

(b) CRT によるパターン反転表示装置

図 4.36 視覚刺激用の光刺激器

刺激器とがある（**図 4.36**）。図 4.27 の単発波やダブル波などの方形波は，体性感覚誘発電位（SEP）測定時にアイソレータを介して使用される。このほか SEP には圧縮空気をパルス状に加える方法やレーザ光を皮膚に照射する方法がある。

図 4.35 の音刺激波は聴覚誘発電位（AEP）測定に使用するが，特にクリック（click）音は聴覚脳幹誘発反応（ABR）の測定に用いる。いずれも音圧は nHL（normal hearing level；正常人の平均自覚聴力レベル）で 80 ～ 90 dB が使われる。図 4.36（a）および（b）は視覚誘発電位（VEP）測定時に使われ，特に（a）のフラッシュ光やゴーグルフラッシュ光よりも（b）のパターン反転刺激で再現性のよい VEP が記録できる。パターン反転刺激の市松模様の大きさは自由に可変することができる。

4.4　脳波トポグラフ装置と脳磁図計

4.4.1　脳波トポグラフ装置

脳波トポグラフ装置（**図 4.37**）は，頭皮上に 12 個以上の電極を接着し，まずそれぞれの電極部位の脳波電位を用いて頭皮上を**図 4.38** のような 5×5＝25 点の正方格子の各電位を計算する。その後にさらに頭皮上の 25 点の間を埋め

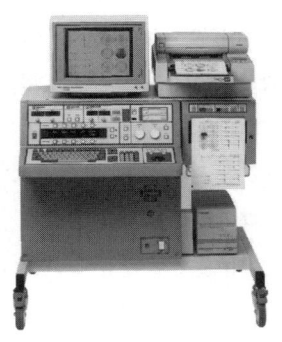

図 4.37　脳波トポグラフ装置（各種データ処理ソフトを含む）

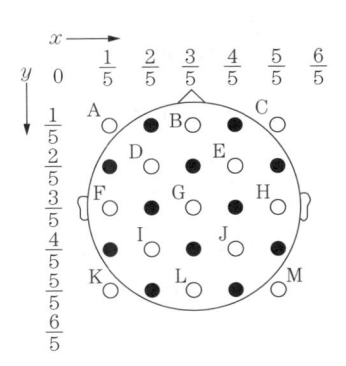

5×5＝25 の正方格子

図 4.38　頭皮上電位分布図作成のための電極配置

る細かな点の電位を**図 4.39** に示すいろいろな補間関数（標本化関数）を用いて計算し，頭皮上の脳波電位であれば等電位分布図，周波数であれば頭皮上に周波数パワー分布図などを描く装置である。

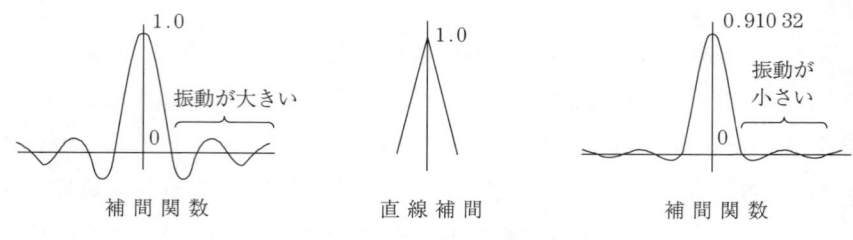

図 4.39 各種の補間関数

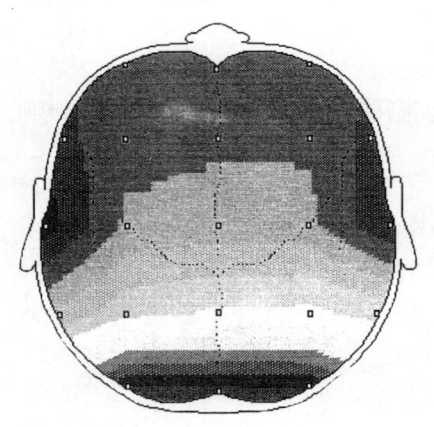

図 4.40 16 チャネル脳波計による正常成人の α 波の等電位分布図（トポグラム）

図 4.40 は 16 チャネル脳波計による正常成人の α 波の等電位分布図である。後頭部に左右対称に α 波が優位に出現しているのが一目瞭然である。また**図 4.41**（a）は，手首の右正中神経を電気刺激した場合に誘発された大脳感覚野（上肢感覚野は中心溝後方に位置する）付近の体性感覚誘発電位（N_{20} 成分）の等電位分布図である。左中心溝を境に＋電位と－電位が左中心部から前方に向かう一つの双極子（ダイポール）の形をしていることがわかる。

さらにこれらの頭皮上の電位分布から逆に大脳内の仮想双極子の発生源をコンピュータにより逆問題として解くことで，その位置を推定する（ダイポール追跡法という）ソフトウェアが普及している。同図（b）は体性感覚誘発電位 N_{20} の発生源の仮想等価双極子の位置を矢印で表示した例である。このような表示法により，例えばてんかん特有の異常脳波である棘波の発生源を計算で推定するソフトウェアが普及している。

4.4 脳波トポグラフ装置と脳磁図計

View：Top

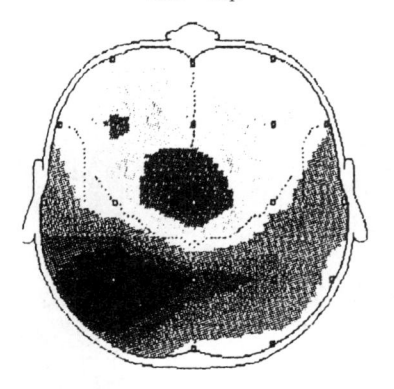

（a） N_{20} 成分の頭皮上の等電位分布図

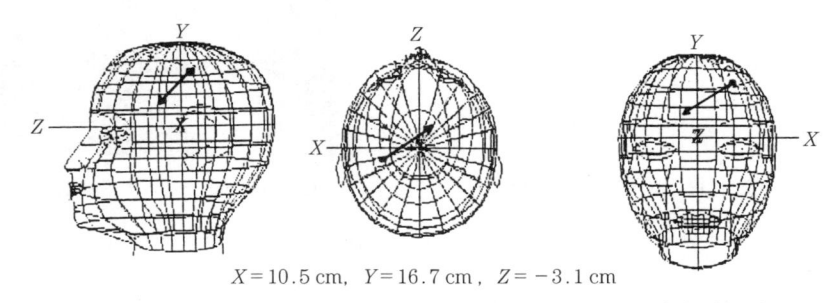

$X = 10.5\,\text{cm}$, $Y = 16.7\,\text{cm}$, $Z = -3.1\,\text{cm}$

（b） ダイポール追跡法による N_{20} 成分の等価双極子の位置と方向（矢印）

図 4.41　右手首正中神経電気刺激による N_{20} 成分の等電位分布図とその発生源の等価双極子の位置と方向

4.4.2 脳磁図計

　脳波や誘発電位には必ず前述のような神経細胞の興奮に伴う発生源があり，その発生源では＋極（source）から－極（sink）に電流が流れることによって生ずる微弱な磁場（地球磁場の 10^{-6} のオーダ）が発生する．この磁場を計測する SQUID 磁束計を用いた脳磁図計が臨床に応用されている．図 4.42 に SQUID 磁束計を用いた 1 チャネルの脳磁図計の構造を示す．

　磁場は電圧と異なり頭蓋骨や頭皮の影響を受けにくいため，脳磁図計で測定された脳磁図を用いて磁場発生源の仮想等価双極子（ダイポール）を推定する

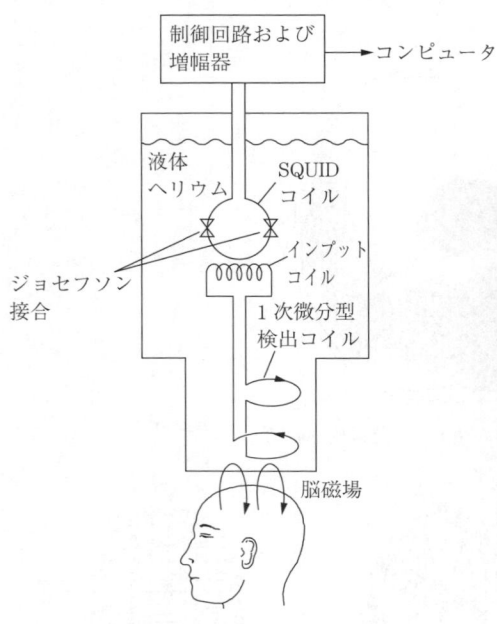

図 4.42 SQUID 磁束計の構造 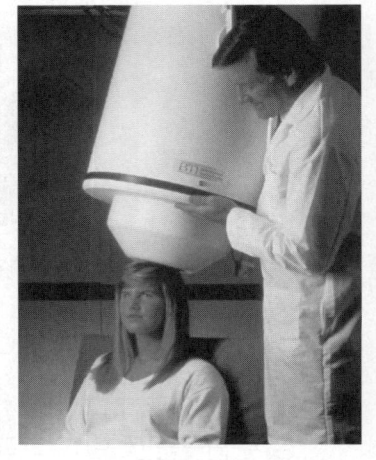　　**図 4.43** 60 チャネル用脳磁図計

ことが容易であることから，てんかん治療前の異常部位診断装置として日本では保険点数化もされている。しかし装置が大掛かりで高価であることから，多くの病院での普及にはまだ時間がかかりそうである。**図 4.43** に 60 チャネルのSQUID を用いた脳磁図計を示す。

引用・参考文献

1) 日本生体医工学会 ME 技術教育委員会編：ME の基礎知識と安全管理，改訂第 5 版，南江堂（2008）
2) 石山陽事編：ME 早やわかり Q & A　⑦脳波計・筋電計・網膜電位計・誘発電位計・眼振計・その他，南江堂（1993）
3) 日本臨床神経生理学会編：ペーパレス脳波計の性能と使用基準 2000，臨床神経脳波学，**28**，pp. 270/276（2000）
4) 電子情報技術協会編：改訂 ME 機器ハンドブック，コロナ社（2001）
5) 嶋津秀昭，石山陽事，他：医用工学概論，臨床工学シリーズ 6，コロナ社

(2007)
6) 石山陽事：脳波と夢，新コロナシリーズ 25，コロナ社（1994）
7) 日本臨床神経生理学会編：改訂臨床脳波検査基準 2002，臨床神経脳波学，**31**, pp. 221/242（2003）

演 習 問 題

【1】 脳波計について誤りはどれか．
1) 内部雑音の許容値は $3\,\mu V_{p-p}$ 以下である．
2) 低域遮断周波数は $0.5\,Hz$ である．
3) 必要な周波数帯域は $1 \sim 40\,Hz$（$-3\,dB$）である．
4) 標準感度は $1\,mm/10\,\mu V$ である．
5) 同相弁別比は $60\,dB$ 以上である．

【2】 耳垂と頭部の電極接触抵抗をそれぞれ r_1 と r_2 としたとき，脳波電位をひずみなく導出するためには差動増幅器の入力抵抗 R との間にどのような関係がなければならないか．
1) $r_1 = r_2 \ll R$ 2) $r_1 = r_2 \gg R$ 3) $r_1 = r_2 = R$
4) $r_1 + r_2 \ll R$ 5) $r_1 + r_2 \gg R$

【3】 ディジタル脳波計について正しいのはどれか．
a. システムレファレンス電極はアース電極と同じである．
b. サンプリング周波数が $200\,Hz$ のとき，ナイキスト周波数は $50\,Hz$ である．
c. 脳波判読時にも再度フィルタ設定（リフィルタリング）が可能である．
d. ナイキスト周波数より高い周波数の混入はエリアシング雑音の原因となる．
e. 移動平均法は基線の揺れなどの低い周波数成分の除去に役立つ．
1) a, b 2) a, e 3) b, c 4) c, d 5) d, e

【4】 筋電計について誤りはどれか．
1) 必要な周波数特性は $5\,Hz \sim 10\,kHz$（$-3\,dB$）である．
2) 入力換算雑音は $10\,\mu V_{p-p}$ 以下である．
3) 電気刺激装置にはアイソレータが必要である．
4) 筋放電の観察にはスピーカが必要である．

5) 標準的感度は 100 μV/div 程度である。

【5】 誤りはどれか。

1) 大脳誘発電位には加算平均法が用いられる。
2) n 回の加算平均では信号対雑音比は $\sqrt{n}$ 倍に改善される。
3) 脳波トポグラムの表示には補間関数が用いられる。
4) 脳磁図の測定には SQUID が用いられている。
5) 脳の電気的活動の発生源の推定には脳磁図より脳波が有利である。

5 医用画像機器の構成と原理

5.1 はじめに

　生体内部の状態を無侵襲的に観察したいというのは，医学者の永い間の願いであった。これを最初にかなえたのは1895年のレントゲンによるX線（レントゲン線）の発見であった。X線吸収が物質によって異なることを利用して，生体構成物質の形状を画像として見ることができるようになり，生体を通過してきたX線量を写真に撮ることによって，はじめて体内の様子を画像として見ることができるようになった。X線透過写真が若者の定期健診に利用され，薬の発達と重なって，若者がたくさん亡くなった結核病がほぼ撲滅されたことは，医学にとっても社会的にもきわめて重要な意義があった。

　1970年代に入り，イギリスのハンスフィールドがX線（最初はγ線）を用い，アメリカのコーマックの画像構成研究と組んで1972年に最初のCT（computed tomography；計算機断層法）を作り脳の断面像を測定した。1979年には二人でノーベル賞を受賞した。上記のX線による画像測定は医学に画期的な進歩をもたらしたが，X線を用いているので，放射線障害の発生が心配され，できるだけX線被曝量が少なく，かつ明瞭な画像が得られるような研究が続けられてきた。

　X線以外に生体の特別な臓器に集まる放射性同位元素（radioisotope, RI）

を極微量注入し、臓器に集まったRIからの放射線を体外から測定して、臓器の位置、大きさや悪性度を解析し、診断に用いる方法も実用されている。おもにγ線放出RIを利用するSPECT（single photon emission CT）および陽電子放出RIを利用するPET（positron emission CT）が実用されている。これらについては後述する。

X線使用機器やRI利用の機器は健康に影響するので、医師または診療放射線技師の管理下でないと使用できない。

1950年頃から放射線を使わない画像診断装置として、超音波診断装置が研究されてきた。現在では放射線を当てたくない場合の画像診断のほか、血流計測、心臓検査、胎児診断などにも広く利用されるようになった。

近年著しく進歩した、磁気を用いた生体断面画像測定装置は、古くから化学分析に用いられてきたNMR（nuclear magnetic resonance；核磁気共鳴）装置を生体断面測定に利用した装置でMRI（magnetic resonance imaging；磁気共鳴像）装置と呼ばれる。使用する磁場が0.2～3.0Tと非常に強いので｛わが国の地磁気（0.5G）の4 000～60 000倍｝、装置に近づくときは磁場に引き寄せられるものや磁場によって故障を起こす機器などを持ち込まないような注意が必要である。

医用画像機器はX線の発見以来100年ほどの間に医療に画期的な進歩をもたらし、さらにX線CTに発展し、1970年代から実用され、現在でも非常に速い速度で進歩しつつある。本書にこれらの画像機器すべてを細部にわたって記述することは困難なので、臨床工学的な見地から重要と思われる画像機器に重点を置いて、その原理と特徴を述べるにとどめる。

5.2　X線映像装置

ここではまずX線CT開発以前のX線映像装置について述べる。1980年代から医療に多大な貢献をしてきたX線透過画像装置は精力的に改良され、現在では少ないX線被曝で、正確な画像が得られるようになってきた。

5.2.1 X線の発生

X線は波長が 0.01 ～ 10 nm の電磁波（量子論的には 10^5 ～ 10^2 eV 程度のエネルギーの光子）であり，原子に高速の電子が衝突したときに発生するものをいう。X線発生に用いられるX線管の構造の原理図を**図 5.1** に示す。X線 CT でも原理的に同じものが用いられている。

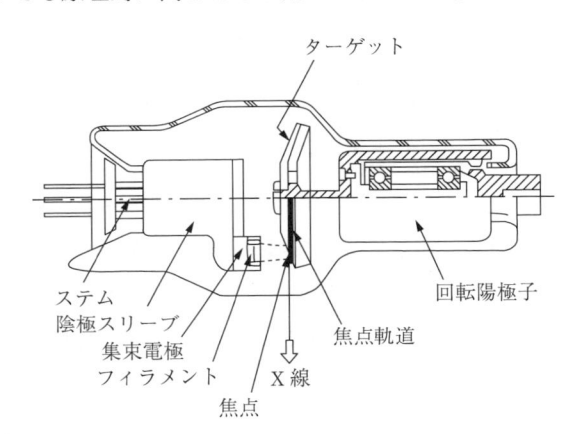

図 5.1 回転陽極型 X 線管

（図中ラベル：ターゲット，ステム，陰極スリーブ，集束電極，フィラメント，焦点，焦点軌道，X線，回転陽極子）

熱陰極で作られた電子は真空に保たれたX線管内において陽極と陰極間の高電場で加速され，陽極のタングステンの焦点に高速で衝突する。高速電子がタングステン原子核の近傍の電場との相互作用で失うエネルギーに相当するX線が発生する（制動放射と呼ばれる）。制動放射で発生するX線の波長は，電子が原子核にどの程度まで近づいて運動エネルギーを失うかによるので，**図 5.2** のような連続スペクトルをもつX線が得られる。

放射線の分野ではエネルギーの単位として eV（電子ボルト，エレクトロンボルト）を用いることが多い。1 eV は電子（電荷 -1.60×10^{-19} クーロン）が 1 ボルトの電位差で加速されたときに得るエネルギーの大きさである。X線の場合，例えばX線管の陽極電圧を 10 kV にすると，加速された電子の運動エネルギーは 10 keV であり，これがターゲットに衝突したときに制動放射で発生するX線の最高エネルギーは 10 keV になる。空間分解能の高いX線画像を得るためには，電子ビームを絞ってできるだけ小さい点状の領域からX線

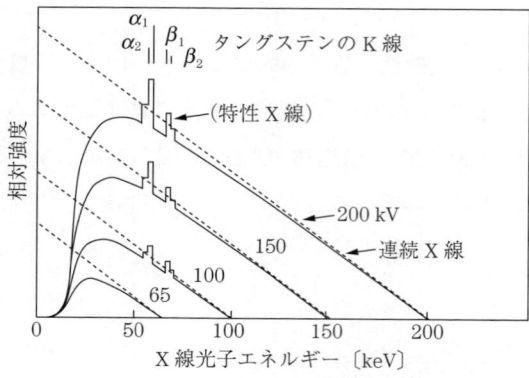

図5.2 タングステンターゲットから発生するX線のエネルギー分布

を発生しなければならない。

ところで診断用に用いられるエネルギー範囲では，電子の運動エネルギーのうちX線になるのは1％以下で，ほかは陽極で熱エネルギーになるので，温度上昇によりきわめて短時間で陽極が破壊されてしまう。現在のX線管の多くは陽極を高速で回転させてこれを防いでいる。

X線は生体には有害なので，必要な方向以外に放射しないように，X線をよく吸収する鉛などの絞りやグリッドで制御している。**図5.3**に胸部測定の例を示す。

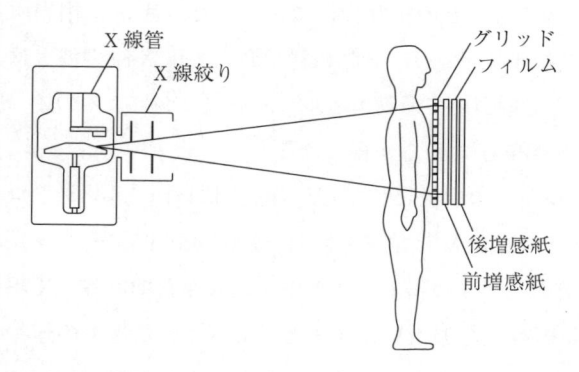

図5.3 X線直接撮影

5.2.2 X 線 の 吸 収

X線画像装置は，X線が生体組織を通過するとき，組織の組成や厚さによ

5.2 X線映像装置

って異なる減弱をするので，その程度を画像化するものである．

　X線の波長は原子の大きさのオーダなので，X線減弱の程度は，生体を構成する原子の種類（原子番号）とその密度とX線が通過した長さで定まる．したがってX線の透過量から生体内部の様子を推測でき，診断に用いられる．60 keV程度以下のX線が物質を通過するとき減弱する機構は光電効果とコンプトン効果であるが，光電効果が大部分を占める．

　光電効果はX線光子が物質の原子に拘束されている電子にエネルギーを与えて電離し，電子とイオンを作って光子は消滅し，大部分のエネルギーは電子の運動エネルギーとなる．励起された原子や電子は生体に影響を与えるので注意が必要である．

　コンプトン散乱はX線光子が電子と弾性衝突して散乱するもので，電子は運動のエネルギーを与えられ，残りのエネルギーは散乱X線となる．散乱X線は元のX線よりエネルギーが減少しているので波長が長くなる．コンプトン散乱の際に電子に与えられたエネルギーは最終的には熱になり，コンプトン吸収と呼ばれる．原子1個当りの光電効果の大きさは厳密には複雑であるが，おおよそ原子番号の5乗に比例し，X線波長の7/2乗に比例する．したがって重い原子ほど光電効果が大きいので，生体では骨と軟部組織のX線減弱の差が明確に画像化できるわけである．これに対し原子1個当りのコンプトン散乱の大きさは原子番号に比例する程度であり，波長依存性も少ない．X線エネルギーを高くするとコンプトン散乱が主役となるが，物質の原子組成による差が少なくなるので，通常の医学診断用には不向きになる．

　X線吸収が物質によって異なることを利用して，生体構成物質の形状を画像として見ることができるようになり，生体を通過してきたX線量を写真に撮ることによって，上記のX線による画像測定は医学に画期的な進歩をもたらしたが，X線を用いているので，医療関係者と患者の双方に放射線障害の発生が心配され，できるだけX線被曝量が少なくなるよう研究されている．

　近年のX線利用画像装置の進歩は著しい．特にX線フィルムや増感紙の進歩，蛍光板による透視，イメージインテンシファイアの開発などにより被曝量

は著しく減少した。

　さらに造影剤投与前後の画像を引き算する方法で，造影剤だけの影響を計算して画像化する方法（サブトラクション撮像法）が開発され，血管像などの精密な測定が可能になった。この方法は後述するCTにも利用され効果を上げている。

5.2.3　X線映像装置

　直接撮影法（図5.3）はレントゲンがはじめてX線写真を撮ったものと原理的には変わっていないが，蛍光剤，感光剤の進歩により，レントゲンの時代より100倍程度高感度となり，その分だけ少ない線量で撮影が可能になっている。

　現在のフィルムカセットは，両面に感光乳剤を塗布したフィルムを前後2枚の増感紙が挟む構造になっている。増感紙にはX線により蛍光を発生する蛍光剤が塗られている。フィルムカセットの前面には薄い鉛板を格子状に配置して，X線源から直進してくるX線のみを通過させ，撮影対象から発生する散乱X線をフィルムにできるだけ到達させないようにする。

　フィルムの代わりに蛍光板を置き，これを暗室で直接観察する直接透視法は永く用いられてきたが，像が暗いことと観測医師のX線被曝が大きいことにより，現在はイメージインテンシファイア（蛍光増強管）とテレビ撮像管を用いたX線テレビに置き換えられている（**図5.4（a）**）。

　イメージインテンシファイアは図5.4（b）のような構造をもっている。入射X線により入力蛍光面で発生した蛍光に応じて，これに接した光電面で光電子が発生する。これを30 kV程度の高電圧で加速，集束して出力蛍光面に当てて，改めて可視光像を得る。像の縮小率にもよるが，出力蛍光面の輝度は入力蛍光面輝度の数千倍にもなる。これをテレビカメラで測定しテレビモニタで観察する。

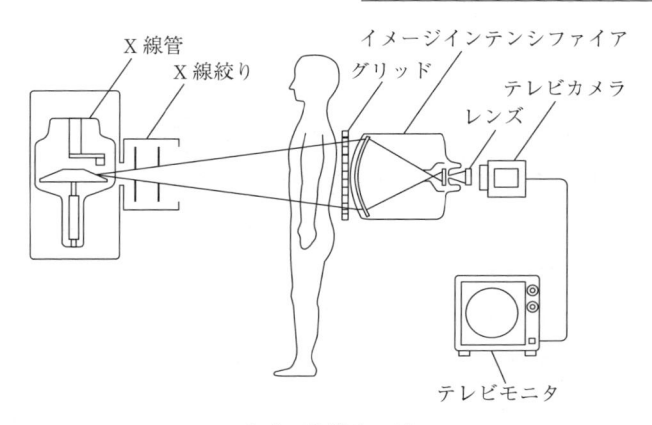

(a) X線テレビ

(b) イメージインテンシファイア

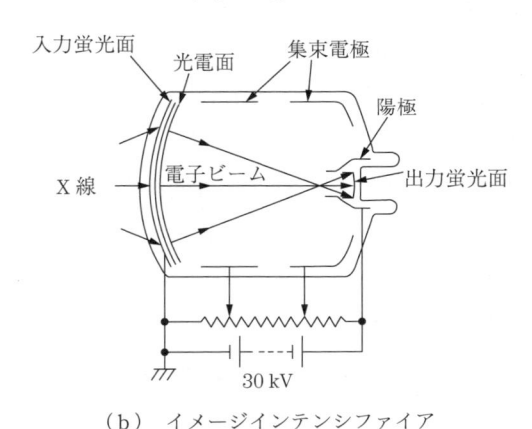

図 5.4

5.2.4 ディジタルX線映像技術

　X線撮影データをディジタル化することにより，画像処理，画像伝送，画像記憶などにおけるディジタル技術を活用する手法はいろいろと発表されており，名称も必ずしも統一されていない。比較的単純なものとしては，5.2.3項に述べたX線テレビ系のようにテレビ信号の段階でA-D変換してディジタル化するもので，ディジタルフルオログラフィ（digital fluorography）と呼ばれている。

また最近一般的になったものとして，コンピューティッドラジオグラフィ（CRまたはディジタルラジオグラフィ，DR）がある。

CRではイメージングプレート（IP）と呼ばれる特殊なX線センサを用いる。IPはユーロビウムイオンを微量添加したハロゲン化バリウム蛍光体の微結晶を塗布したものである。この蛍光体はX線による1次励起によりX線の強度が記憶され，その後に可視光による2次励起を行うと，1次励起の強度に比例した強い発光（光輝尽発光）が得られる。実際には通常の直接撮影のフィルムと同様にしてX線撮影を行い，撮影後のIPを細いレーザビームで走査して輝尽発光量を光電子増倍管で電気信号に変換し，A-D変換によりディジタル信号として記憶する。IPは従来のX線フィルム，蛍光板などに比べて感度が1桁以上高く，かつ直線範囲が2桁以上広い。このため高精度のディジタルデータが得られ，広範囲の任意の濃度階調特性をもつ画像が得られる。

いろいろなディジタル画像処理技術の応用については省略するが，典型的な例としてディジタルサブトラクション血管撮影法（digital subtraction angiography，DSA）について説明しておく。血管内にバリウム系の造影剤を注入して血管の走行状況を画像化することは臨床的によく用いられる技術であるが，通常のX線撮影では複雑な臓器の影響でなかなか明瞭な血管像は得られない。そこでまず造影剤注入直前の測定画像データを計算機に記憶しておき，造影剤注入後の測定画像から減算すると，造影剤の影響を受けない骨や筋肉などの背景は消えて，造影剤が流れ込んでX線透過度が変化した部分（すなわち血管部分）だけが浮き出た図5.5のようなサブトラクション画像が得られる。また造影剤注入後につぎつぎと撮影した画像間の差分画像を求めると，造影剤濃度の時間的変化をとらえることができ，血行動態の情報が得られる。この手法は後述する最新のX線CT

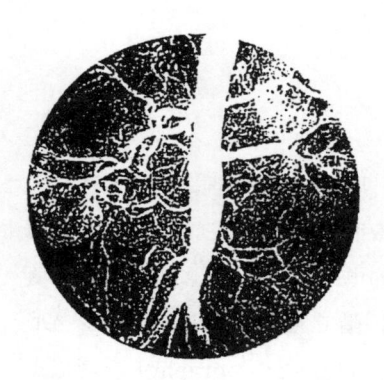

図5.5 大動脈血管のサブトラクション画像

でも利用されている。

　最近フラットパネルディテクタ（FPD）がCRやDRの代わりに使用されるようになってきた。FPDには2種類あるが，原理的には，イメージインテンシファイアとテレビカメラの組合せの代わりに，シンチレータまたはアモルファスセレンでX線を受け，前者では光をシンチレータと一体化したフォトダイオードと電荷蓄積素子を用いてディジタル化し実時間で表示できる。後者ではアモルファスセレンがX線を受けて生成した電離電荷に高電圧を加えて増幅し，電荷蓄積素子でディジタル化する。いずれも今後改良されて広く使用されるようになると思われる。DRやFPDは実時間計測表示可能であるが，X線被曝に注意が必要である。

5.3　X　線　CT

　X線CT（X-ray computed tomography；X線計算機断層法）の考え方は，ほかのCTにも共通しているので少し丁寧に説明する。測定結果を数値データに変換して計算機処理することで測定されるので，計算機断層法（computed tomography，略してCT）と呼ばれる。

5.3.1　X線の吸収と吸収係数の断層図

　まず物質中でのX線の減衰の仕方を理解しておくことが必要である。ある波長のある強度をもつX線がある物質を1m進むときに強度が元の$1/\beta$に減衰するとすると，2m進むと$(1/\beta)^2$，x〔m〕進むと$(1/\beta)^x$になるであろう。すなわちX線の強度は距離に対して指数関数的に減衰することになるから，X線強度の対数は距離に対して直線的に減衰する。したがってX線の入射強度をI_0とし，ある物質を厚さXだけ透過した後の強度を$I(X)$とすると，両者の比の対数は距離Xに比例するはずで

$$\ln\left\{\frac{I(X)}{I_0}\right\} = -\mu X$$

　または

$$I(X) = I_0 e^{-\mu X}$$

と表されることになる(これをベールの法則という)。μ を X 線の吸収係数という。なおこれは 5.2.2 項で述べた X 線減弱の大きさを散乱も含めて表現しており,本来は減衰係数あるいは減弱係数と呼ぶべきであるが,伝統的に吸収係数と呼ばれている。

さらに一般の場合として,不均質な物質で吸収係数が場所の関数 $\mu(X)$ であるとき,厚さ d の物質を透過してきた X 線の減衰量(電気工学などの分野では一般に入力と出力の比の対数を減衰量と呼ぶ)は

$$\ln\left\{\frac{I(X)}{I_0}\right\} = \int -\mu(x)\,dx$$

のように,吸収係数の距離についての積分値で与えられることになる。

非常に簡単な場合について X 線吸収係数の断層図を得る方法を考えてみよう。図 5.6 のように,X 線吸収係数が未知の物体のある断面が四つの正方領域(1 辺の長さ 1 m)に分けられ,それぞれの領域内では吸収係数が一定であるとしよう。十分細い X 線ビームを用いて,図 5.6 に示した四つの経路について X 線の減衰量が P_1, P_2, P_3, P_4 と測定されたとする。四つの領域の吸収係数が μ_1, μ_2, μ_3, μ_4 であるとすると

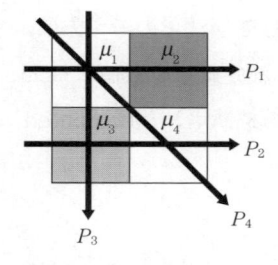

図 5.6 CT の原理(1)

$$\mu_1 + \mu_2 = P_1$$
$$\mu_3 + \mu_4 = P_2$$
$$\mu_1 + \mu_3 = P_3$$
$$\sqrt{2}\,\mu_1 + \sqrt{2}\,\mu_4 = P_4$$

であるから,この連立 1 次方程式を解けば未知の吸収係数 μ_1, μ_2, μ_3, μ_4 が求められ,吸収係数の断層図が定量的に得られたことになる。未知領域をもっと細かに分けて考えるときには,もう少し丁寧な議論をしなければならないが,いろいろな方向の測定を行えば同じ考え方で断層図が得られることが想像できよう。実際,最初の X 線 CT 画像はこのような考え方で得られた。

5.3.2 逆投影による吸収係数画像の再構成

実際のX線CT装置ではもう少し巧妙な手法で断層図を得ている。数式を用いた正確な説明は専門書に譲り，ここでは直観的な説明にとどめる。

図5.7（a）のように，ある断面内のある方向についてX線源とX線検出器の対を直線的に走査すると，この方向についてX線の減衰量の1次元分布

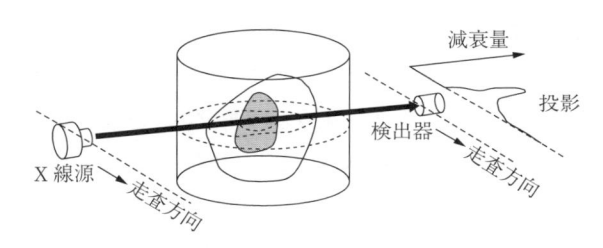

（a） 投影データの取得

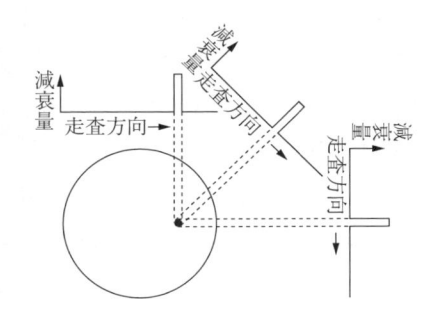

（b） 点状吸収体の投影データ

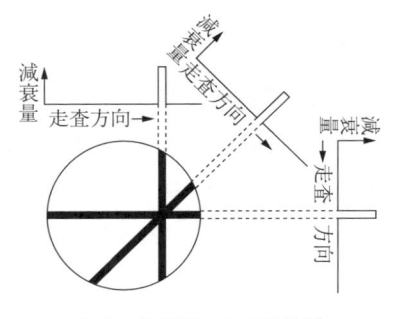

（c） 投影データの逆投影

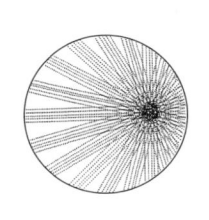

（d） 逆投影再構成像

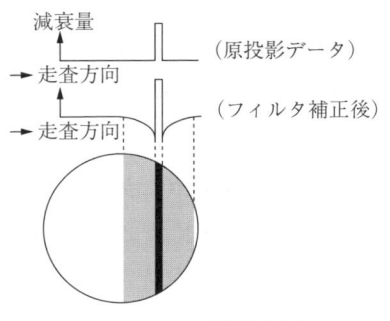

（e） フィルタ補正逆投影

図5.7 CTの原理（2）（フィルタ補正逆投影法）

が得られる。これは未知の2次元X線吸収係数分布の影絵のようなものであり，投影と呼ばれる。あらゆる方向の影絵から元の物体の像を求める（再構成と呼ぶ）にはどうしたらよいだろうか。

簡単のために対象断面内に一つだけ微小なX線吸収体がある場合を考えよう。このとき各方向で図5.7（b）のような投影が得られるはずである。吸収体は影が得られた走査線上にあるはずであるから，少し荒っぽく考えて，図（c）のように影の濃さに応じて対応するX線経路上を塗りつぶしてしまおう。これは逆投影と呼ばれる。あらゆる方向の投影を逆投影すれば，吸収体のある位置はほかの部分より濃く塗りつぶされ，図（d）のように元の吸収係数分布が一応は再構成できることがわかる。しかし吸収がないはずの領域も，ある濃さになってしまい，ぼけた画像しか得られない。ところでこのぼけは適切な線形フィルタ処理で取り除くことができる。直観的に投影を線形フィルタで処理し図（e）のように補正した上で逆投影すれば，元の吸収係数分布がぼけなしに再現されることが想像できよう。図では負の濃度が表現できないのでわかりにくいが，真に吸収体が存在する部分では各方向からの逆投影がすべて正の濃度で足し合わされるのに対し，吸収体が存在しない部分では逆投影の正負が打ち消されてゼロになるのである。これはフィルタ補正逆投影法と呼ばれ，現在のCT装置で用いられている基本的な手法である。

微小領域1箇所だけに吸収が存在するという特殊な場合で説明したが，投影，フィルタ補正処理，逆投影のいずれも線形操作であるから，一般に断面内で吸収係数が複雑に分布していても，これを微小領域の集まりと考えれば，上記の処理で元の吸収係数分布が再構成できることになる。

5.3.3　X線CTの構成

X線CT装置はX線ビームを走査（scan）してデータを取得し計算機で再構成するので，CTスキャナと呼ばれることも多い。適当な方法で，対象領域の狭い幅の断面がすべての方向からのX線ビームで走査されるように，X線管とX線検出器の組合せを固定し，図5.8のベッドに患者を固定して測定部

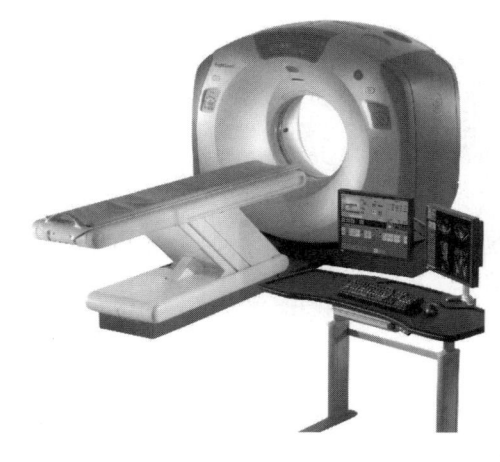

図5.8 X線CT装置
(GE提供)

がガントリーの所定の位置になるようにベッドの位置を固定し，X線CTのガントリー内で回転させ，得られた減衰量データを計算機で処理して吸収係数の断面図を再構成し，表示装置に画像として表示する．X線管の制御，検出器の感度補正，X線管とX線検出器の組合せ，機械的走査の制御，データの取込み，表示装置の制御，データの記憶，操作卓とのやり取りなどシステム全体の情報の流れは複雑であり，複数個のマイクロプロセッサを組み合わせて全体が制御されている．

X線管とX線検出器の組合せ，およびそれを走査する方法は歴史的に変遷があり，現在もいくつかの方式が非常に速い速度で開発・改良されつつある．

図5.9（a）は現在最も広く使用されている方式の原理を示す．X線管から扇状（ファンビームと呼ばれる）にX線を放射させ，測定対象を透過したX線を円弧状に配置した多数のX線検出器で検出する．このX線管と検出器の相対位置を固定したまま回転できるようにした図5.8に示したドーナツ形の装置（ガントリー）の中心付近の撮影領域に置かれた被測定対象の周囲を回転させ，多数の投影データを検出器で検出し，取得する．1断面のデータを取得するのに初期には2〜10秒かかっていたが，現在では0.5〜2秒程度になった．

X線検出器としては電離箱方式の高圧キセノンガス電離箱検出器から半導体検出器に移った．半導体検出器としてはX線を受けてその強さに比例する

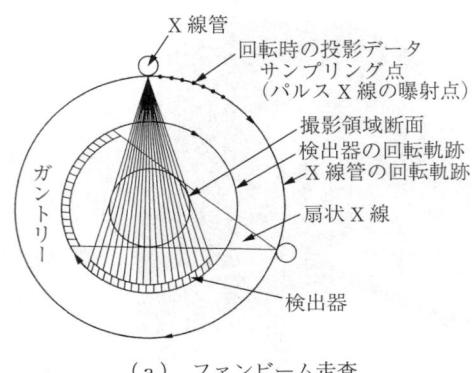

(a) ファンビーム走査

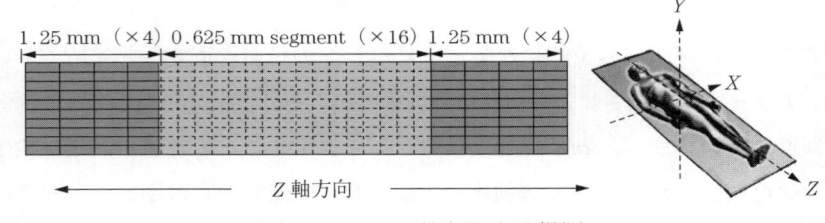

(b) 16スライス検出器（GE提供）

図5.9 ファンビーム方式

光に変換するシンチレータと，その光を受けるフォトダイオードとの組合せが多い。この検出器を多数並べて図5.9（b）に一例を示す検出器として使用する。この例では横方向が体軸方向で，縦方向が体の横断面方向である。図5.9（a）からわかるように，ファンビームX線の回転とともにこの検出器全体が体軸を中心として回転するので，図5.9（b）に示す縦に並んだ検出器1列が同一生体断面を各方向から通過してきたX線を測定することになるのでスライスという。図5.9（b）の場合，検出器の幅（スライス）は左右4列ずつが1.25 mm，中央の16列が0.625 mmである。通常は中央の16列の部分だけを使用するので，生体断面厚さ（スライス）0.625 mmの断面の状態を計算できる。この検出器の場合，中央部の幅の狭い部分が1列当り10個の検出器で，16列あるので，0.625 mm×16＝10 mm幅の生体断面の測定が精密にできる。回転中のデータを集めてそれぞれの方向から見た断面を構成し，これ

を回転中の各方面から見た断面像として，精密に断面を再構成する．

しかし前述したように，1秒程度でファンビームは1回転してしまうので，この間に160個の検出器からのデータを時々刻々取り出して処理するのは容易ではない．そこでDAS（data acquisition system）というデータを時々刻々A-D変換し計算機に送り込むシステムが開発され，これによって高速，高精度のCTが可能になった．図5.9（b）の両端4列ずつの検出器は普通は使用しない．

検出器としてはスライス幅，スライス数，1スライス当りの検出器数の異なるいろいろなタイプがある．現在スライス数としては，64スライスまで実用され，128スライス，256スライスの開発が進んでいる．

全身を測定したい場合は，検出器を多数列並べて測定する代わりに，ヘリカルスキャン方式が考案された．これは，図5.9に示したようにガントリー内でX線源と検出器の組を高速で回転させながら，被検者が寝台ごとガントリーを通過するようにすると，模式的に，X線源は**図5.10**に示すような軌跡を描いて患者の周囲をヘリカルに回転したことになる．したがってX線源と対向して回転している図5.9（b）に示した検出器の特定のスライスでいつも同じ

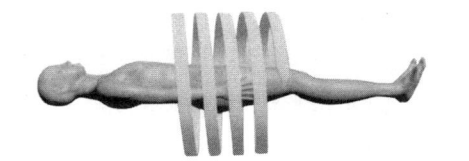

寝台が移動した状態で撮影

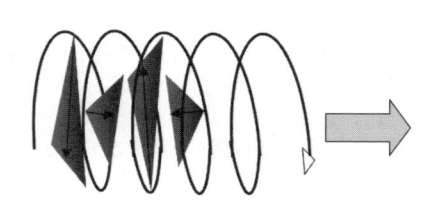

同一生体断面を見るには計算機に保存したデータから補正して求める．

投影データが体軸方向にすべて違う位置にある

図 5.10 ヘリカルスキャン方式（GE 提供）

生体断面を通過してきたX線を検出できず，図5.10に示したヘリカルなX線源から出たX線を測定したことになる。これをDASによって時々刻々計算機に蓄えられた情報から補正し，そのときどきの特定断面の吸収情報を得て，生体の全断面の状態を再構成する。これをヘリカルスキャン方式と呼ぶ。

5.3.4　X線CTの性能

　CT画像の原理的な空間分解能は，どのくらい細いビームでどのくらい細かいピッチで走査するかにより定まるが，現在の最高性能は0.25mm程度といわれている。これは断面内の2次元的な空間分解能の限界であるが，実際には3次元の分布をもつ生体を対象とするときには，どの程度の厚みで断面データを取得するか（スライス厚）により3次元的な空間分解能が左右される。通常の目的では0.5〜10mmのスライス厚が用いられるが，微細な構造を対象とするときにはより薄い（0.25mm程度まで実現されている）スライス厚とする。前述したヘリカルスキャンにより適当なスライス厚で連続的に全身の画像が得られるようになり，測定範囲，測定時間が著しく改善された。また心拍と同期して測定する方法も開発され，3次元像を測定できるようになった。

　ある断面の投影データをとっている間に心拍動，呼吸運動．その他により対象部位が動いてしまえば正確な再構成は行えないわけで，実質的な空間分解能は低下してしまう。このため全投影データを取得するのに必要な時間（スキャン時間）はできるだけ短くしたい。これは患者のX線被曝量を少なくするためにも重要である。1個のX線管と1個の検出器を機械的に走査した最初の装置では数分間のスキャン時間を必要としたが，現在は全身用の高級機で5秒，普及機で数十秒程度となっている。

　X線CT画像は被測定対象のX線吸収係数の定量的画像であり，画像上の明るさはその部位のX線吸収係数の大きさに定量的に対応している。このように高速で精密な画像が得られるようになると，臓器の3次元表示や骨などの高X線吸収臓器を除いて血管系などの軟組織だけにしたり，前述の造影剤投与前後の引き算画像（サブトラクション像）を用いて心血管の3次元造影など

も容易に作成できる。

　X線吸収係数の大きさを表すのに，CT値（単位はCTの発明者Hounsfieldにちなんで Hounsfield Unit，または HU または H と略す）と呼ばれるものが用いられる。これは媒質の吸収係数を水を基準として相対的に表現したもので，対象組織の吸収係数 μ と CT 値はつぎの関係にある。

$$\text{CT 値} = \frac{\mu - \mu_w}{\mu_w} \times 1\,000$$

ここで μ_w は水の吸収係数である。したがって，水のCT値は0であり，空気（吸収係数はほぼ0）のCT値は$-1\,000$ HUとなる。ところで骨の吸収係数は水のほぼ2倍であり，CT値はほぼ$1\,000$ HUとなる。したがって，生体のCT画像ではCT値の範囲は $-1\,000 \sim +1\,000$ となるわけであるが，代表的生体組織のCT値を挙げると，血液12，軟部組織 $20 \sim 60$，凝血 $60 \sim 80$，脂肪-100，石灰化 $80 \sim 1\,000$ であり，腫瘍の診断などでは周囲の正常組織とのたかだか10程度のCT値の差が問題にされる。どのくらい微小な吸収係数の差が検出できるかの限界（濃度分解能，低コントラスト分解能などと呼ばれる）はX線被曝量，要求する空間分解能などいろいろなパラメータに依存するが，軟部組織で5 HU程度の差があればかなり明確に識別可能とされている。吸収係数にして0.5％の差が検出可能なわけであり，X線CTがいかに優れた性能をもっているかがわかる。画像再構成自体は数値的に行われて，このような精度で最終画像データが得られるが，画像表示装置の階調特性には限りがあるので，人間の目で識別しやすいように，目的に応じて任意のCT値範囲を選んで（ウィンドウ機能などと呼ばれている）白黒画像化できるようになつている。

5.3.5　X線CT応用技術

　装置の進歩によりスキャン時間が大幅に短縮されて，1回転0.5秒程度が実現された結果，単なる断面像読影以外の診断技術が発展してきた。
　一つはできるだけ高速で多断面をスキャンし，対象を立体的に観察しようと

するものである。これは X 線 CT が臨床応用され始めた初期から試みられていたことではあるが，高速スキャンと検出器のスライス数の増加により，体動の影響の少ない高品質断面像を短時間に多数取得するようなことが，DAS 高速化による大容量の高速メモリ，高速演算装置の導入などによって実用期に入った。実際に撮影したスライスとスライスの間のスライスを補間により構築して表示したり，ヘリカルスキャンで横断面以外のいろいろな断面をディスプレイ上でカーソルで指示するだけで瞬時に構築，表示するレベルに達している。また初期の X 線 CT では不可能であった造影剤を用いた血管構築の立体的な観察も有効に行えるようになった。

発展の目覚ましい画像処理技術，画像表示技術（コンピュータグラフィックス）を応用して，対象の表面を 3 次元表示し，心臓の 3 次元表示，冠動脈の診断，いろいろの臓器の手術計画に役立てることなどが実用化されている。ヘリカルスキャン CT を用いた 3 次元画像も実用されている。さらに造影剤を注入しながら同一断面の高速スキャンを経時的に行い，観察部位の造影剤濃度の時間経過を分析して種々の循環情報を得ることもできる。ヨード系の血管造影剤を静注するものと，非放射性キセノンガスを肺から吸入させる方法などがある。また先に説明したサブトラクション法を利用して造影剤の濃度変化を動画像として観察することなども行われている。

以上のように，実時間 CT やマルチスライス CT などが開発された。同時に放射線被曝の低減の努力もなされたが，放射線被曝に注意しなければならない。

5.4 MRI

MRI は magnetic resonance imaging（磁気共鳴イメージング）の略称であり，古くから化学分析などに利用されてきた核磁気共鳴（nuclear magnetic resonance, NMR）現象を利用した画像装置である。

MRI は原理，実用技術ともにかなり高度の物理学，数学を用いないと完全な説明はできないが，ここでは，原理の初歩的理解，代表的な画像化の手法の定性的理解にとどめることにする。

5.4　MRI

5.4.1　核磁気共鳴

　物質を構成する原子は正の電荷をもつ原子核と負の電荷をもつ電子からなっている。電子は自転（スピン）しながら，原子核の周囲を回って（公転）いる。

　電子の自転と公転はいずれも微小な環状電流と考えられ，それぞれ微小な棒磁石と同じ形の磁場を発生している。通常は，これらの微小磁石はばらばらの方向を向いているから，磁場はたがいに打ち消し合って，全体としてはゼロであるが，物質に外部磁場が加えられると，これらの棒磁石の大きさが変わったり，方向がそろえられたりすることによって，真空中と比べて磁場が強くなったり，弱くなったりする。これが通常われわれが観測している物質の磁性である。ところで原子核は陽子（プロトン）と中性子（ニュートロン）で構成され，陽子あるいは中性子が奇数の原子核をもつ原子は自転していると考えられるものがあり，やはり回転する微小な棒磁石と考えられるが，非常に弱いものなので，通常の意味での磁性にはほとんど寄与しない。しかし強い静磁場の下では，特定の周波数の高周波磁場と共鳴してエネルギーを吸収，放出する。これを核磁気共鳴現象という。

　核磁気共鳴現象を直観的に理解するには，コマの歳差運動（みそすり運動）図5.11（a）を思い出すのがよい。普通にコマを回したときに回転が遅くなりコマが倒れかかるときに観測される運動で，コマは自転しながら，鉛直軸の

（a）コマ　　　　　（b）磁場中を回転する棒磁石

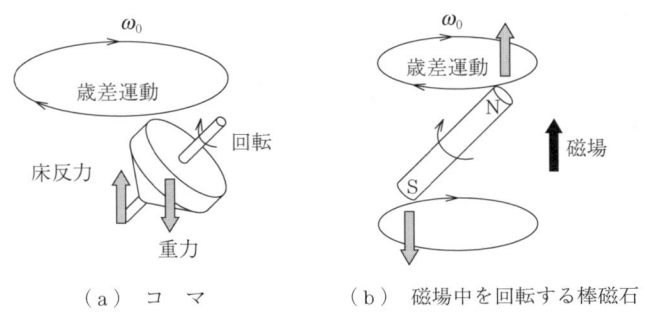

図 5.11　コマと核磁気の歳差運動の模式図（みそすり運動）

回りにみそすり運動をする。この歳差運動の周波数はコマが自転を続けようとする回転に対する慣性力と，コマを倒そうとする（コマの回転軸を回転させようとする）重力とコマを支える床反力による偶力で決定され，みそすり運動に入ったコマは摩擦などによるエネルギー損失がなければ，永遠にこの運動を続ける。

核磁気の場合図 **5.12** に示すように原子核が回転する棒磁石と考えられる。自転の軸を回転させようとするのは（コマの場合の重力），静磁場によるこの棒磁石に働く磁気的な偶力である。この運動を正確に理解するには少し高度な力学の知識を必要とするので省略するが，この歳差運動の周波数 f_0（ラーモアの周波数と呼ばれる）は，加えられている静磁場の強さ H_0 に比例し

$$f_0 = \frac{\gamma H_0}{2\pi} \quad \text{または} \quad \omega_0 = 2\pi f_0 = \gamma H_0 \tag{5.1}$$

となる。ここで γ は磁気回転比と呼ばれる原子核の種類によって定まる固有の定数であり，**表 5.1** に示す。この表からもわかるように，歳差運動をするのは，少なくとも陽子または中性子いずれかの数が奇数の原子核だけである。

多数の原子核がまとまってこのような歳差運動をしている状態が核磁気共鳴状態であり，この歳差運動の周波数が共鳴周波数である。

このような磁気共鳴状態にするには例えばつぎのようにする。まず強い静磁場をかけて，多数の回転する棒磁石（原子核）の回転軸を磁場の方向にそろえ

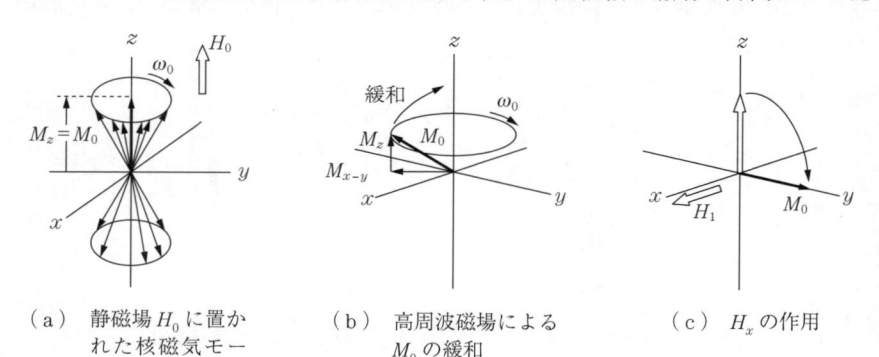

（a）静磁場 H_0 に置かれた核磁気モーメント M_0

（b）高周波磁場による M_0 の緩和

（c）H_x の作用

図 **5.12** 巨視的核磁気 M_0 の挙動と核磁気共鳴現象

表 5.1 生体内で MRI の測定対象となるおもな核種と性質

核　種	磁気回転比 $\gamma/(2\pi)$〔MHz/T〕	自然存在比〔%〕	相対感度比	共鳴周波数〔MHz〕		
				0.5 T	1.0 T	1.5 T
^{1}H	42.576	99.98	1.00	21.29	42.58	63.86
^{2}H	6.536	1.5×10^{-2}	9.65×10^{-3}	3.268	6.536	9.804
^{13}C	10.705	1.108	1.59×10^{-2}	5.353	10.71	16.06
^{14}N	3.076	99.63	1.01×10^{-3}	1.538	3.076	4.614
^{15}N	4.314	0.37	1.04×10^{-3}	2.157	4.314	6.471
^{19}F	40.054	100	0.833	20.03	40.05	60.08
^{23}Na	11.262	100	9.25×10^{-2}	5.631	11.26	16.89
^{31}P	17.235	100	6.63×10^{-2}	8.618	17.24	25.85

ておく．つぎに適当なコイルを用いて静磁場と直交する方向に上記の共鳴周波数にちょうど一致する周波数の高周波正弦波磁場をかける．この高周波磁場はたがいに反対方向に回転する二つの回転磁場に分けて考えることができ，棒磁石の歳差運動の方向に一致して回転する磁場に着目すると，この磁場はいつも棒磁石の回転軸を回転させるように作用する．ある時間だけこのような高周波磁場を加えると，棒磁石は歳差運動をしながらだんだん回転軸が回転して倒れていき，ちょうど最初の方向から 90° 回転した状態で高周波磁場を止めれば，以後はその状態で歳差運動を続けるであろう（このようにして共鳴状態にすることを 90° パルス法と呼ぶ）．この状態になれば共鳴周波数の回転磁場が発生しているから，コイルに発生する電磁誘導起電力によりこれを検出できる．

生体組織の大部分は水であり，したがって水素原子核（プロトン）が最も多いが，幸いなことにプロトンは核磁気共鳴現象が最も強い原子核であり，通常の MRI 装置はプロトンの核磁気共鳴強度の空間的分布を画像化している．なお核磁気共鳴信号の強さは一般に加えられる静磁場の強さに比例するので，実際には非常に強く（0.02〜3 T（テスラ）），かつ広い範囲で一様性の高い静磁場が必要になり，大がかりな空心の常電導コイル，永久磁石，あるいは超電導コイルが必要になる．

5.4.2　画　　像　　化

画像化の手法は非常にたくさんあり現在も発展中であるが，ここでは最も代

表的な手法について定性的に理解するにとどめる。

〔1〕 **線形傾斜磁場**

手がかりとなるのは静磁場の強さに応じてプロトンの歳差運動の周波数（共鳴周波数）が異なることであり，これを利用して3次元的な広がりをもつ生体のある部分のみのプロトンの量を選択的に測定することが目標となる。このために一様な強い静磁場を発生するコイルのほかに，対象領域で磁場の強さが空間的に分布をもつように設計した，制御しやすい比較的小電流のコイルを用意する。実際には画像再構成のアルゴリズムを簡単にするために，磁場の強さが空間的に直線的に変化するように設計される。最終的に3次元的な空間分解能を得るためには，磁場を2軸方向に発生させるとして，その強さがそれぞれ X, Y, Z の3軸方向に直線的に傾斜しているような分布をもつ独立な3組のコイルを用いる。

〔2〕 **選択励起法**

基本となる Z 軸方向の一様静磁場のほかに，Z 軸方向に傾斜している磁場を加えた状態にしておく。このとき3次元的に分布しているプロトンの共鳴周波数はプロトンの位置の Z 座標により異なるから，ある周波数の90°パルスを加えると，これに一致する共鳴周波数をもつプロトン，すなわちある Z_0 座標の断面内に存在するプロトンの歳差運動だけが励起されて共鳴状態になる。これによりまず一つの断層面が選択される。

〔3〕 **読出し傾斜磁場**

上記により $Z=Z_0$ の断層面内のプロトンはすべて一定の周波数でかつ位相がそろって歳差運動を続ける。ここでさらに X 軸方向に傾斜している磁場を加えると，以後の歳差運動は各プロトンの X 座標により異なることになるので，観測される共鳴信号のある周波数成分の大きさだけに着目すれば，対応する X_0 座標の位置に存在するプロトンの密度に対応していることになる。以上で，ある Z_0, X_0 座標をもつ直線上のプロトンの量の総和が測定できることになる。

〔4〕 位相エンコード傾斜磁場

さらに Y 軸方向の空間分解能を得るために以下のような工夫をする。90°パルスを与えてから読出しを開始するまでの間で，一定期間 τ だけ一定の強さの Y 軸方向に傾斜している磁場を加える。するとこの期間だけ歳差運動の回転速度が変わることになり，しかもその変わり方はプロトンの位置の Y 座標により異なる。これにより以後に読み出される共鳴信号の位相が変わるから（この意味でこの磁場を位相エンコード磁場と呼ぶ），もしプロトンが1点に集中して存在すれば，Y 軸傾斜磁場を加えたときと，加えないときの読み出される共鳴信号の位相差から Y 軸座標も特定できる。しかしプロトンが Y 軸方向に分布して存在すると，いろいろな位相をもつ共鳴信号を足し合わせたものが観測されるだけであり，これらを分離することはできない。そこで Y 軸傾斜磁場をかける期間を $\tau_0, 2\tau_0, 3\tau_0, \cdots$ のように変化して測定を繰り返すと，測定ごとの共鳴信号の位相の変わり方がプロトン位置の Y 座標で異なってくるので，ある変わり方をする成分だけを取り出すことにより，特定の Y_0 座標位置のプロトン密度を求めることができる。

〔5〕 2次元フーリエ変換法

以上は2次元フーリエ変換法と呼ばれるものの定性的説明であるが，少し数式を使って説明し直しておこう。

まず選択励起により，ある Z 座標をもつ断面を励起する。実際にはある厚みをもつ断面（スライス）を励起することになり，励起パルスの波形を工夫することにより，このスライスの厚みも選ぶことができる。このスライス面内のプロトンはすべて ω_0 の角周波数で歳差運動を始め，時刻 t におけるプロトンの歳差運動の回転角は

$$\phi = \omega_0 t \tag{5.2}$$

と表されるはずである。ところが位相エンコード磁場が加えられると，$y=y$ の位置のプロトンは，y 方向の傾斜磁場の勾配 (T/m) を G_y とすると，期間 τ だけ歳差運動の角周波数が

$$\omega_1 = \gamma(H_0 + G_y y) = \omega_0 + \gamma G_y y \tag{5.3}$$

に変わるので，位相エンコード磁場が切られて以後は

$$\phi = \omega_1 \tau + \omega_0(t-\tau) = \gamma G_y y \tau + \omega_0 t \tag{5.4}$$

のように位相がずれて回転する。

ついで，時刻 t_0 から読出し傾斜磁場（勾配 G_x）を加えると，$x=x$ の位置のプロトンは，以後

$$\omega_2 = \gamma(H_0 + G_x x) = \omega_0 + \gamma G_y y \tag{5.5}$$

の角周波数で回転し，時刻 t（わかりやすくするために，読出し開始時刻に時間原点をとり直して表現する）における回転角は

$$\phi = \gamma G_y y \tau + \omega_0 t_0 + \omega_2 t \tag{5.6}$$

となるであろう。したがって，選択励起された断層面内の位置 (x, y) に存在するプロトン（歳差運動をしている微小棒磁石）が，共鳴信号検出コイル（例えば 90° パルス印加用コイルを共用してもよい）に発生する信号は

$$\sin\{\phi_0' + \gamma G_y y \tau + (\omega_0 + \gamma G_x x) t\} \tag{5.7}$$

のようになり，この信号の振幅がその位置にあるプロトンの個数に比例する。したがって，位相エンコード磁場の印加時間 τ を少しずつ変えて得られた共鳴信号系列を並べてみると，励起された断層面内のプロトンはその位置座標 (x, y) に応じて，t に対しては角周波数 $(\omega_0 + \gamma G_x x)$，$\tau$ に対しては角周波数 $\gamma G_y y$ で変化するような2次元の正弦波を生じていることになる。

実際にはいろいろな場所のプロトンからの信号が重なって観測されるわけであるが，これを t と τ についての2次元の周波数分析（2次元フーリエ変換）をすれば，それぞれの場所のプロトンの量がわかる。なお静磁場の方向に垂直な断面（x-y 面）像を例にとって説明したが，3組の傾斜磁場の役割を交換することにより，断層面を y-z 面，z-x 面とすることが可能であり，さらに3組の傾斜磁場コイルを組み合わせて用いることにより，任意に傾斜した面の断層像も容易に得られる。これも X 線 CT と比較して，MRI の大きな特徴である。

5.4.3　MR 画像のもつ情報

以上述べたように，MRI は基本的にはプロトンの空間的密度分布を画像化

するのであるが，実際の画像のもつ情報はもう少し複雑である。

　まず，励起されて歳差運動に入ったプロトンが発生する高周波磁場（共鳴信号）は永久に続くわけではなく，時間的に減衰してしまうことに注意しよう。この原因は二つある。一つはプロトンと分子の熱運動との相互作用で歳差運動のエネルギーが失われ，熱平衡状態（静磁場の方向を向いた状態）に戻る過程であり，戻り方の速さを表す時定数をスピン-格子緩和時間と呼び T_1 という記号で表すことが多い。もう一つは，一斉に（位相がそろって）歳差運動を開始したプロトンどうしの干渉により，歳差運動の回転角が徐々にずれ，ついにはすべてがばらばらの位相で歳差運動を行うようになり，平均的には外部に磁場が観測されなくなる過程であり，この時定数はスピン-スピン緩和時間と呼ばれ，T_2 で表される。これらの緩和時間はプロトンを含む水分子の物理・化学的状態に依存し，例えば，水分子が自由水の状態か，生体高分子などに結合した結合水の状態かによって差異がある。

　臨床的に用いられている装置は印加高周波パルス系列などを工夫して緩和時間の情報を積極的に取り入れるようになっており，撮像パラメータを適当に選択することによって，プロトン密度画像，T_1 強調画像，T_2 強調画像などが得られる。T_1，T_2 はいろいろな組織で異なり，同一の装置で同一部位を対象にしても，撮像パラメータの選び方によって，ある組織が，黒く見えたり，白く見えたり，周囲組織と同じに見えたりすることもある。さらに次項で述べるように，対象組織が動いているとき，あるいは血流のように流れているときにも画像上の輝度は変わってくる。

　詳細な説明は省略するが，X 線 CT が組織の X 線減衰係数という比較的単純な物理定数を画像化するもので画像の解釈も単純であるのに対し，MR 画像はプロトン密度，T_1，T_2，動きなどの情報が複合されていることを認識しておかなければならない。逆に目的に応じて撮像方式，パラメータを選択することにより，あるいは撮像パラメータの異なる複数の画像を用いることにより，臨床的診断能力を向上できることは MRI の大きな特徴の一つである。

5.4.4 特殊なMRI
〔1〕 MRアンギオグラフィ

　通常のMRIでは，プロトンが励起されてから共鳴信号の検出が終了するまで，同じ位置にとどまっていなければ意味のある測定はできないわけであり，この間にプロトンが移動してしまえば，単なる画像のぼけではないアーティファクトを生じることは容易に想像できる。動きにより信号が増加するか，減少するかはいろいろな条件に依存し単純ではない。逆にこれを利用して流れの情報を定量化あるいは画像化する手法がいろいろ工夫され，血流分布を画像化するMRアンギオグラフィ（MR血管造影法）として実用期に入りつつある。

〔2〕 化学シフト画像

　これまで，印加されたある強さの静磁場のもとで水素原子核はある固有の単一の共鳴周波数をもつとして説明してきた。しかし厳密には，原子核の回りを回っている電子の発生する磁場の影響で，外部から印加された磁場と実際に原子核にかかる磁場はごくわずかながら違っており，電子の状態はその原子核を含む原子がどのような化学結合をしているかに依存するから，結局，その原子核がどのような分子に含まれているかで共鳴周波数はわずかながら差異が生じてくる。このように化学結合により共鳴周波数がわずかに偏移（シフト）することを化学シフトという。

　生体中には水以外にも水素原子核を含む物質があり，例えば脂肪は水と比較してプロトンの共鳴周波数が3.5 ppm（ppmは$1/10^6$を表す）程度だけ高周波側にシフトする。傾斜磁場を用いる通常のMRIでは共鳴周波数から位置の情報を得ているから，水と脂肪が共存する臓器では水の像と脂肪の像がずれて重なって独特のアーティファクトを生じる。逆にこの共鳴周波数の微小な差を利用して，特定の種類の分子のプロトンのみの画像を得るのが化学シフト画像である。これにもいくつかの手法があり，実際に水画像と脂肪画像を分離して得ることができる。なお代謝産物に含まれるプロトンの化学シフトも次節で述べる目的で利用され始めている。

〔3〕 プロトン以外の核種を用いた MRI

　生体において，水素以外の元素について核磁気共鳴画像を得ることは非常に難しい。これは表5.1からわかるように，原子核1個当りの核磁気共鳴信号がプロトンに比べて小さいこと，着目する元素が多数存在しても核磁気共鳴の相対感度が小さいこと，核磁気モーメントをもつ同位元素原子核の天然の存在比率が小さいことなどの理由のうちのどれか，あるいはそれらの複合によっており，実際にはプロトンに比べて3桁以上小さい信号しか得られない。したがって，データを収集しても空間分解能が非常に悪い画像しか得られず，臓器の形態計測の観点からはあまり興味がもてないが，化学シフト情報を追跡することにより，生体における物質代謝，エネルギー代謝の情報が得られるので，医学的にきわめて有用であり研究が進められている。天然に存在する核種を用いる場合と，外部から核磁気共鳴の強い同位元素化合物をトレーサとして投与する場合とがあり，動物を用いた生化学研究の段階のものが多いが，表5.1に示した元素などが臨床に用いられ始めている。

　X線CTの急速な発展の陰になっているように見えるMRIではあるが，実際に臨床でもいろいろな面でMRIの有用性が認められ，高度なものでは，タンパク質などの分子イメージングなど今後の発展が強く望まれているものから，脳や心臓の診断にも独自の研究が始められている。また，手術中に画像を見ることができることを目指してオープンMRIの研究などが進められている。

　MRIでは磁場の強いほど信号強度が強く，共鳴周波数も高くなるので，科学シフトの測定やプロトン（水素原子核）以外の原子の測定には静磁界強度を上げることが望ましい。現在3Tの磁束密度のMRIが実用され，さらに強くする努力がなされている。MRIで得られる信号には，核スピン密度 ρ，化学シフト δ，スピン結合定数 J，スピン-格子緩和時間 T_1，スピン-スピン緩和時間 T_2，核スピンの移動（流れ）などの情報が含まれている。

　MRIはおもに水素原子について測定するので，水素原子の多いところはよく測定できるが，骨など水素原子の少ないところは測定しにくい。したがって，骨に囲まれた脳内血管像を測定すると，図5.13（a）に示すように血管

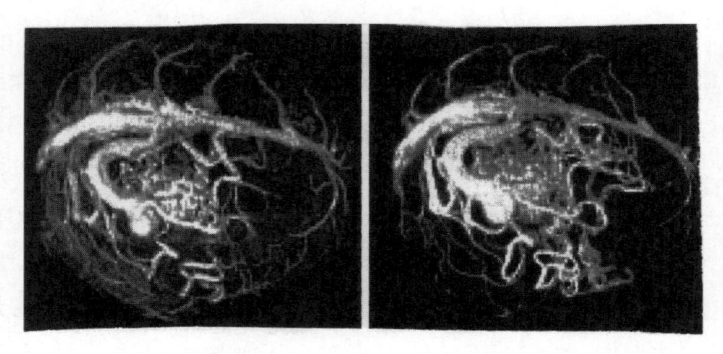

(a) 通常測定　　　　　（b) 脳実質除去操作後
図 5.13 脳血管網の立体視側定例（GE 提供）

網がよく測定できる。しかしさらに奥の血管網は脳実質の影響を受け明確でないので，脳実質の影響が少なくなるように操作すると，同図（b）のように下部の血管網が明瞭に見えるようになる。このように MRI は上記したようにいろいろな情報を含んでいるので，適当な操作によって目的とする画面を得ることができる。

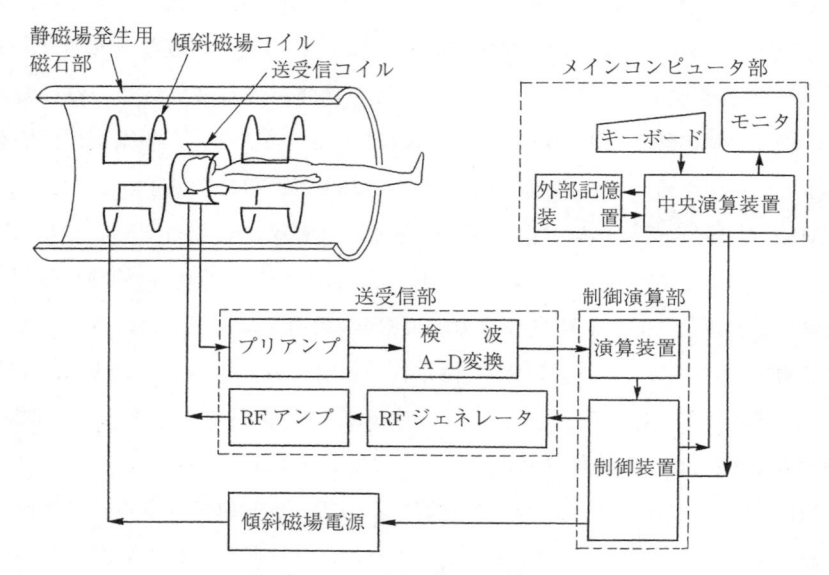

図 5.14 MRI の構成概念図

図 5.14 にこれまで説明した各要素を含んだ MRI の概念図を示す。MRI は X 線のような被曝がないので，長時間測定が可能であるが，強磁場を使うので，磁気の影響を受ける物などを持ち込まないような注意が必要である。

5.5 核医学診断装置

物質を構成している原子は，中心の原子核とその周りを回っている電子で構成されている。原子核はプラスの電荷をもつ陽子と電荷をもたない中性子で構成され，原子核の周りをマイナスの電荷をもつ軌道電子が陽子の数と同じだけ原子核の周りを回っている。原子の重さは原子核（陽子と中性子の和）で定まり質量数という。陽子数と軌道電子の数は同じで，原子番号という。同じ原子番号でも中性子の数が異なるものを同位元素（isotope）という。同位元素は不安定なものが多く，壊変して安定な同位元素となる。

5.5.1 放射性同位元素

同位元素の中で，壊変するときに放射線を放出するものを放射性同位元素（radioisotope, RI）という。RI は壊変するので時間とともに放射線を放出する能力が減少する。この能力が半分になるまでの時間を半減期という。医療計測

表 5.2 核医学用 RI の半減期と放射線の例

核　種	半減期	主要 γ 線エネルギー〔keV〕
^{99m}Tc	6.01 時間	141
^{201}Tl	172.9 時間	135, 167, (X 線：69, 71, 80)
^{123}I	13.2 時間	159
^{67}Ga	78.3 時間	93, 185, 300
^{133}Xe	5.24 日	81
^{81m}Kr	13 秒	190
^{111}In	67.9 時間	171, 245
^{131}I	8.04 日	364（β 線：606）
^{11}C	20.4 分	511（ポジトロン）
^{13}N	9.97 分	511（ポジトロン）
^{15}O	2.04 分	511（ポジトロン）
^{18}F	109.8 分	511（ポジトロン）

に用いる場合，測定が済めば早くなくなったほうが被曝が少なくて済むので，**表 5.2** に示すような半減期の短いものを用いる。

いろいろな壊変があるが，おもなものを簡単に説明する。

〔1〕 **α 壊 変**

原子核の質量が大きく（質量数 140 以上）なると不安定となり，原子核からヘリウムの原子核（陽子 2 個と中性子 2 個）を α 線として放出する。

〔2〕 **β 壊 変**

中性子が過剰な RI では中性子が陰電子を放出して陽子となる。放出された電子線を β 線と呼ぶ。元の原子は陽子が一つ増えるので，原子番号が一つ増えた元素になる。

〔3〕 **陽電子壊変**

陽子が過剰にある場合，陽子が陽電子（ポジトロン，β^+）を放出して中性子になる。放出した陽電子は原子核から飛び出した後，周辺の電子と衝突して二つのエネルギー 511 keV の放射線（電磁波）となって正反対の方向に放射される。この放射線は正反対の方向に放射されるので，核医学で利用される。

〔4〕 **軌道電子捕獲**

陽子過剰の場合，核外の軌道電子を取り込んで中性子となり，過剰なエネルギーを γ 線として放出することがある。

〔5〕 **γ 転 移**

α または β 壊変を起こした後，原子核が励起された状態にある場合，そのエネルギーを γ 線として放出する場合があり，γ 転移と呼ばれ医学的に使用されることがある。

〔6〕 **RI の製造**

特別な RI を使用したい場合は専門の薬品会社に依頼するか，半減期が非常に短い必要のあるような場合には自作する必要がある。自作するには相当高級な加速器が必要となる。

生体の特定の位置に集まりやすい RI または RI で標識された化合物を微量

体内に注入して，集まった RI から発生する放射線を体外で測定して RI の体内分布を通して目的臓器あるいは病巣を画像化する装置は 1950 年代にすでに実用化され，シンチスキャナまたはシンチカメラとして，甲状腺に集まる RI，^{123}I を用いた甲状腺の病気や形状測定などに広く実用されていた。その後，各種画像装置の進歩とともに改造が進み，SPECT，PET となり，さらに発展して核医学診断装置と呼ばれるようになった。

これらの機器は放射線の体内被曝の観点から線量が制限されるので，画像の空間分解能はあまり高くできないが，RI の化学的特性が放射線を出さない同位元素とほとんど同じであることを利用して，特定の臓器あるいは病変部に選択的に取り込まれる化合物の構成原子の一部を RI で置き換える（RI で標識するという）ことにより，臓器や組織の生理学的および生化学的物質代謝機能を反映する画像が得られることが大きな特徴である。これは ECT（emission computed tomography）と呼ばれる。

ECT には通常の γ 線核種を用いる SPECT（single photon emission CT；単光子放出断層法）と，陽電子を放出する核種を用いる PET（positron emission computed tomography；ポジトロン放出断層法）がある。RI を体内に入れる場合，放射線被曝（体内被曝ともいう）を考慮しなければならない。放射線の影響は放射線の種類，エネルギー，投与量，RI の半減期，投与物質の対外排出時間などに依存するので注意しなければならない。

5.5.2 ガンマカメラ

シンチレーションカメラとも呼ばれ，図 5.15 のような構造をもつ。被検体に分布した RI はあらゆる方向に γ 線を放出するので，ある方向のものだけ検出する工夫をしないと投影図は得られない。コリメータはある厚さの鉛板に多数の平行細孔をあけたもので，これにより孔の正面方向からの γ 線のみがシンチレータに到達する。シンチレータは γ 線によって蛍光を発する（この現象をシンチレーションという）物質で，γ 線を吸収する程度の厚さをもっており，γ 線が到来すると，到来位置でパルス状の蛍光を発生する。この光をシン

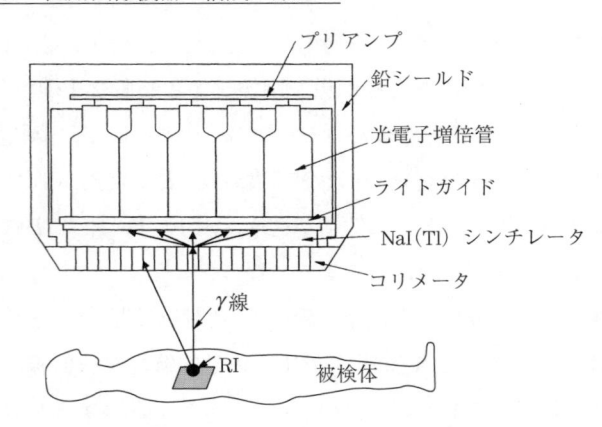

200　5.　医用画像機器の構成と原理

図5.15　シンチレーションカメラ

チレータに接着したガラスなどの透明板内で拡散させ，これに接した数個のPMT（photomultiplier tube；光電子増倍管）で測定すると，測定値の大きさは蛍光の発生位置からPMTまでの距離に応じて減弱するので，同時にいくつかのPMTに入射したシンチレーション光の強さからγ線の到来位置（2次元）を（アナログ演算回路を用いて）ただちに算出できる。フィルムあるいは画像メモリ上で対応する位置にγ線の到来（個数）を蓄積計数して記録することにより，RIの3次元分布の2次元投影像が得られることになる。

　コリメータの孔を細く，長くして多数の孔を配置すれば'空間分解能が上がって好都合のようであるが，このようにすると放出するγ線のごく一部しか検出器に到達しなくなるから，ある一定時間に検出されるγ線の個数が減って感度が低下する。またγ線の放出はポアソン過程と呼ばれる確率的現象であり，平均個数が減れば，統計的ばらつきの大きい，実質的にはぼけた画像しか得られない。体内被曝の観点からRI濃度は制限されるから，一般にRI画像の感度，実質的空間分解能はあまり高くできないことになる。

　最近は検出器としてX線CTと同様に，PMTの代わりにシンチレータと光ダイオードを細かく並べたものが使用されることが多い。このようにすれば，多数のPMTの出力から入射点を推定する必要がないので，短時間で精度の高い測定ができるし，シンチレーションカメラを**図5.16**のように患者周囲

に回転させれば，患部の立体像が測定できる。RIの空間的濃度の時間的変化を追跡できるので動態観察にも用いられる。しかし，やはり速い変化を観測しようとすればするだけ，感度，画像の実質的空間分解能は低下するし，回転を遅くすれば被曝の問題が起こる。

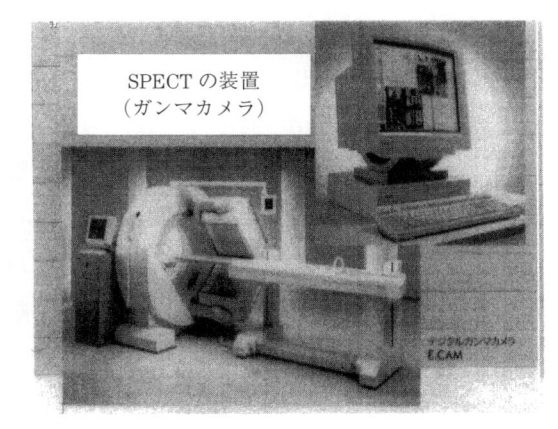

図5.16 回転式シンチレーションカメラ

これらの関係はRIを用いる画像測定器に共通する本質的な問題点である。

5.5.3 SPECT（単光子放出断層法）

γ線核種を用いて図5.16のような回転式シンチレーションカメラを用いれば，RIの体内分布の3次元像が得られることはすでに説明したが，投影情報にX線CTと同様の手法を適用して断層図を得ることもできる。後述するPETが陽電子消滅の際に同時に2個の光子を放出するのを利用するのに対して，RI 1個の壊変で1個ずつ放出される光子を利用するのでこの名称が用いられるようになった。X線CTがX線吸収係数の断層図を求めるのに対し，SPECTは被検者の体内γ線放射源濃度の断層図を求めることが目的になる。しかしγ線も体内吸収されるので，この影響はアーティファクトとなる。構造上，ガンマカメラ回転型とSPECT専用型の2種がある。

ガンマカメラ回転型SPECTは，2個のガンマカメラを被検体の回りで回転させ，3〜10°ごとに一定時間収集した投影データを計算機処理して断層図を得る。通常の2次元投影撮影と兼用できるのが特徴であり1960年頃から使用されている。ガンマカメラ自体が2次元投影像を検出しているので最終的には3次元断層図が得られる。しかし十分な感度を得るには，データ収集時間が長くなるのは避けられない。

5.5.4 PET（陽電子放出断層法）

生体中で陽電子放出 RI から陽電子が放出されると，図 5.17 に示すようにわずかの距離（数 mm）進んだだけで運動エネルギーを失い，そばの電子（陰電子）と結合して消滅する．このとき，陽電子および陰電子の質量の消滅に対応して 2 個の γ 線（エネルギーはともに 511 keV）を反対方向に放出する（前述した陽電子壊変）．したがって RI の存在する領域を挟んで配置された 2 個の検出器に同時に γ 線が検出されたときには，それを発生した陽電子は 2 個の検出器を結ぶ線分上で消滅したことになる．

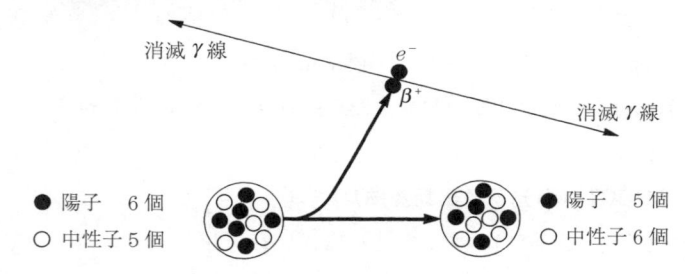

陽電子放出 RI（^{11}C）からの消滅 γ 線の発生

図 5.17　陽電子放出 RI からの γ 線放出

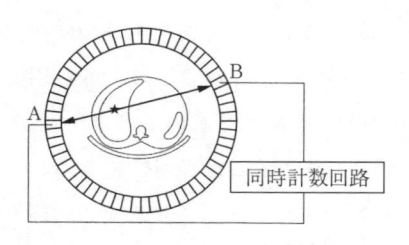

図 5.18　PET における同時計数法

図 5.18 に示すように小さいシンチレータと光検出ダイオードを重ねた小さな γ 線検出器を円弧状に並べ，被検者を囲むと，図のように生体の陽電子放出 RI から放出された 2 個の γ 線は正反対の方向に放出されるので，ある 2 個の検出器の同時検出個数は検出器を結ぶ線分上の RI 濃度の和（線分に沿って積分したもの）に比例することになるから，X 線 CT と同じ考え方で再構成を行えば陽電子放出核種濃度の断層図が得られる．この円形検出器を体長方向に移動させて測定すれば，コリメータなしで全身の γ 線の到来方向が特定できるわけで，γ 線の利用効率は SPECT に比べて格段に勝るから，感度，空間分解

能，動態観察能力に優れた装置が実現できる．

　また同時計測された 2 個の検出器出力を平均することで一応の吸収補正が行えるため定量能力の高い画像が得られることも SPECT に比べて本質的に優れた点である．原理的には十分多数個の検出器で関心領域を囲んで，検出器対のすべての組合せの個数の同時検出計数回路を用意すれば，放出 γ 線を完全に利用した 3 次元画像が得られることになるが，同時計数回路の個数が膨大となるので現実的ではない．実際には限られた個数の検出器を例えばリング状に配置し，限られた個数の同時計数回路を用意して検出器との組合せを時間的に切り換えてデータを収集し，さらに検出器リング全体を機械的に微小回転させデータを収集して分解能の向上を図るなどの工夫がされている．

　PET 装置自体も大がかりであるが，陽電子放出 RI は表 5.3 に示すように

表 5.3　代表的な陽電子放出 RI

核　種	半減期 [min]	陽電子最大エネルギー [MeV]	水中の最大飛程 [mm]	おもな生成反応
^{11}C	20.39	0.96	4.18	^{14}N$(p,\alpha)^{11}$C
^{13}N	9.965	1.20	5.40	^{16}O$(p,\alpha)^{13}$N
^{15}O	2.037	1.72	8.19	^{14}N$(d,n)^{15}$O, ^{15}N$(p,n)^{15}$O
^{18}F	109.8	0.63	2.42	^{18}O$(p,n)^{18}$F, ^{20}Ne$(d,\alpha)^{18}$F
^{62}Cu	9.74	2.93	14.3	^{62}Zn $\xrightarrow{9.2\,h}$ ^{62}Cu
^{68}Ga	68.1	1.90	9.32	^{68}Ge $\xrightarrow{271\,d}$ ^{68}Ga
^{82}Rb	1.127	3.37	16.3	^{82}Sr $\xrightarrow{25.6\,d}$ ^{82}Rb

表 5.4　PET 用の代表的 RI 標識化合物

核　種	標識化合物	機能画像
^{15}O	^{15}O$_2$，C^{15}O，C^{15}O$_2$	血流量，酸素消費量
	H$_2$^{15}O	血流量
^{13}N	^{13}NH$_3$	血流量
^{11}C	^{11}C-メチオニン	アミノ酸代謝
	^{11}C-酢酸	好気性代謝
	^{11}C-N メチルスピペロン	ドーパミン D$_2$ 受容体
^{18}F	^{18}F-FDG（フルオロデオキシグルコース）	ブドウ糖代謝
	^{18}F-FDOPA	DOPA

半減期が短いので,患者被曝の観点からは望ましいが,核種を作るのにサイクロトロンや直線加速器などの加速器をもっている必要があり,また生産したRIを測定に使用する場合,適当な化合物に加工する装置もPETのそばに必要となるなど不便なこともある。表5.4に代表的なRI化合物と用途を示す。

5.6 超音波診断装置

超音波診断装置は,数MHzの超音波が音響特性の異なるものから反射して戻ってくる波(エコー)を用いて生体内部を画像化するものであり,エコー法と呼ばれる。音波が動いている物に当たって反射する場合は,送信した超音波の周波数と動いているものから反射してきた周波数が異なるので,この差を利用して反射体の動きを測定する方法をドプラ法という。

5.6.1 生体組織の超音波特性

振動数がMHz(10^6/s)のオーダの超音波振動に対して,生体組織はほぼ水と同じ特性を示し,縦波(進行方向に圧縮,膨張を繰り返して進む波)だけが伝搬する。縦波の伝搬速度(音速)c は,媒質の密度 ρ と体積弾性率 K により次式のように定まる。

$$c = \left(\frac{K}{\rho}\right)^{1/2} \tag{5.8}$$

生体軟部組織の音速は,表5.5に示すように,ほぼ水と同じで1 500 m/s前後である。骨では非常に速く2倍に近い。したがって3.5 MHzの超音波の軟

表5.5 生体組織の超音波特性

	音速〔m/s〕	密度〔kg/m³〕	音響インピーダンス〔10^6 kg/(m²・s)〕
空気(0℃,1気圧)	331	1.29	0.000 4
ポリエチレン	2 000	920	1.8
アルミニウム	6 400	2 700	17
脂 肪	1 460～1 470	920	1.35
肝	1 535～1 580	1 060	1.64～1.68
筋 肉	1 545～1 630	1 070	1.65～1.74
骨	2 700～4 100	1 380～1 810	3.75～7.38

部組織での波長はほぼ 0.44 mm となる。

　音響インピーダンスの異なる媒質との境界面では音波の反射が起きる。音響インピーダンス Z は音に対する媒質の"手ごたえ"（硬さ）を表す量で，やはり媒質の密度と体積弾性率で定まり

$$Z=(\rho K)^{1/2}$$

で与えられる。生体軟部組織の巨視的音響インピーダンスは表 5.5 に示したようにやはり水とほぼ等しく，異種組織間での差は小さい。したがって生体軟部組織の異種組織間の界面での反射は小さく，超音波はほとんど強度が変わらずに界面を透過する。

　生体組織は微視的には音響的性質を定める密度，体積弾性率が一様ではなく，体液，構造タンパク，脂肪，骨が交じり合って構成されている。一般に波長に比べて小さな異種媒質が存在すると，音は四方八方に散乱される。散乱の大きさは散乱体と周囲媒質との密度，体積弾性率の差が大きいほど大きく，また散乱体の幾何学的大きさが波長に比べて小さいほど小さい。

　生体組織中での超音波の減衰には二つの原因が考えられる。一つは上記の散乱によって波のエネルギーが四方八方にばらまかれるために本来の進行方向の成分が減弱すること（散乱減衰と呼ぶ）であり，もう一つは波の振動エネルギーの一部が媒質を構成する分子の熱運動のエネルギーに変換されてしまうため（吸収減衰と呼ぶ）である。通常用いられる数 MHz の周波数においては，軟部組織の減衰の主役は吸収減衰であり，減衰係数 α の大きさは周波数にほぼ比例することが実験的に知られており，$\alpha=kf^m$〔dB/cm〕とおくと表 5.6 に示すように，$m \fallingdotseq 1$ となる。

表 5.6　生体組織内の超音波減衰

組　織	k	m
脳	0.61	1.14
肝　臓	0.69	1.13
心　筋	1.13	1.07
腎　臓	0.87	1.09
腱	4.86	0.76

$\alpha=kf^m$〔dB/cm〕（f：周波数）

5.6.2　パルスエコー法診断装置

　パルスエコー法は超音波波動の伝搬時間情報を直接利用する距離測定法であり，レーダやソナーはこれを用いる代表的な装置である。時間的に短いパルス

状の波を放射し，時間 t〔s〕後に反射体（音響インピーダンスに差のあるもの）からの反射波（エコー）が受信されたとする。波の伝搬速度を c〔m/s〕とすると，反射体までの距離 L〔m〕は

$$L = \frac{ct}{2}$$

と求められる。強い指向性をもつ波を用いれば，言い換えると細いビーム状の波を送受できれば，ビームを空間的に走査して送受波を繰り返すことにより反射体の空間的分布（形状）を画像化できる。

　理解が容易な機械走査型リニア走査Bモード表示エコー法診断装置の原理図を図5.19に示す。細い超音波ビームを出すプローブを少しずつ直線的に x 方向に移動（走査）しながら超音波パルスの送受を繰り返す。ブラウン管面の光点の x 座標が走査線の位置（プローブの位置の x 座標），光点の y 座標をパルスを発射してからの時間に対応するように，ブラウン管に偏向信号を与え，受信機からの反射信号強度で光点の輝度を変調すれば，超音波ビームが走査した断面における反射・散乱体の2次元分布（断層像）が画像化できることになる。このような単純な手法で生体の断面図が得られるのは，前項で述べたように生体軟部組織がほぼ均質で差がわずかであるからである。

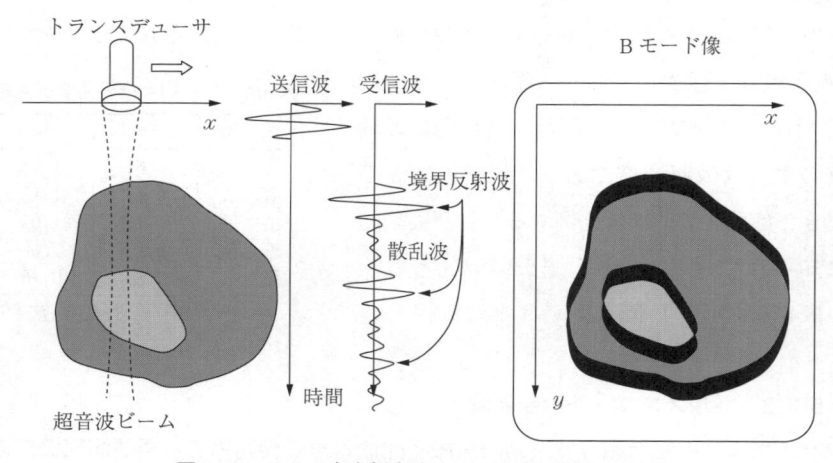

図5.19　リニア走査超音波エコー法診断装置原理図

音速が均質であるからビームは素直に収束され，屈折も無視でき，また伝搬時間と距離との対応も一定にできる。また音響インピーダンスの差が小さく，異種組織境界での透過係数はほぼ1とみなしてよいので，体表に近い組織境界面の存在が深部からの散乱波強度にあまり影響を与えず，境界面が二つ以上存在したときの多重反射も無視できる。また組織の微細構造による散乱も非常に小さなものであるから，体表に近い部位での散乱が深部への入射超音波強度を減弱するほどではない。以上により単純な手法で得られる散乱波強度画像を幾何学的構造と対応させて解釈することが一応許される。なお，骨，肺は音響的性質が軟部組織と非常に異なるので，界面における屈折，反射のために画像化が困難となる。

上記では暗黙に話を単純化して，超音波プローブは十分に細い一様な太さの超音波ビームを形成でき，かつ十分短い時間幅の超音波パルスが送受できるとして説明を行っている。超音波パルスの時間幅がτであれば，深さ方向の空間分解能（距離分解能）は$c\tau/2$となり（cは音速），超音波ビームの太さはそのまま横方向（方位方向）の空間分解能に対応する。これらの分解能には原理的な限界，技術的な限界がいろいろ存在するが，これに立ち入るのは本書の範囲を越えるので省略する。

超音波の周波数を高くすれば距離分解能，方位分解能とも向上することは明らかであるが，生体組織中での減衰が増加するために深部まで観測できなくなる。腹部用，心臓用などの一般的用途では10 cm程度の深さまでの視野を考えて，3.5 MHz前後が標準的であるが，乳腺，甲状腺などの表在性臓器用には8 MHz前後を用いて，より高い分解能を得ている。

ビームを走査する方法として，初期には上記のようにプローブ自体を機械的に走査していたが，現在は小さな超音波振動子を多数並べて（アレープローブまたはアレートランスデューサと呼ばれる），電子的手段で送受波ビームを走査する（電子走査型と呼ばれる）のが一般的である。

電子走査には基本的に単純に振動子を切り換えて動作させる方法と，各振動子の入出力信号の電気的遅延を制御する方法とがある。

リニア走査は直線的に配置された振動子を順次切り換えて動作させて，図 5.19 で説明したプローブの機械的直線走査と同じ働きをさせる。ただし小さな振動子を一つずつ用いたのでは方位分解能がまったくとれないので，数個の振動子が同時に動作するようにして，ある大きさのプローブが少しずつ移動するのと等価にする。

振動子列を凸型に湾曲させて同様の動作をさせると，走査線が末広がりになるような視野を得ることができる。これはコンベックス走査と呼ばれており，肋骨の陰の部分を見る場合などに有利である。

心臓を対象とするときには，肺と骨を避けて超音波を出入りさせなければならない。このために振動子列自体の幾何学的大きさはできるだけ小さくして，超音波ビームの方向を走査する方法がとられる。図 5.20 のように各振動子で送受する超音波に適切な時間的遅延を与えると，振動子列自体の向きを変えたのと等価な波面を形成できる。したがって，遅延時間を順次適切なパターンで変化することにより，超音波ビームの方向を扇形に走査することができ，セクタ走査と呼ばれている。

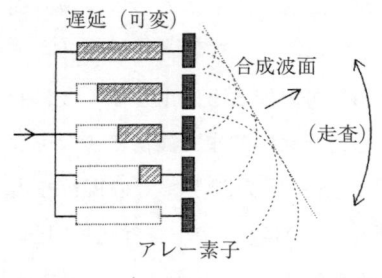

図 5.20　フェーズドアレーセクタ走査

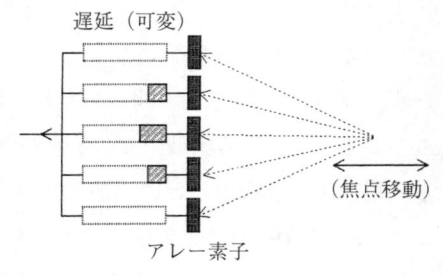

図 5.21　ダイナミックフォーカス

各振動子の送受信号に図 5.21 のような遅延を与えるとビームを集束でき，焦点付近の方位分解能を改善できる（電子フォーカスと呼ばれる）。特に受波過程においては，エコーが返ってくるはずの時刻に合わせて焦点が移動するように，遅延時間を高速で切り換えることも行われている（ダイナミックフォーカスと呼ばれる）。

超音波の送波，受波は圧電材料を用いたトランスデューサで行われる。材料としてはチタン酸ジルコン鉛磁器（PZT）が用いられ，強電場を印加して分極をそろえることにより圧電特性を得る。圧電特性をもつ薄板を電極で挟んで電場を印加すると電場に比例した力学的ひずみが発生し，また外力により力学的ひずみが生じると，これに比例した電圧を電極間に取り出せるので，超音波の送受を行う振動子として用いることができる。アレートランスデューサの構造を**図5.22**に示す。

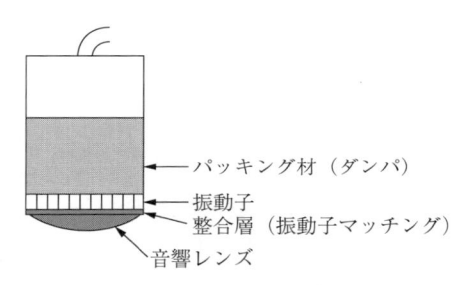

図5.22 超音波プローブの構造

基本的には小さな圧電振動素子が配列されているわけであるが，いろいろな工夫がされている。音響レンズは断層面と垂直な方向（スライス方向）の方位分解能を改善するために，適当な音速をもつ材料を用いてレンズ効果をもたらすようにしてある。振動子背面のバッキングは背面への波を吸収して背面から反射波が返ってこないようにするために設けられ，前面の音響整合層は圧電材料と生体との音響インピーダンスの差による反射を少なくするために設けられる。これらをうまく作らないと，超音波は圧電材料の背面，前面の二つの境界で反射を繰り返し，時間的に長いパルスとなってしまうので，距離分解能が低下する。

5.6.3　血流ドプラ法診断装置
〔1〕　血流のドプラ効果

血液はきわめて微弱ながら超音波を散乱する。散乱の主役は赤血球である。簡単のために1個の赤血球に着目し，**図5.23**のような幾何学的配置でトランスデューサから周波数 f_0 回の超音波が発射されているとき，血液中の音速を c，赤血球の速度を v とすると，トランスデューサで受信される波の周波数 f はドプラ効果により

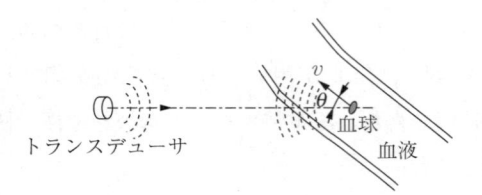

図5.23 超音波ドプラ法

$$f = f_0 \frac{\left\{1+\left(\dfrac{v}{c}\right)\cos\theta\right\}}{\left\{1-\left(\dfrac{v}{c}\right)\cos\theta\right\}} \fallingdotseq f_0\left\{1+\left(\frac{2v}{c}\right)\cos\theta\right\}$$

となり，元の周波数との差 f_d は

$$f_d = f - f_0 = f_0\left(\frac{2v}{c}\right)\cos\theta$$

となる．ドプラ血流計はドプラ（偏移）周波数 f_d を求めることにより血流速 v を求めるのであるが，原理的に v を知るには超音波の進行方向と血流の方向とのなす角度 θ を知っておく必要がある．

〔2〕 **パルスドプラ法**

連続波を用いると距離方向の位置の同定ができないので，通常はパルス波を用いる．実際の装置の信号処理はかなり複雑であるが，連続波の場合と対比して初歩的に説明しておこう．

図5.24（a）の細線は連続送信波を示し，（b）は反射体がトランスデューサに一定速度で近づいてくる場合の反射波の一例であり，（b）は（a）よりわずかに周波数が高くなっている．（a）と（b）の積をとると，（a），（b）

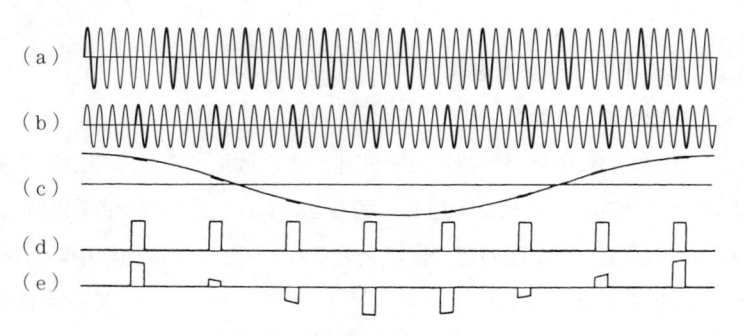

図5.24 連続波法とパルス法

の周波数の和と差の周波数成分が生じるが，低域通過フィルタで和周波数成分を取り除くと（c）の細線が得られ，この連続波形の周波数が上記のドプラ周波数 f_d である。パルス法の場合は，（a）の太線部分のみが送波される。このとき反射波は（b）の太線部分のみのようになるであろう。これと（a）の連続波全体との積をとり，フィルタを通せば（c）の太線部分のみが得られるはずである。反射体が1個だけであれば太線以外はゼロになるが，いろいろな深さに反射体があればほかの部分にも信号が生じる。しかし送信パルス列からある時間遅れをもつパルス列（d）と（c）の積をとれば，その時間遅れに対応する深さの反射体の信号のみが（e）のように取り出され，これをうまくつなげれば（c）の細線部分を再現することができ，距離分解能をもつドプラ計測が行えることになる。

なお以上では1個の反射体で説明したが，実際の血流では多数の赤血球がある速度分布に乗って流れているから，反射波から得られるドプラ信号は単一の正弦波にはならず，多数の正弦波が重なったものになる。逆に得られたドプラ信号を周波数分析すると流速分布の広がりの程度，流れの乱れの程度などの情報を得ることができる。

〔3〕 **カラードプラ（2次元ドプラ）診断装置**

パルスドプラ法を用いて超音波ビーム上のすべての深さでの血流速の情報を得るようにし，さらにビームを走査すれば血流の状況を実時間で2次元的に画像化できる。速度情報を色で表示するのでカラードプラ法と呼ばれる。通常のパルスエコー法の画像も同時に表示されるので，総合的な診断能力が飛躍的に向上した装置となっている。

5.6.4　超音波造影剤とハーモニックイメージング

血液に攪拌した生理食塩水などを注入すると超音波散乱強度が高まり，これを利用して心腔内血流などを観察するコントラストエコー法は古くから循環器領域で行われてきた。

この散乱源が微小気泡であることが明らかになり，気泡をできるだけ安定に

212   5. 医用画像機器の構成と原理

維持できるように工夫された超音波造影剤が利用されるようになった。ガスをタンパク膜などの殻に閉じ込めたもの，血液中で相変化を起こして気泡を発生するものなどがあり，安全性の検討を含めて現在も激しい開発競争中であるが，経静脈投与で肺循環を通過して，心筋，肝臓などの体循環系臓器の血液還流を観察できるものもあり，きわめて有用な診断手段となりつつある（図5.25）。

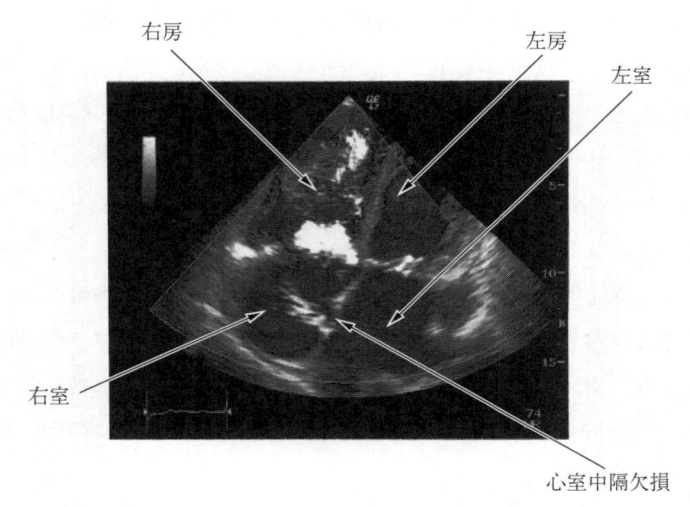

図5.25　超音波による心室中隔欠損の測定例（GE提供）

　水中の半径1μm前後の微小気泡は数MHzの超音波で共振し，微量で強い散乱源になるだけでなく，微小な音圧で容易に非線形振動して大きな高調波成分を発生し，さらに大きな音圧では崩壊して，崩壊時に広帯域の超音波を発生する。初期のコントラスト法では，通常のエコー法装置を用いて気泡からの反射波のうち送波と同じ周波数成分（基本波成分）を検出，画像化していたにすぎないが，気泡の超音波に対する挙動が理解されるに従って，非線形効果を積極的に利用したハーモニック（高調波）イメージングが主流となっている。

　発生する高調波のうち最も大きい2次高調波を検出するように受信帯域を設定して（例えば中心周波数3.5 MHzの送波を行って7 MHzを受信帯域中心にする），Bモード像を得る。

比較的弱い超音波出力でも気泡は崩壊するので，送波の頻度（フレームレート）を下げて対象領域に新しい気泡が流入するのを待ったほうが強い散乱信号が得られる。また比較的強い超音波出力では気泡がただちに崩壊して広帯域超音波を発生するので，カラードプラ法で観測するといわゆるモザイクパターンが得られる。いずれの手法を用いるにしろ，造影剤の特性，対象組織の血液灌流速度などに応じて適切な超音波出力，フレームレートを選んで経時的観測を行うことで多様な診断情報が得られる。

ところで音の伝搬は本質的には非線形であり，生体組織における超音波伝搬の際にも2次高調波が発生することは古くから知られてきたが，最近になりこれを積極的に利用することで非常に鮮明な画像が得られることがわかり急速に一般化している。前述の気泡の散乱波を利用するもの（コントラストハーモニックイメージングと呼ばれることが多い）と区別して，ネイティブハーモニックイメージング，組織ハーモニックイメージングなどとも呼ばれる。機器としては前述したように送波周波数の2倍に受信帯域をもたせることが必要であるが，距離分解能を上げようとすると送波帯域と受波帯域の重なる部分が大きくなり，単なるフィルタでは実現できない。送波を1回ごとに位相反転して行い，2組の受波信号を加算することにより反射波の基本波成分を打ち消して2次高調波成分のみを得る方法が工夫され，一般的になっている。

5.7　その他の画像診断法

5.7.1　サーモグラフィ

すべての物体は絶対温度零度以上で電磁波を放出している。放出する電磁波は連続的に広く分布するが，温度上昇とともに総放出エネルギーは増加し（プランクの法則），中心波長は短くなる（ウィーンの法則）。生体にとって体温のコントロールはきわめて重要なので，体内での熱産生と体表からの放熱によって体温を適温に制御している。体表からの放熱を測定して，体温を推定しているのがサーモグラフィである。体表の温度分布から体内の異常を推定できる可能性があり，体表の一部を冷却し，サーモグラフィで測定しながら体表温度の

変化を測定すると，血流による熱輸送，患部の発熱などが推定できる。また，インフルエンザなどの流行を制御するのに，国際空港などで，国外からの発熱患者の入国を監視するのに利用したりされている。

5.7.2 内　視　鏡

内視鏡は直接，体内の患部を見るのに使用されており，診断や低侵襲手術などには不可欠になっている。現在も急速に発展中であり，今後の発展が期待されている。現在　肺，消化器など体外と通じている臓器はもちろん，心臓，血管などにも挿入観察できるようになったし，臓器の手術も内視鏡で観察しながら最小限の侵襲で可能になった。

5.7.3 画像情報システム

これまで述べてきたように，画像診断技術は近年画期的に進歩したが，それぞれ特徴のあるいろいろの種類のシステムができたため，実際に医療に正しく使用するためには，使用者の知識や経験が非常に重要になる。このため，多数の測定情報が必要な医療関係者に，早くわかりやすく伝えることが重要になる。現在 PACS（picture archiving and communication system）などが広く使用されている。

引用・参考文献

1) 笹井俊文，小川敬壽：診療画像機器学，オーム社（2006）
2) 池田研二，嶋津秀昭：生体物性・医用機械工学，秀潤社（2000）
3) 英保　茂：医用画像処理，朝倉書店（1992）

演　習　問　題

【1】 生体用 X 線装置には，通常，数十 keV のエネルギーをもつ X 線が用いられるのはなぜか。

【2】 X 線の遮蔽には鉛などの重金属が用いられるのはなぜか。

【3】 X線CTで体内臓器が無侵襲で測定できるのはなぜか。

【4】 X線の検出器を2種説明せよ。

【5】 核磁気共鳴現象を簡単に説明せよ。

【6】 MRIは主として何を画像化しているのか。

【7】 放射性同位元素とは何か,簡単に説明せよ。

【8】 一般に非常に鮮明なRI画像を得ることが難しいのはなぜか。

【9】 SPECTとPETの差異を説明せよ。

【10】 超音波診断装置で肺の内部を画像化できないのはなぜか。

【11】 超音波診断装置で頭部の画像化が難しいのはなぜか。

【12】 超音波診断装置で血液の流れを測定できるのはなぜか。

6 即時検体検査

　患者の病気の診断，治療，経過観察には前章までで述べたとおり，生体計測（検査）値による情報のほかに，生体から分離，採取できる検体（試料，サンプル）の検査（分析）値による情報も同様に役立つ。検体には血液，（血清，血漿，血餅），尿，糞便，喀痰，羊水，脳脊髄液，滲出液，その他の体液，組織片，細胞などがある。この検体成分の分析値を通して体内情報を得るため，多種類の分析法や検査法が実施されている。患者からの検体採取（サンプリングという）は，時々刻々と生理的に変動する時点において正しい情報を得るために，正しい時刻，情況下において適切に採取されなければならない。

　その検体を検査する分野には臨床化学検査，血液学検査，一般検査，免疫・血清学検査（RIA検体検査を含む），微生物学検査および病理組織学的検査などがある。また，患者の病態によっては検査結果を出す迅速さが要求される。緊急（即時）検査は患者の病状が重態で生命の危険な場合，緊急に検査が要求される。一刻も早く検査を実施し，結果を医師に報告する検査である。つぎに要時検査は患者の病状が重態状態からは脱出したが，なお安定期まで予断は許せない状態において検査を定期的に行い，その結果の変動を見ながら，医療を進める場合である。また，やや検査結果を急ぐ特殊外来の人工透析患者，糖尿病患者，痛風患者，内分泌患者の検査なども含まれる。ついで，患者身体の一般状態を把握するスクリーニング検査は，身体の各臓器・器官に機能を知る代

表検査項目をセット化して検査するもので，症状はないが身体のどこかに異常がないか，治療中であるが治療の副作用でほかの内臓に影響を受けていないか，および病気は完治しているが再発のおそれはないか，などで定期的に検査をするものがある。

このことから，目的に応じて，患者のベッドサイド（救急救命室，ICU (intensive care unit), CCU（coronary care unit），手術室）へ出向するため，ポータブル検査機器を運搬して，検査を実施することもあり，または検体を採取して，検査室の検査機器で検査することもある。

以上のことから，検体検査の結果を出すまでの，取り扱う機器の構造，原理について述べる。

6.1 吸光光度法

6.1.1 目的

検体（血清，血漿，尿など）成分を無機，有機，酵素，免疫試薬溶液で目的成分を発色反応させて定量する。その成分はタンパク質，窒素含有成分，糖質，脂質，電解質，酵素成分，ホルモンなどがあり，その濃度の変動は各種疾患の診断，治療，経過観察に役立つ。

6.1.2 原理

溶質，溶媒などのほとんどの物質はそれぞれ特有の単色光を吸収する性質がある。各種の物質を溶液中で呈色反応させることにより，各種の単色光を利用して定量分析を行う。

ある物質を含む反応溶液の単色光の吸光度は，単色光が透過する溶液を入れたセルの厚さ（光路長）と，溶液に溶けている物質（溶質）の濃度の積に比例するランバート-ベール（Lambert-Beer）の法則に従う。

$$E = \log \frac{I_0}{I} = \kappa c l \tag{6.1}$$

ここで，E は吸光度（extinction），I_0 は入射光，I は透過光，κ は分子吸光係

数，c は mol 濃度，l はセル（溶液の厚さ）光路長（1 cm：一定）である。

また，I/I_0 は透過率（transmittance）T〔%〕であり，その逆数の対数 $\log(I_0/I)$ は吸光度 E であることから

$$\left. \begin{aligned} E &= \log \frac{I_0}{I} = -\log \frac{I}{I_0} = -\log T \\ E &= -\log \frac{I}{I_0} = \log I_0 - \log I = 2 - \log T \end{aligned} \right\} \quad (6.2)$$

となる。ここでは光路長は一定であることから，吸光度は溶液の溶質の濃度に比例することになる。よって，この分析法を吸光光度法（spectrophotometry）という。一般には目的物質を定量する場合，その目的物質の標準物質を対象に比較して濃度を求めることから，比色分析法，比色法という。古くは視覚で被検液の呈色溶液と標準物質の呈色溶液とを比較する比色法があったが，現在はほとんどが電気を利用した光電光度法である。

6.1.3 光電光度計と光電分光光度計の構造

光の光源としてはタングステン電球，ハロゲン電球，重水素放電管，キセノン放電管，発光ダイオードなどが使用される。物質の吸収する単色光の波長は紫外線（180〜380 nm），可視光線（380〜850 nm），赤外線（850〜1 000 nm）などである。分光器には色ガラスフィルタ，干渉フィルタ，回折格子，プリズムなどが利用される。セルには石英製，ガラス製，ポリマー製などがある。受光器には光電池，光電管，光電子増倍管，フォトダイオード，CdS などが利用される。受光電流は直接メータで測定するか，増幅・演算してからメータ，チャートレコーダやプリンタへ記録する。

図 6.1 に示すように，光源には各種電球を使用するが，分光器に単色光フィルタ，受光器に光電池（受光方式には単光路式，複光路式とがある），表示器にメータを使用する形式を光電光度計という。また，図 6.2 に示すように，光源は同様であるが，分光には回折格子，プリズムを使用し，受光器（複光路式がほとんど）には光電管，光電子増倍管，CdS，フォトダイオード，CCD な

6.1 吸光光度法

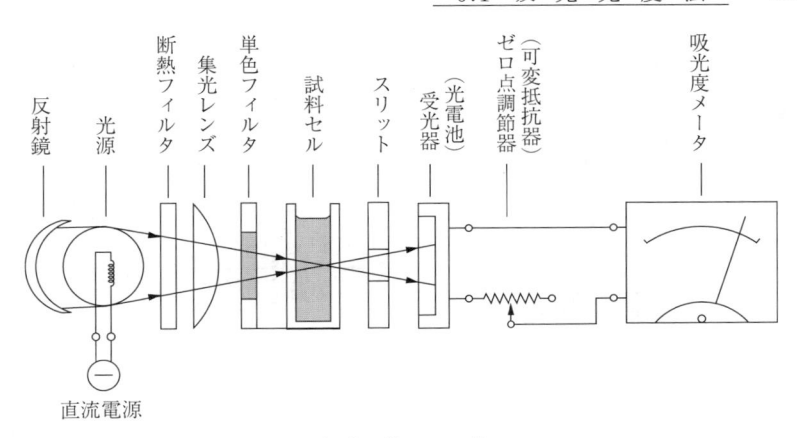

（a）単一式

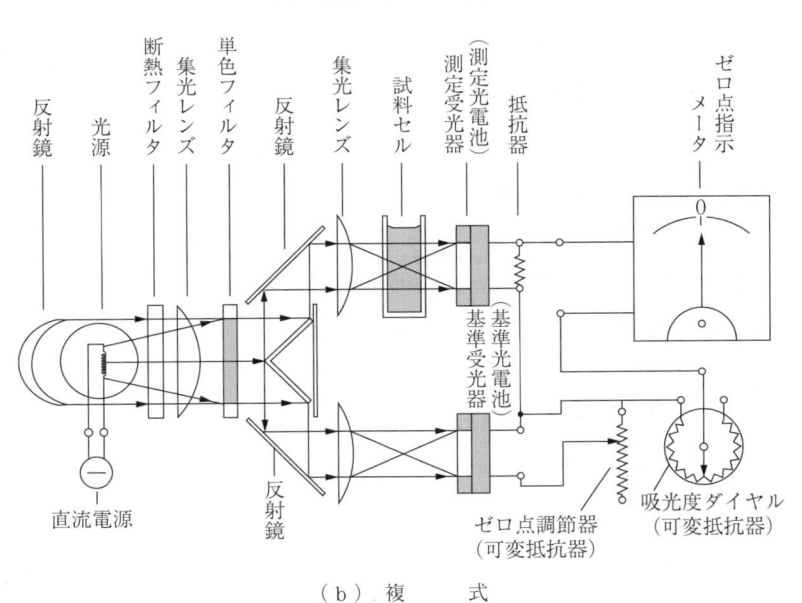

構成要素：反射鏡、光源、直流電源、断熱フィルタ、集光レンズ、単色フィルタ、試料セル、スリット、（光電池）受光器、（可変抵抗器）ゼロ点調節器、吸光度メータ

（b）複式

構成要素：反射鏡、光源、直流電源、断熱フィルタ、集光レンズ、単色フィルタ、反射鏡、集光レンズ、試料セル、（測定光電池）測定受光器、（基準光電池）基準受光器、抵抗器、ゼロ点調節器（可変抵抗器）、ゼロ点指示メータ、吸光度ダイヤル（可変抵抗器）

図 6.1 光電光度計の構造

どを利用し，受光器出力は増幅・演算によりメータ表示またはディジタル表示するものを光電分光光度計という．さらにチャートレコーダやプリンタに記録したり，コンピュータと連動した自動光電分光光度計もある．

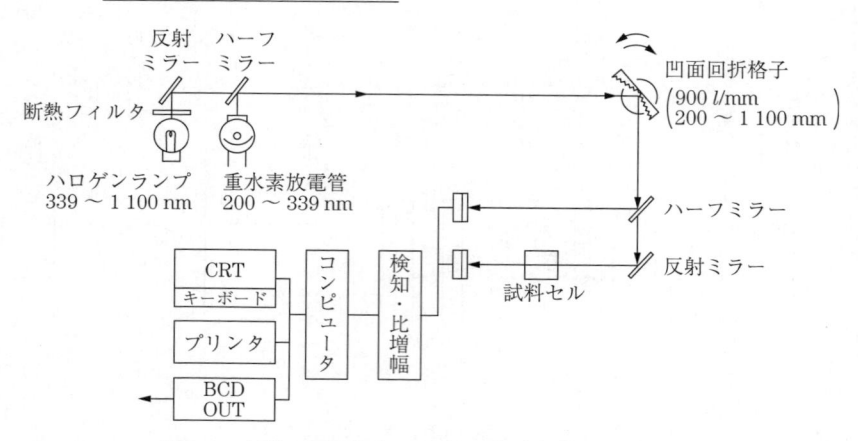

図 6.2 自記・自動ダブルビーム光電分光光度計の構造例

測定項目は生化学検査項目の 80 % を占める。タンパク質，窒素含有成分，糖質，脂質，酵素，電解質，ホルモン，腫瘍マーカなどである。

6.1.4 分光光度計の応用機器
〔1〕 **医用自動分光光度計**

光源部はハロゲンランプなど，光路部は複光路，試料部のセルはフロー型の電子冷温制御式，分光部は 340 ～ 1 000 nm の回折格子，受光部はフォトダイオードなど，検出・演算部はエンドポイント測定，レート測定，2 ポイント測定，スペクトル測定，波長演算法，ロジット検量線内蔵，マイコンによる患者ID，項目，濃度演算，正常値などを記憶，モニタ表示，プリンタ出力などの機能を有する。付属機器にはオートサンプルチェンジャなどがある。

測定項目は生化学全項目，免疫，金属，血中薬物項目である。

〔2〕 **マイクロプレート自動光度計**

1 マイクロプレート 8 穴×12 穴を 8 連光度計で連続的に測定する機能を有する専用光度計である。分光部はフィルタ 8 枚内蔵，プレート自動送り装置内蔵，試料部のセルはマイクロプレートの穴（ウェル）で反応セルである。受光部はフォトダイオード，検出・増幅部はマイコンによる吸光度，検量線，濃

度，タイムコースを演算して，モニタやプリントアウトを行う．

6.2 濁り測定

6.2.1 目的

免疫試薬や化学試薬による目的成分との反応の結果，溶液に微粒子が生成し，不規則に浮遊し濁り溶液となる．これを定量し，診断，治療の判断に役立てる．

6.2.2 原理

一般に多数の微粒子が溶液に存在し，そこに光を入射すると散乱光を生じ，光路が濁って見える（チンタル現象）が，この散乱光を測定する方法である．

ある微粒子で濁る溶液（懸濁液）に光を入射した場合，入射光の波長より微粒子の大きさが十分に小さい場合に，光は微粒子により入射光と同じ波長で，多方向に散乱する．この場合，入射光の波長幅 λ と微粒子の直径 d により散乱が異なってくる，λ が d の20倍より小さい場合には，散乱光は後方向へ生ずるミー散乱となる．λ が d の20倍より大きい場合には，散乱光は前方向と後方向へ同等に生ずるレイリー散乱となる．

ここで懸濁粒子1個に対して，入射光 I_0，角度 $\theta°$ 方向への散乱光の強さ I_θ，懸濁粒子から検出器までの距離 r において

$$r^2 \frac{I_\theta}{I_0} = K \quad （レイリー比） \tag{6.3}$$

の関係式が成り立つ．すなわち，散乱光強度 I_θ は入射光強度 I_0 に比例して，検出器までの距離の2乗に反比例することになる．この関係を利用して懸濁粒子物質濃度を求めることができる方法を比濁法（nephelometry）という．以前は比ろう法といわれていた．

一方，懸濁溶液に散乱されないで透過する透過光の強度 I，入射光強度 I_0，光路長 l の間には

$$I = I_0 e^{-l} \tag{6.4}$$

なる関係があり，透過光にも懸濁粒子との間に比例関係があって，懸濁粒子物質の測定に用いられる（濁り測定；以前は比濁法といわれていた）。これは吸光光度法と同じ方法といえる。

6.2.3　比濁計の構造

比濁計（nephelometer）の構造は光源部，分光・光路部，試料セル部，受光部および増幅・表示部などからなる。

光源部は集光反射鏡，光源ランプ，断熱フィルタ，集光レンズなどからなる。光源ランプは直流で点灯するタングステンランプ，ハロゲンランプが一般的に使用される。最近では指向性のよいHe-Neガスレーザ管（波長632.8 nm赤色光）が利用される。

分光・光路部は単色フィルタとスリットからなる。単色フィルタは色ガラスフィルタ，金属干渉フィルタが利用され，波長は赤色の660 nmが一般的である。入射光は平行であることが必要で，光源部の集光レンズとスリットなどで平行光路を作る。

試料セル部は上蓋付き暗室ボックスの中央に試料セル台がある，セルをそこにセットすると平行入射光がセルの中央を透過する構造になっている，セルは光路長10 mm正四角型が標準的で，容量は3 mlである。ほかに丸型試験管型，試料を連続的に測定できるフローセル型などがある。

受光部は透過光部と受光部とからなる。図6.3に示すように4種類が一般的である。（a）ではセルの透過光は直進し，光吸収黒板で完全吸収される，セル内懸濁粒子による散乱光のうち，90°方向のものを集光レンズで集め，スリット通過光を受光器にとる方法である。（b）では入射光はセルを透過し，直進光は光吸収黒板に吸収される，セル内の一定角度の方向の散乱光のみを受光器にとる方法である。（c）では入射光はセルを透過し，直進し，光吸収黒板に吸収される。セル内の散乱光は任意の一定角度の散乱のみを受光器にとる方法である，（d）ではセルに散乱光を集める積分球が取り付けられ，入射光はセルを透過し，直進し，積分球の光トラップにて完全吸収される。

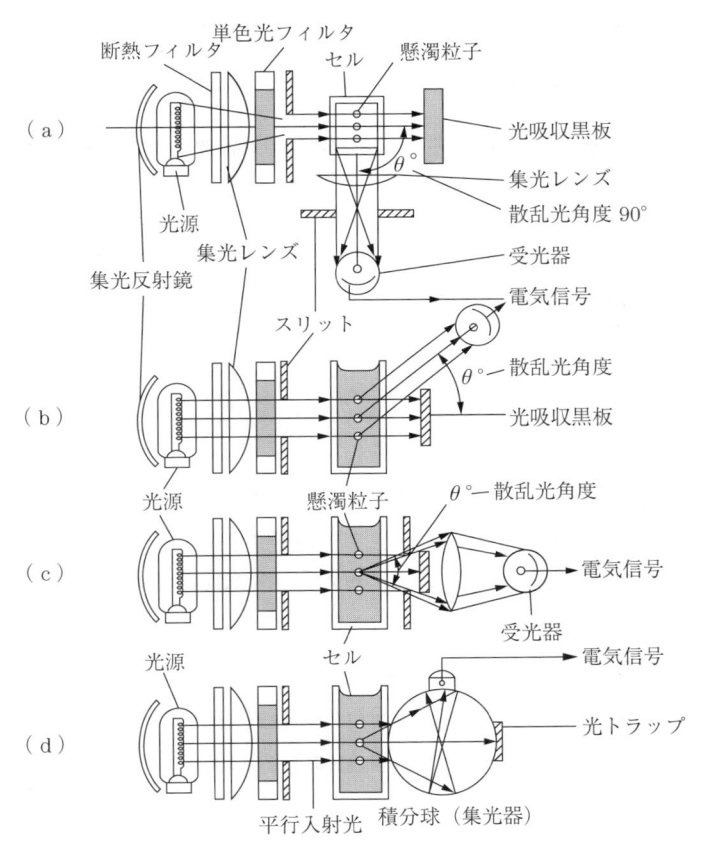

図6.3 ネフェロメータ（比濁計）測定原理

現在では免疫試薬による生体成分の微量存在成分が抗原抗体反応生成物として懸濁液になるため，利用されている。

測定項目は免疫抗原抗体成分，タンパク質，腫瘍マーカ，脂質成分，ホルモンなどである。

6.2.4 比濁計の応用機器

光源部は発光ダイオード，ハロゲンランプ，分光部はフィルタ，試料部のセルはラテックス凝集反応セル，検出部は散乱角度方向フォトダイオードなど，

検出・増幅部はマイコンによる吸光度，検量線，濃度，モニタ表示，プリンタ出力，データ記憶，BCD出力などの機能を有する。

6.3 蛍光分析法

6.3.1 目的

目的物質（成分）の蛍光発光および蛍光試薬との反応を利用して定量する方法である。生体成分のタンパク質，酵素，ビタミン，ホルモン，その他生体微量成分などを定量し，その結果を診断，治療に利用する。

6.3.2 原理

目的の化合物分子に一定波長の光（1次光，励起光）を照射すると，その1次光のエネルギーを吸収して分子内電子が励起状態になり，続いて励起された分子内電子が基底状態に戻るときに一定の光（2次光，蛍光）を発する。このとき，蛍光の波長は分子内に吸収された励起エネルギーの一部を熱として失うので，励起光波長よりエネルギーの低い長波長へシフトする（Stokesの法則）。なお，照射光を停止すると物質からの発光がただちに（10^4秒以下）停止するものを蛍光といい，しばらく発光が続く（10^4秒以上）ものをリン光という。

さて，蛍光はつぎのように示すことができる，

$$A + h\nu_1 \longrightarrow A^* \longrightarrow A + h\nu_2 \tag{6.5}$$

ここで，Aは基底状態の分子，A^*は励起状態の分子，hはプランク定数，ν_1は1次光の振動数，ν_2は2次光の振動数，$h\nu$は光量子である。

1次光と2次光とは各種分子に特異的であるため，定量法に利用できる。

希薄溶液では蛍光の強度は蛍光物質の濃度および吸収された1次光の強度に比例する。蛍光物質以外による吸収が少ない場合，次式が成立する。

$$F = \phi(I_0 - I) \tag{6.6}$$

ここで，Fは蛍光の強度，ϕは蛍光量子吸収率，I_0は入射光の強度，Iは透過光の強度である。

ϕ は εcd（ε は分子吸光係数，c は溶液の濃度，d はセルの光路長厚さ〔cm〕）に比例するので，計器が決まれば1次光強度 I_0，セル厚さ c が決まるので

$$F = Kc \tag{6.7}$$

とすることができる。したがって溶液中の蛍光物質濃度 c を測定できる。

蛍光分析法（fluorometry）は高感度で特異性が高いことから，生体微量成分の定量分析に利用されている。

6.3.3 蛍光光度計の構造

装置は光源部（1次光，励起光），1次分光器，試料セル部，2次光（蛍光）分光器，受光器，増幅・表示部からなり，図 6.4 に示す構造である。

光源部（1次光，励起光）は，光反射鏡，光源ランプ，断熱フィルタ，集光レンズからなり，光源は重水素放電管，ハロゲンランプ，水銀ランプ（輝線ス

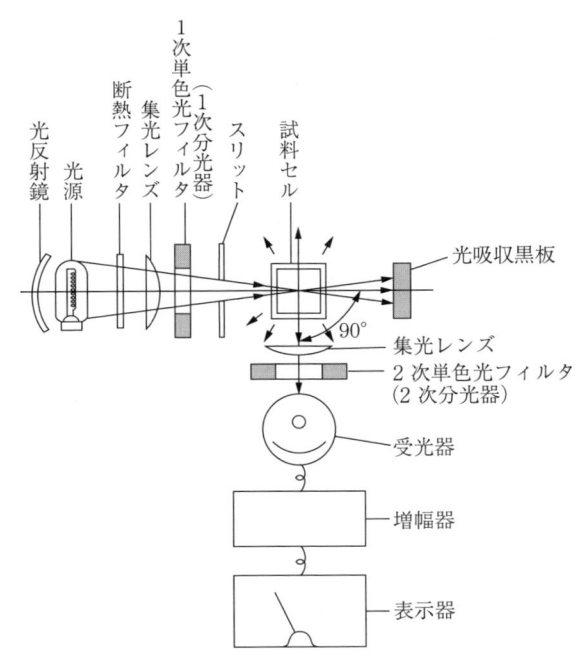

図 6.4　蛍光光度計の構造

ペクトル），キセノン放電管などが一般的に利用される。200 nm（紫外線）から 400 nm（青色）に強輝度を有する光源である。

1次分光器（励起光）は，簡易型蛍光光度計ではハロゲンランプ，水銀ランプの輝線スペクトルなどから，干渉フィルタを利用する。精密蛍光分光光度計では光源に重水素放電管，キセノンランプを用いて，プリズム，回折格子（grating）などの分光器が利用される。

試料セル部は，1次光（励起光）が試料セル内を直進した後，透過光は光吸収黒板で吸収される。セル内からの蛍光（2次光）は入射光に対して 90°方向で測定する。

二次（蛍光）分光器は，1次光（励起光）と組み合わせて，簡易蛍光光度計では蛍光の強度単波長を干渉フィルタで分光するが，精密型蛍光分光光度計では蛍光もプリズム，回折格子で分光して最適単色光を得る。

受光器・増幅・表示部は，簡易蛍光光度計では光電管，CdS，フォトダイオードなどが利用されるが，精密蛍光分光光度計では光電子増倍管が使用される。蛍光が電気信号に変換されて増幅され，メータやディジタル表示される。さらにチャートレコーダの記録紙に描かれるか，TV モニタに表示される。また，パソコンにて信号収集・解析される自動機器もある。

測定項目は血液中薬物，ホルモン各種，生化学/血漿タンパク各種成分，HB 抗原抗体各種成分などである。

6.3.4 蛍光光度計の応用機器
〔1〕 シンチレーション計数装置

RIA（放射線免疫測定法―検体検査用）では γ 線ラベルした免疫試薬で反応処理後，放射線で発光するシンチレータで放射線を測定し，その発光を受光器の光電子増倍管で検出し，増幅・計数表示する装置である。

〔2〕 臨床用 FIA 自動蛍光測定装置

蛍光光度計を添え，試薬セット，器具セットで構成した溶液タイプとディスクタイプとがある，溶液タイプは FPIA，FPA 専用試薬で測定し，ディスク

タイプは蛍光反射光度計を内蔵している。検出・増幅部は濃度演算後，モニタ表示，プリンタ出力，BCD出力をマイコンで行う専用機である。

測定項目は血液中薬物，ホルモン各種，生化学/血漿タンパク各種成分である。

6.4 反射吸光光度法

6.4.1 目的

検体検査には試験紙（ステック）片上で発色反応させて分析する場合，媒体が不透明であるため，透過光による吸光光度法が使用できないので，反射吸光光度法により物質の定量を行う。生体成分，薬剤成分の定量に利用される。緊急検査，即時検査，ベットサイド検査などに利用される機器が多い。

6.4.2 原理

試験紙片上で特定の色に発色している面に，その発色に最適な吸収をする単色光を入射光として照射すると，吸収された残りの単色光が反射してくる，この反射光を角度45°方向で受光器にとらえるとき

$$R=\frac{\frac{1}{R_\infty}(R_g-R_\infty)-R_\infty\left(R_g-\frac{1}{R_\infty}\right)R_\infty \exp\left\{SX\left(\frac{1}{R_\infty}-R_\infty\right)\right\}}{(R_g-R_\infty)-\left(R_g-\frac{1}{R_\infty}\right)\exp\left\{SX\left(\frac{1}{R_\infty}-R_\infty\right)\right\}} \tag{6.8}$$

となる。ここで，R は発色試験紙面の吸収・散乱層の反射率，R_g は反射層の反射率，R_∞ は発色試験紙面の吸収・散乱層の厚さをそれ以上増やしても変化しなかった状態の反射率，X は吸収・散乱層の厚さ，S は散乱係数である。上式を近似化すると

$$\frac{K}{S}=\frac{\varepsilon C}{S}=\frac{(1-R_\infty)^2}{2R_\infty} \tag{6.9}$$

となる。ここで，K は εC：吸収散乱体の吸収係数（吸収性物質の温度に比例），S は同一素材については一定の散乱率，C は試料濃度である。反射吸収率は試料濃度に比例するという Kubelka-Munk の式が得られる。実際の K/S

値と試料濃度の関係には曲線が生じてくる。このために，K/S 値に対して 3 次関数補正を行い，試料濃度に直線的比例するようにしてある。このようにして，各種生体成分の定量が反射吸光光度法で可能である。

6.4.3 光電反射計（反射式光度計）の構造

光源部，分光部，試験紙発色反射面層，反射光受光器部，増幅・表示部からなる（図 6.5）。

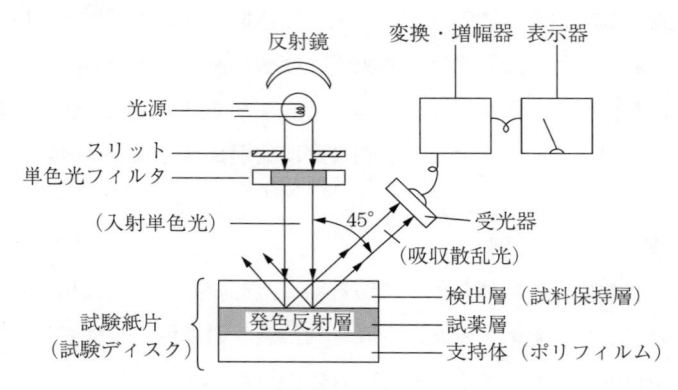

図 6.5 反射光電光度計

光源部は反射鏡，光源，スリットからなり，光源はハロゲンランプ，LED などが使用される。

分光部は干渉フィルタを使用しているのが一般的である。

受光部の受光器は CdS，フォトダイオードなどが使用されている。ある機種では試験紙面と受光器の間に積分球を利用して入射光と反射光測定に効果を上げている型もある。

検出・増幅部は検量線，濃度演算，モニタ表示，プリンタ出力などをマイコン内蔵で行う装置である。

測定項目は生化学検査項目，尿化学成分，血液凝固成分，血液中薬物成分などである。

6.4.4 光電反射計の応用機器

〔1〕 全自動尿化学成分定量分析装置

ろ紙ステックス（1～8項目同時セット）を尿検体に漬けて反射光度計で測定する装置を図6.6に示す。コンピュータ内蔵で検知・増幅し，モニタ表示，プリンタ出力，BCD出力する装置である。

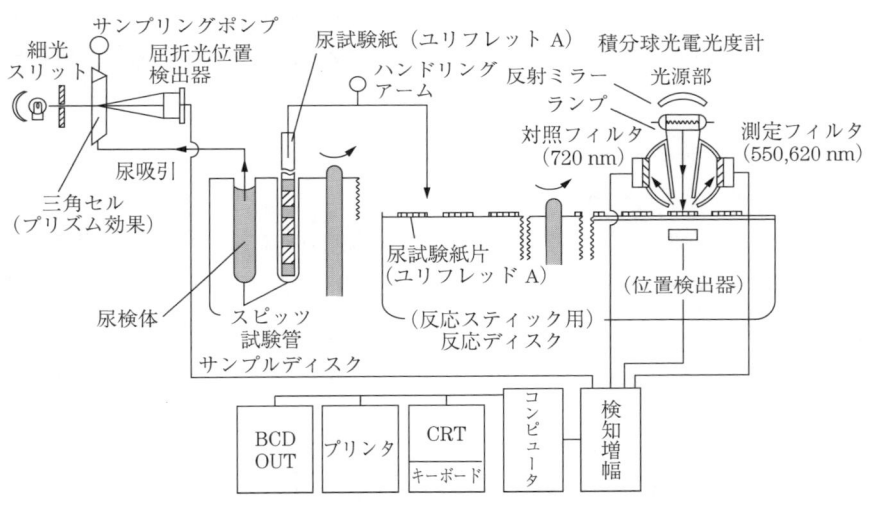

図6.6 全自動尿分析装置の構造例

測定項目は尿化学成分，尿比重である。

〔2〕 ドライケミストリ機器

反応試薬が多層フィルムディスクになっており，反射吸光光度計で測定する。電解質成分はディスク電極になっている。ディスクは使い捨て方式である。試薬ディスクカセット，検体サンプラを付属し，検出結果はコンピュータ内蔵により，モニタ表示，プリンタ出力，BCD出力などが自動化されている。

測定項目は生化学検査全項目，血液中薬物，凝固因子成分などである。

6.5 イオン選択電極法

6.5.1 目的

イオン選択電極法（ion selective electrode，ISE）により，試料中の電解質成分のナトリウム，カリウム，クロール（塩素）などの濃度〔mmol/l〕と，pH（水素イオン濃度）が直接的に定量される。酵素膜電極法ではグルコースなどの定量が迅速にされ，電解質代謝，および糖，脂質代謝の診断，治療に利用する。

6.5.2 原理

イオン選択電極法では，目的成分のイオン濃度（活量濃度）を直接的にイオン感応膜の特異性よるイオン選択電極で測定する。その種類は固体膜型，液膜型，酵素膜型およびガス感応膜型などがある。図 6.7 にその例を示す。

イオン選択電極法とは，試料中のイオンの活量に感応して起電力〔mV〕を

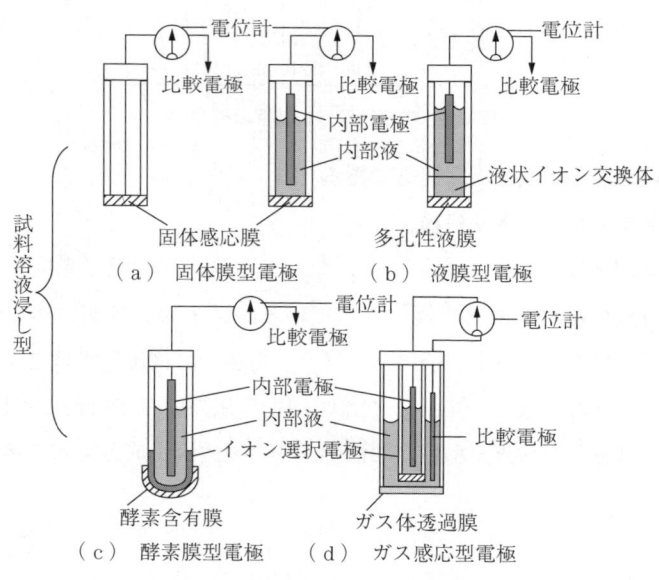

（a）固体膜型電極
（b）液膜型電極
（c）酵素膜型電極
（d）ガス感応型電極

図 6.7　イオン選択電極法の各種電極構造

6.5 イオン選択電極法

生じるイオン電極と，一定の起電力（一定温度下）をもつ比較電極（基準電極）の二つを試料中に浸すと，二つの電極間に電位差が生じる。この電位差を測定することによって，目的イオン活量濃度（希薄濃度溶液では物質濃度に等しい）によって目的物質濃度を定量できる。

基本型は固体膜のガラス薄膜の pH メータ（水素イオン感応膜）で示され，その原理はネルンスト（Nernst）の式による。

$$E_i = E_i^0 + \frac{2.303RT}{nF} \cdot \log(f_i \cdot M_i) \tag{6.10}$$

ここで，E_i は i イオン活量係数 1.000 の標準電極電位，n は i イオン価数，F はファラデー定数，R は気体定数，T は絶対温度，f_i はイオン活量係数，M_i は i イオン化学モル濃度，$2.303RT/(nF)$ はネルンスト係数，E_i^0 は i イオン起電力である。

以上に従って，目的イオン活量濃度（目的成分濃度）が求められることになる。

さらに，イオン選択感応膜物質として，ナトリウムイオンはメチルモネンシン，カリウムイオンはバリノマイシン，クロールイオンは 4 級アンモニウム塩を利用している。この場合の ISE は試料中のイオン活量（成分濃度）に比例して，ニコルスキー（Nicolsky）の式に示される。

$$E = E_0 + \frac{2.303RT}{nF} \cdot \log a_i \tag{6.11}$$

$$a_i = fC_i$$

ここで，E は起電力，E_0 は測定系による定まる一定電位，R は気体定数 (8.314 41 J·mol^{-1}·K^{-1})，T は絶対温度 (t [℃] + 273.15)，F はファラデー定数 (9.648 456 × 10^4 C·mol^{-1})，a_i はイオン i の活量，f は活量係数，C_i はイオン i の濃度，n はイオン i の電荷数（陽イオンはプラス，陰イオンはマイナス）である。

以上に従って測定ができるが，実際には生体成分濃度範囲に最適な標準液（LOW）と（HIGH）の 2 種類を基準にして ISE のスロープ（傾斜）を定め，

試料の目的成分の濃度を求めている。

6.5.3 イオン選択電極の構造

〔1〕 pHメータ（固体膜型水素イオン選択電極）

図6.8に示すようにガラス電極と比較電極とからなる。ガラス電極は内部電極とガラス薄膜電極からなる。内部電極は導線の白金線が入る水銀，飽和KCl/Hg_2Cl_2および液絡部からなり，外部は先端に球形の水素感応膜のガラス薄膜があり，内部に内液としてpH＝7.0のKCl溶液が満たされている。

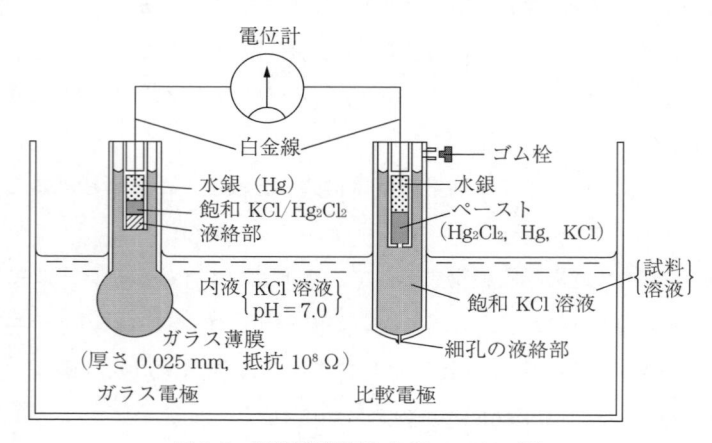

図6.8 固体膜型電極（pHメータの例）

一方の比較電極は先端に細孔の液絡部をもつ外筒と外部比較電極からなる。外部比較電極は白金線の入る水銀，ペースト（Hg_2Cl_2, Hg, KCl）からなり，外筒内には飽和KCl溶液が満たされ，先端の細孔の液絡部と試料溶液に連絡されて，電気回路が形成され，電位が発生して電位計が振れる。起電力EはpHが1変化すると59 mV変化する。また，ガラス薄膜の電気抵抗は10^{-7}〜10^{-9}Ωの高抵抗であるため，ほとんど電流を流すことなく測定できる真空管電圧計で測定する。

〔2〕 スライド型（電解質）イオン選択電極

図6.9に示すように，ディスポーザブルタイプ（使い捨て方式）の内部構造

6.5 イオン選択電極法

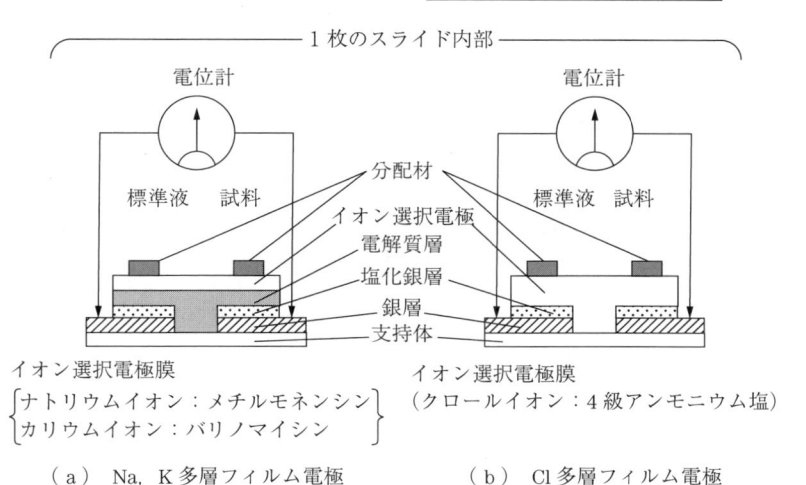

図 6.9 スライド型イオン選択電極

(a) Na, K 多層フィルム電極
　イオン選択電極膜
　　ナトリウムイオン：メチルモネンシン
　　カリウムイオン：バリノマイシン

(b) Cl 多層フィルム電極
　イオン選択電極膜
　（クロールイオン：4級アンモニウム塩）

では支持体の上に銀層，塩化銀層が左右2面ずつ重ねてあり，一方のみに電解質層がある。つぎにイオン選択電極が重ねてあって，最上部に分配材が二つあり，標準液と試料が同時に添付できるようになっている。

イオン選択電極膜としてはナトリウムイオンはメチルモネンシン，カリウムイオンはバリノマイシン，クロールイオンは4級アンモニウム塩が使用されている。

まず，試料（全血液，血清，血漿，尿）と標準液とを同時に分配材へ添付する。ナトリウムイオン，カリウムイオン，クロールイオンのイオン選択電極を通して電気回路が作られ，試料と標準液（基準値）との電位差が測定される。濃度は mEq/l で表示される。

診療では緊急検査において特に電解質（Na, K, Cl）測定が要求される。1枚のスライドで電解質3項目が同時測定され，1分後に結果が得られることから，緊急検査に最適な方法である。

測定項目は，イオン選択電極は電解質 Na, K, Cl, Ca, PO_2, PCO_2 で，酵素電極には糖質などの基質成分などである。

6.5.4 イオン選択電極の応用機器

〔1〕 全自動電解質測定装置

サンプラから試料が吸引されたチューブ系に沿って Na, K, Cl, Ca イオン選択電極と比較電極が直列にセットされており，定期的に標準液で自動校正され，24時間スタンバイされている。内蔵コンピュータにより検出・校正・演算などがなされ，モニタ表示，プリンタ出力が自動的に行われる。図 6.10 にその構成を示す。

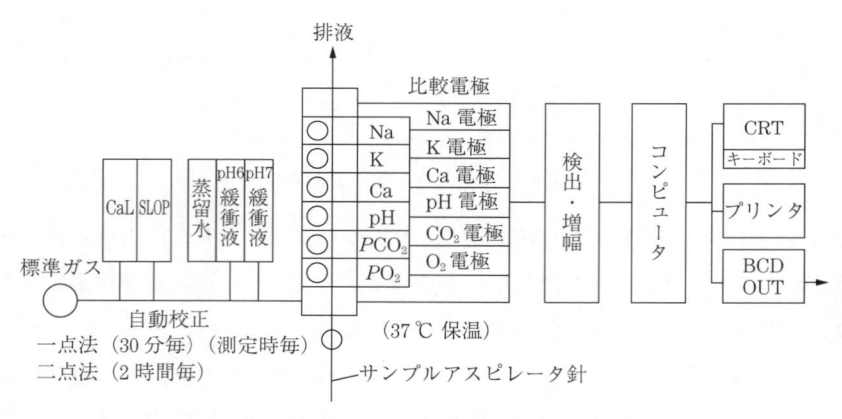

図 6.10 イオン選択電極を使用した全自動多項目血液ガス電解質測定装置の構造

測定項目は尿中，血液中，血清中の Na, K, Cl, Ca のみである。

〔2〕 血液ガス自動測定装置

サンプラから試料が吸引され，フローチューブを流れるときにチューブに沿って pH, PO_2, PCO_2, イオン選択電極と比較電極とが直列にセットされ，測定される。内蔵コンピュータにより検出・校正・演算がなされて，モニタ表示，プリンタ出力が自動的に行われて24時間スタンバイである。

測定項目は pH, PO_2, PCO_2 であり，演算項目は HCO_3^-, O_2 saturation, base excess, total CO_2, O_2 content などである。

6.6 炎光光度法

6.6.1 目的

生体内成分のうち，電解質（ナトリウム（Na），カリウム（K），クロール（Cl））および治療薬のリチウム（Li）などが測定される。特に電解質測定は緊急検査としても重要である。

6.6.2 原理

一般にアルカリ金属のナトリウム塩（例えば食塩）などをガスこんろの炎にかざすと黄色の炎になる。これは炎の熱でナトリウム金属が発光したもので，これは炎色反応といわれる現象である。同様にカリウムは赤色，リチウムは赤紫色である。

各種の原子は一般にガス炎で熱せられると，熱エネルギーを吸収して原子の一部は励起状態となり，ただちにそのエネルギーを原子特有の輝度（発光）または帯スペクトルとして放出し，基底状態に戻る。

アルカリ金属塩を含む溶液では，その濃度に比例したスペクトル強度を示すため，標準液と比較し，定量できる。

その発光の原理はつぎのように示される。

$$A + 熱エネルギー \longrightarrow A^* \stackrel{(発光)}{==} A + h\nu \qquad (6.12)$$

ここで，A は基底状態の原子，A^* は励起状態の原子，$h\nu$ は光量子，h はプランク定数，ν は振動数である。

以上のように発光を利用して炎光光度法（flame photometry）が成立して，測定できる。

6.6.3 炎光光度計の構造

図 6.11 は基本型構造の炎光光度計であり，霧化部，炎光部，分光部および受光部，増幅表示部からなる。

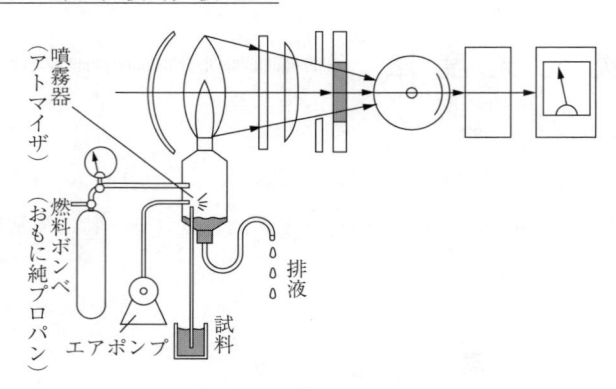

図 6.11 基本型炎光光度計

　霧化部は燃料ガスには純プロパンガスが使用される。助燃ガスは空気でコンプレッサで霧化器へ圧送し，試料を霧化するとともに燃料ガスと混合され，バーナ部に流れ，点火されて炎になる。このとき，試料は熱分解して，存在するアルカリ金属の炎色反応が生じる。

　炎光部は炎色反応で発光した光を反射鏡で集め，断熱ガラスを通過させ，集光レンズで光を集める。

　分光部はナトリウム輝線スペクトルは 589 nm が強いので 589 nm のフィルタを用い，カリウム輝線スペクトルは 767 nm が強いので 767 nm のフィルタを用いる。

　受光部は光電池，光電管，CdS などで受光して増幅し，メータなどの表示器に示す。

　図 6.12 は受光部を 3 系統同時に添えた内部標準型の装置である。試料と標準溶液の間の測定時間のずれにより，試料の粘度差，霧化量差，ガス圧差などが誤差となる。試料中に適当な内部標準物質を添加すれば誤差を最小にできる。ナトリウム，カリウムの輝線スペクトルと分離できる輝線スペクトルの 671 nm をもつリチウム（Li）が使用される。この方式によってナトリウムとカリウムとが同時測定され，正確な結果が得られるようになった。血液中の薬剤のリチウムを測定する場合が多くなってきているため，セシウム（Cs）の

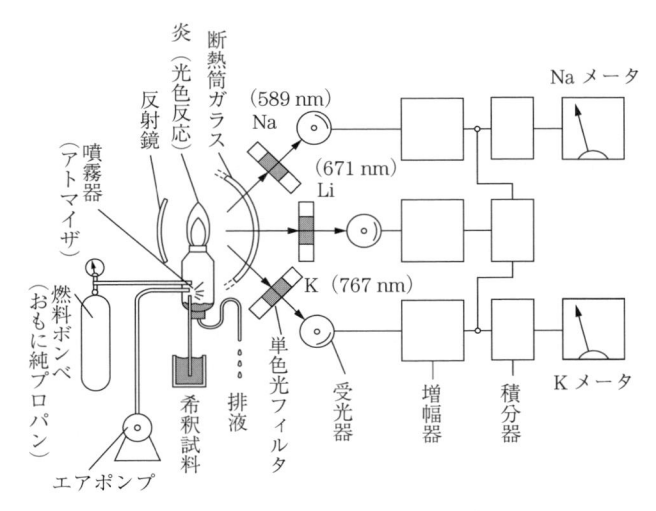

図 6.12 内部標準型炎光光度計

輝線スペクトルの852 nmを内部標準物質にして，受光部を4系統同時測定してナトリウム，カリウム，リチウムの3項目同時測定を可能にした装置もある．測定項目はNa，K，Liの3項目である．

6.6.4 炎光光度計の応用機器

応用機器として，自動電解質測定装置がある．霧化部へプロパンガスと空気を送り，試料を霧化し，点火炎中で炎色反応を起こさせて，その発光を測定する．検出・増幅は内蔵マイコンで行い，濃度演算，モニタ表示，プリンタ出力，BCD出力などが自動的にされるが，可燃ガスを室内で使用することは危険であり，現在はイオン選択電極法の装置に変わりつつある．

測定項目はNa，K，Cl，Liである．

6.7 電量滴定法

6.7.1 目的

クロール（塩素）陰イオンは生体内にあってナトリウム陽イオンとともにNaCl（塩化ナトリウム）として細胞外液中に陰イオンの大部分70％を占め

る。ほかの電解質とともに体内の水分平衡，浸透圧調節，酸塩基平衡などの調節に関与している。そのためにクロールの測定をする。

6.7.2 原　　　理

定電流が流れる 2 本の銀電極が電解液中にあるとき，銀イオンが一定速度で溶出して定電流状態（分極）にある。このとき，クロールを含む試料を添加すると，塩化銀としての反応が優先して電極間電流が停止する。クロールイオンが消失すると，銀イオンが生成して再び電流が流れ，分極状態に戻る。この電流停止時間を測定して，クロールイオン量に換算する。

電解溶液内反応

$$\left.\begin{array}{l} Cl^- + Ag^+ \longrightarrow AgCl\downarrow \\ Ag \longrightarrow Ag^+ + e^- - e^- + H^+ - \frac{1}{2}H \end{array}\right\} \quad (6.13)$$

ここで，Cl^- はクロールイオン，Ag^+ は銀イオン，Ag は金属銀，$AgCl$ は塩化銀（難溶性で沈殿する），e^- は電荷，H^+ は水素イオン，H は水素ガスであり，↓は沈殿を意味する記号である。

以上の反応からクロール〔mEq/l〕が求められる。

6.7.3 電量分析計の構造

図 6.13 に示すように，電解液の入る滴定容器，電気分解電極対，終点検知電極対および濃度換算部からなる。

電気分解電極対では電解液に 2 本の銀電極（アノード，カソード）があって，定電流発生器が接続され，自動スイッチに連動している。終点検知電極対では銀イオンを検知する 2 本の電極が入り，滴定時間測定器の自動スイッチと連動している。濃度換算部では時間を読み取り，クロール濃度〔mEq/l〕に換算する。電解液は 20 から 50 回使用できる。

測定項目は体液中の塩化物の塩素濃度のみである。

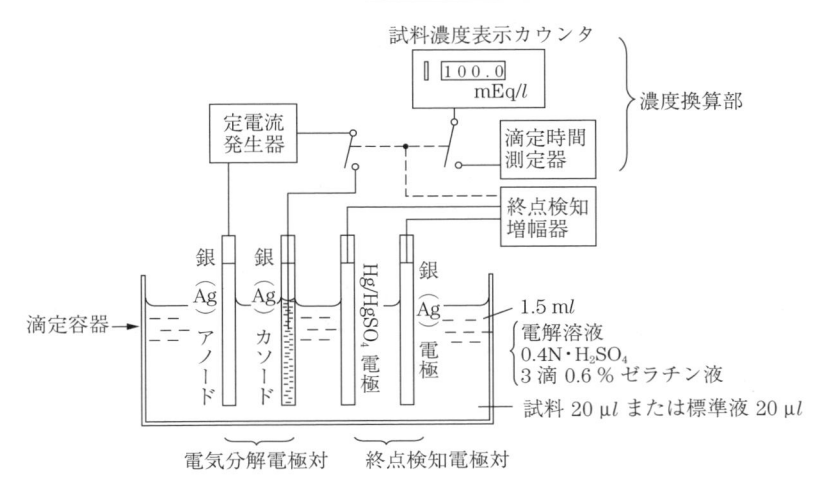

図 6.13 クロール,電量滴定装置(クーロメトリによる装置)

6.8 臨床用全自動化学分析装置

6.8.1 目的

生化学検査のうちで,尿検体と血液(血清)検体の化学検査項目が診療に多く利用されるようになったので,試料採取,反応管への試料希釈注入,試薬分注,加温反応,撹拌,検出(吸光光度法,比濁法,濁り測定法,蛍光光度法,反射光度法,イオン選択電極法,炎光光度法,電量滴定法,)・増幅・全コンピュータ制御によるモニタ表示,データ記憶,プリンタによる伝票,リストなどの出力などを自動的に行い,迅速に結果を臨床へ報告する。

6.8.2 原理

上記に述べた 6.1〜6.7 節およびこれから述べる血液学検査,免疫血清学検査,尿検査で述べる原理が使用された総合的分析法である。

6.8.3 自動化学分析装置の構造

図 6.14 に一例を示す。検体を多数本セットするサンプルディスク部,反応

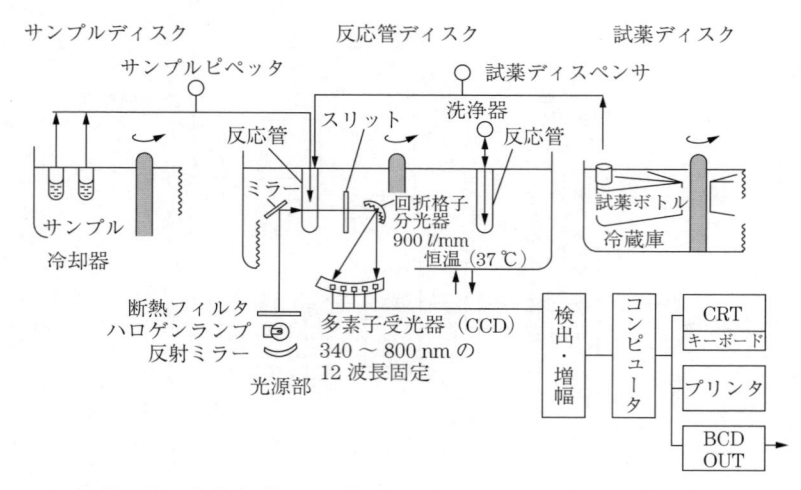

図 6.14 自動多項目ランダムアクセス臨床化学分析装置の構造例

管ディスク部，試薬ディスク部，検出部，検出・増幅・コンピュータ部などからなる。サンプルディスク部は尿または血清検体をサンプルカップに入れ，数十本セットし，安定化のために冷却する。ここから，サンプルピペッタで必要量試料を採取し，希釈液とともに反応管ディスクへ注入する。

反応管ディスク部は加温（おもに 37 ℃）され，1，2 周に反応管がセットされている。検体の要求された項目のみ反応管へ注入する。ついで，試薬ピペッタが項目に合わせて必要量注入する。撹拌器が反応管へ入り混合する。十数秒おきに反応管ディスクが 1 回転ずつして，検出器で測定する。図は吸光光度法であるが，上記で述べた測定原理を応用して検出している。検出・増幅・コンピュータ部は濃度演算，データ記憶，患者 ID 照合記憶，モニタ表示，プリンタへ各種伝票，各種リストの出力，BCD 出力などを自動的に行う装置である。

測定項目は生化学，免疫血清学，血液凝固線溶学などの各種検査の多本数の測定に利用される。

6.9 自動血球計数装置

6.9.1 目的

血管を流れる血液中には，造血幹細胞に由来する赤血球，白血球，血小板があり，診療上はこれらの血球数の変動，性状の変動が重要である。

6.9.2 原理

抗凝固剤（EDTA・2K）入り血液の一定量を希釈液（電解質溶液）に懸濁させ，2本の電極を入れ，2電極間が微小な細孔（アパーチャ）で仕切られている場合，一方の電極側が陰圧になると，懸濁している血球がアパーチャを通過する。このとき，2電極間に電気抵抗の変化が生ずる，2電極間に一定電流を流して血球による電圧の変化を検出する。さらに血球が通過するごとにパルス状に電圧が変化する。この変化から血球の通過がわかり，このパルスの高さから血球の大きさが測定できる。

〔1〕 白血球の計数方法

血液 $1\,\mu l$ 中の白血球（WBC）数を求める。まず，血液 $25\,\mu l$ に希釈液 $5\,\mathrm{m}l$

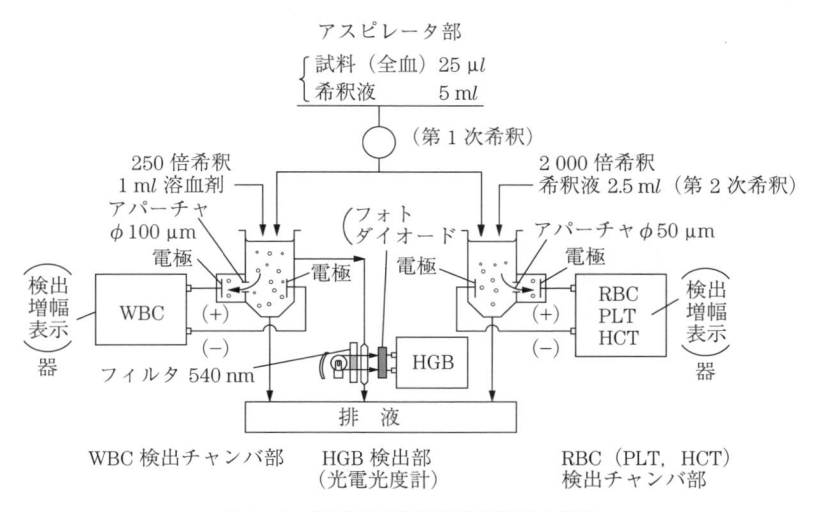

図 6.15　多項目同時血球計数装置の構造

を加え、ついで溶血剤（赤血球のみを溶かす）1 ml を加えて、240倍に希釈する。図 6.15 の WBC 検出チャンバのアパーチャ（孔径 100 μm）から一定量を吸引し、パルス数（WBC：白血球数）を数え、その計数値に希釈倍率、吸引量から係数を求めて次式から求められる。

$$\mathrm{WBC}\left(\frac{10^3}{\mu l}\right) = K_W \times （白血球計数値） \tag{6.14}$$

ここで、K_W は係数である。

〔2〕 **赤血球数、血小板数の計数方法**

血液 1 μl 中の赤血球数および血小板数を求めるには、まず、血液 25 μl に希釈液 5 ml を加え、その 25 μl をとり、それに希釈液 2.5 ml を加えて、20 000 倍希釈とする。これを、図 6.16 の RBC 検出チャンバのアパーチャ（孔径 50 μm）へ一定量を吸引し、赤血球は大きいパルスで、血小板は小さいパルスで、同時に計数する。この大小のパルスを電気回路にて弁別する。これらの希釈倍率、吸引量から係数を求めて

$$\mathrm{RBC}\left(\frac{10^6}{\mu l}\right) = K_R \times （赤血球計数値） \tag{6.15}$$

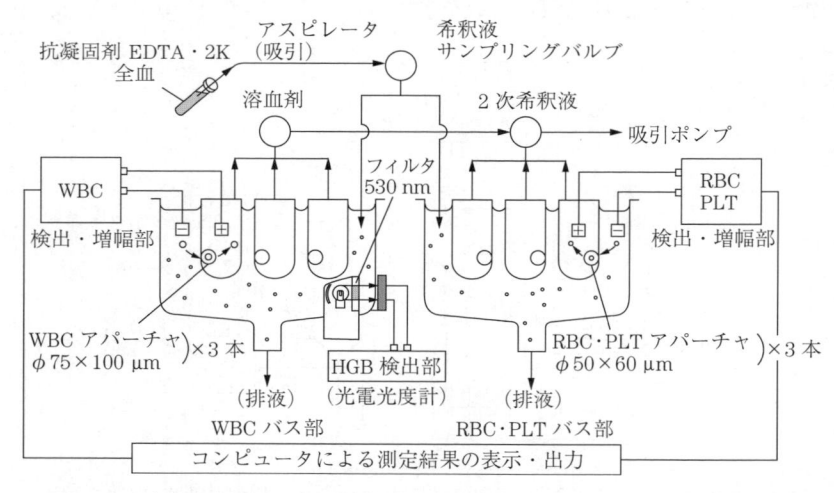

図 6.16 自動血球計数および赤血球項目、血小板項目、白血球分類装置の構造

$$\mathrm{PLT}\left(\frac{10^4}{\mu l}\right) = K_P \times (\text{血小板計数値}) \tag{6.16}$$

ここで，K_R，K_P は係数である。

先の赤血球計数値のパルスの高さ（波高値）から，積分総和値を求め，平均赤血球容積（MCV）およびヘマトクリット値（Ht〔%〕）を求める。

$$\mathrm{MCV}(\mu \mathrm{m}^3) = K_M \times \frac{(\text{波高値の総和})}{(\text{赤血球計数値})} \tag{6.17}$$

ここで，K_M は係数である。

$$\mathrm{Ht}\,[\%] = \frac{\mathrm{MCV} \times \mathrm{RBC}}{10} \tag{6.18}$$

その他，血小板数は大きさを分類して粒度分布図（ヒストグラム）で出力される。

〔3〕 **ヘモグロビン濃度を求める方法**

先に白血球計数に使用した 240 倍の希釈液には，ヘモグロビン（Hb）をメトヘモグロビンに酸化する試薬と，メトヘモグロビンをシアンメトヘモグロビンにするシアンイオンが含まれている。このシアンメトヘモグロビンは単波長 540 nm に吸収帯をもつので，光電光度計にて吸光度を測定し，標準液の吸光度と比較してヘモグロビン濃度を求める。

$$\mathrm{Hb}\,[\mathrm{g/d}l] = \frac{(\text{標準液の濃度}\,[\mathrm{g/d}l]) \times (\text{試料の吸光度})}{\text{標準液の吸光度}}$$

以上のように，ヘモグロビン濃度を求めることができる。

〔4〕 **赤血球平均恒数の計算方法**

前記で求められた赤血球数，ヘマトクリット値，およびヘモグロビン濃度より，次式にて平均赤血球ヘモグロビン量（MCH）と平均赤血球ヘモグロビン濃度（MCHC）〔%〕を求めることができる。

$$\frac{\mathrm{MCH}\,[\mathrm{pg}]}{1\,\text{個の赤血球}} = \frac{\mathrm{HGB}\,[\mathrm{g/d}l]}{\mathrm{RBC}\,(10^6/\mu l)} \times 10 \tag{6.19}$$

$$\frac{\mathrm{MCHC}\,[\%]}{1\,\text{個の赤血球}} = \frac{\mathrm{HGB}\,[\mathrm{g/d}l]}{\mathrm{Ht}\,[\%]} \tag{6.20}$$

6.9.3 自動血球計数装置の構造

図6.16のように，アスピレータ部，WBC，RBC（PLT，HCT）の検出チャンバ部，HBC検出部および検出・増幅・表示器部からなる。

アスピレータ部は血液試料 25 μl と希釈液 5 ml の吸引を同時に行い第1次希釈を行う。ついで，WBC検出チャンバには溶血剤 1 ml を加え，250倍希釈にして分注する。RBC検出チャンバには希釈液 2.5 ml を加えて血液 2 000倍の第2次希釈を行い分注する。WBCチャンバでは赤血球は溶血し，内部のヘモグロビンが溶出してシアンメトヘモグロビンになる。白血球は残存して浮遊する。アパーチャ 100 μm を境に電極があって，＋電極側が陰圧になって，白血球がアパーチャを通過すると，電極間電圧がパルス的に変動する。ある一定流量，一定時間のパルス数をカウントして1検体の測定が終了する（溶血した赤血球の膜と血小板は白血球より小さくパルスも小さいので小パルス（低域値）カット操作をする）。

RBC検出チャンバではアパーチャ 50 μm は WBC を大パルス，RBC を中パルス，PLT を小パルスとして検出するので，WBC の大パルスをカット（高域値）して，中，小パルスを分別して検出する。HGB検出部では WBC 測定後の希釈溶血液をフローセルに吸引して光電光度計（525 nm）でシアンメトヘモグロビンの吸光度を測定して，ヘモグロビン量を定量する。検出・増幅・表示器部では WBC，RBC，PLT，Hb パルス値から MCV，Ht，MCH，MCHC の計算をして，モニタに表示またはプリンタに打ち出す。以上で1検体の多項目の測定が終了する。

さらに，図6.16では上記のほかに WBC について，VCS 方式による体積 V，伝導度 C，レーザ散乱光強度 S の3パラメータで同時測定する。

測定には白血球を5種類のサブポピュレーションに分類（LY：リンパ球，MO：単球，NE：好中球，EO：好酸球，BA：好塩基酸など）する，いわゆる血球計数と白血球分類を同時に行う多項目自動血球測定器が使用されている。

6.10 細胞化学的自動血球分類法

6.10.1 目的

6.9.1項の目的と同様であるが，細胞化学的に血球分類した結果と，形態学的に血球分類した結果との間に，臨床的意義が同一かまたは新しい意義があるかが研究されている。

6.10.2 原理

連続流れ方式（continuous flow system；分析系が多数本の太細のチューブで連結され，試料，試薬，分節空気などが連続して流れ，反応し，目的成分の検出を行うチューブ系分析システム機器）により，血球検出部ではガラスシース管（鞘のような細い流れを作る管）の側面からNe-Heガスレーザ光線（633 nm）を当て，シースストリーム（ガラスシース管内の希釈血球の細い流れ）中の血球に透過させて，その散乱光の検出，および白血球に細胞化学的染色をして散乱光，吸光度（540 nm）を測定して分類識別する方式である。

6.10.3 自動血球分類装置の構造

図6.17に示すように，血液試料の吸引と希釈液の吸引と混合圧送を行う秤量比例ポンプ部（プロポーショニングポンプ；多数本の柔軟性のあるポリチューブをローラで挟みしごいてチューブ内の液体と空気を流す装置），シリンジ・マニホールド部，光学的検出方式のRBC/PLTチャネル部，BASO・Lobチャネル部，WBCペルオキシターゼチャネル部，ヘモグロビンチャネル部，および検出・増幅・コンピュータ・表示・出力部からなる。

秤量比例ポンプではタイゴンチューブという柔軟性のあるポリチューブの太細チューブを多数本挟みローラでしごき，試料，試薬，希釈液と空気を気泡にして吸引圧送して，混合反応させる。

マニホールド部は上記の四つのチャネルの分析反応が行われるチューブ系でなっている。

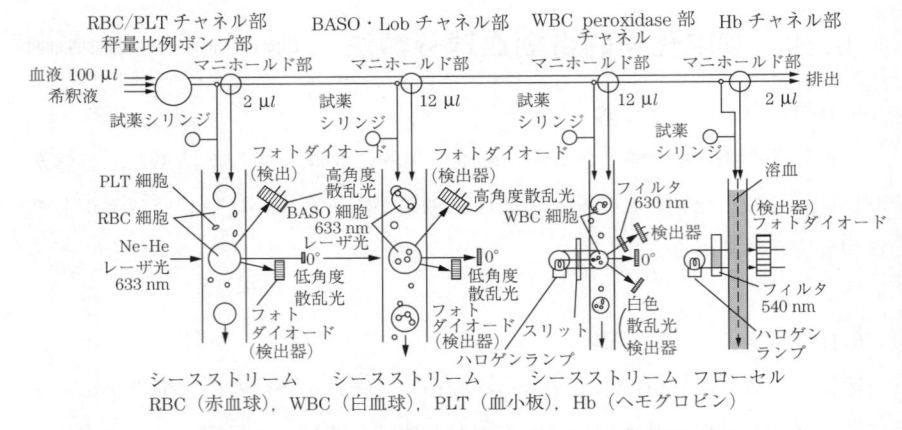

図6.17 血液,細胞化学的,血液計数,血液像分類装置の構造

　RBC/PLTチャネル部ではガラスシース管内で分析反応終了後の赤血球球状化固定された溶液がシースストリーム（鞘のように細い流れ）となり，個々の血液が並んで流れるその側面に光学系がある。光源はNe-Heガスレーザ管で633 nmの赤色光を血球に照射させ，透過後の低角度散乱光と高角度散乱光とを検出する。これにより，赤血球の計数と血小板の形態分析を行う。

　BASO・Lobチャネル部では界面活性剤と希酸により赤血球は溶血し，好塩基球以外の白血球は裸核化され，シースストリームになる。上記と同様のレーザ光線にて低角度・高角度散乱光を検出器でとらえる。これにより，好塩基球百分率の決定と白血球形態分析が行える。

　WBCペルオキシターゼチャネル部では赤血球は溶血させ，白血球は固定させ，pH 7下，75℃に加熱し，4塩化1ナフトール，過酸化水素反応後にシースストリームに入る。ハロゲンランプ光源にて透過後の白色散乱光と吸光度とを同時測定する，これにより，WBCの計数と分類をし，ペルオキシターゼ活性値とをXY軸上で，白血球を好中球，リンパ球，単球，好酸球，好塩基球，大型非染色球（LUC）などに分類する。

　Hbチャネル部では吸光度（540 nm）測定を行い，ヘモグロビン濃度〔g/dl〕を求める。

検出・増幅・コンピュータ部では上記情報の演算結果のモニタ表示と，スクリーンプリンタ（図表や演算値）やチケットプリンタ（報告伝票）への打出しを行う．

本装置の血球測定対象数はWBCが約5 000個，RBCが約5万個，PLTが約2 500個と非常に多いので，信頼性が高いといわれている．

測定項目は白血球数，赤血球数，ヘモグロビン濃度，ヘマトクリット値，平均赤血球容積，平均赤血球ヘモグロビン量，平均血球ヘモグロビン濃度，赤血球容積分布幅，血小板数，平均血小板容積，血小板容積分布幅，プレートレッククリット値，ヘモグロビン濃度分布幅，好中球数／％，リンパ球数／％，単球数／％，好酸球数／％，好塩基球数／％，大型非染色球数／％，および異常球，係数異常値などがある．

6.11 血液凝固測定装置

6.11.1 目　　　的

体内で循環する血液は，血管損傷の場合には血液が凝固して，傷口からの血液の体外流出を防止する機能を有する．まず，傷口での損傷血管は収縮し，流出血液中の血小板が付着し，凝集し，血栓が形成される．さらに，その周囲に血液中の血液凝固因子が活性化して血液凝固過程が進行し，フィブリン凝固が形成される．それにより出血が停止して止血血栓ができる．ついで，血管組織が回復した後は血液中の線溶因子が活性化し，フィブリン凝固塊を溶解して除去する．このように，生体内での止血機構は，血管の機能，血小板機能，凝固因子，線溶因子などの相互作用で保たれている．これらの異常を知ることは診療上重要な意義がある．

6.11.2 原　　　理

血液中の凝固因子活性化の連鎖反応を利用して，フィブリン（クロット）生成を最終反応として，凝固活性を測定し，凝固因子，インヒビタ（阻止因子）などの濃度を求める方法で，そのうちで，複数因子の総合活性因子として，全

血凝固時間，TGT（thromboplastin generation test；トロンボプラスチン生成試験），PT（prothrombin time；プロトロンビン時間），APTT（activate partial thromboplastin；活性化部分トロンボプラスチン）などが使用されている。

血液凝固検査は凝固時間の結果から，FIB（フィブリン）は濃度〔mg/dl〕で示すが，他の項目は％で表示する。各項目の既知濃度の標準物質を測定して実験的に決めておく。

プロトロンビン時間，活性化部分トロンボプラスチン時間，フィブリン濃度の検量線は次式で示される。

$$Y = M\left[\frac{T+D}{K+D}\right]G \tag{6.21}$$

ここで，T は凝固時間（実測値〔s〕），Y は活性度〔％〕または濃度〔mg/dl〕，M は Y の初期値，K は M の凝固時間，G，D は検量線の測定点より最小2乗法により決定される定数である。

ヘパプラスチン（HP），トロンボプラスチン（TB）の検量線は次式で示される。

$$\frac{1}{Y} = \frac{T}{G} - \frac{O}{G} \tag{6.22}$$

ここで，O は最小2乗法によって決定される定数である。

外因系因子，内因系因子の活性度は次式で示される。

$$Y = (M+C)\left(\frac{T}{K}\right)G - C \tag{6.23}$$

ここで，C は検量線の測定点より最小2乗法によって決定される定数である。

6.11.3 血液凝固測定装置の構造

測定装置では，検体を血漿とし，試薬にはアクチベータ，トリガ試薬，緩衝液を使用し，加温反応セル内で凝固反応を進めて，その過程を散乱光度計で測定する。図6.18にクロット法の装置の構造例を示す．サンプル試薬ディスク部，反応ディスク部，検出・増幅・演算・表示・印字部からなる。

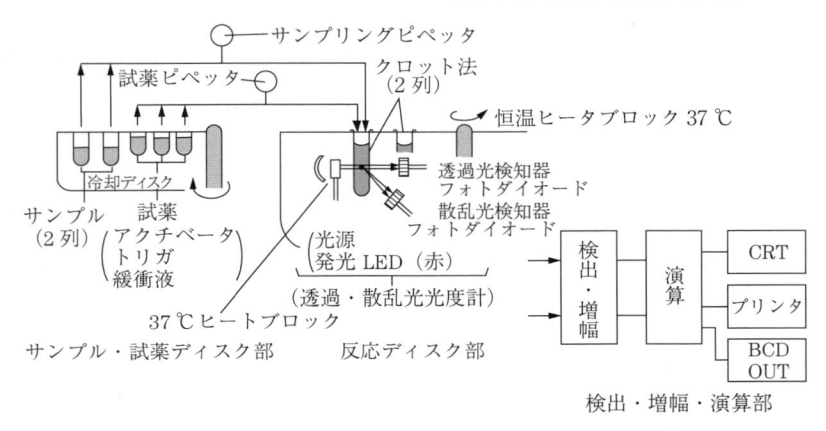

図6.18 クロット法自動血液凝固測定装置の構造（三共・コアグマスター）

サンプル・試薬ディスク部には冷却ディスク上に外周より，検体（血漿）入りサンプルカップが2列，内周に試薬のアクチベータ，トリガ，緩衝液がセットされている。ここから，サンプリングピペットで採取，分注する。反応ディスク部では37℃に加温され，反応セルがセットされており，サンプリングピペッタにより，検体，試薬が分注される。ただちに反応が開始され，散乱光度計で凝固反応過程を測定し，検出される。検出・増幅・演算部では対数変換，A-D変換され，測定項目ごとの凝固時間〔s〕，活性度〔％〕，濃度〔mg/dl〕などをモニタ表示，プリンタ打出しをする。

測定項目はPT，FIB，APTT，TT，因子分析（II，V，VII，VIII，IX，X，XI，XII），そのほかにAT-III，プラスミノゲン，ヘパリン，$α2$アンチプラスミンがある。

6.11.4 その他の原理の血液凝固測定装置

上記の散乱光度計法のほかに，電気抵抗検出方式，粘調度検出方式，合成基質法による吸光光度法などがある。また血液凝固と関係のある血小板機能測定装置がある。

6.12 微生物学的検査

6.12.1 目的

感染症の病原体には一般細菌，リケッチャ，スピロヘータ，ウイルス，真菌，および病原動物などがある。それらの分離，同定，定量，および薬剤感受性の検査結果が臨床の治療上重要である。検体は感染部位によって，尿，血液，便，膿，消化液，分泌液，組織などが使用される。

6.12.2 原理

検体は細菌尿や純培養コロニーの調整菌浮遊液を用いる。試験容器は透明カード状（縦 91 mm，横 51 mm，厚さ 3 mm）テストキットで，内部はウェルが 5 個 6 列，計 30 個あって，細管で連結されている。ウェル内には乾燥生化学性状反応用各種基質，感受性試験用各種薬剤が封入されている，目的に応じて 15 種類のテストカードがある。検出には半導体 LED 発光ダイオードで 660 nm（赤色）を光源とし，吸光光度計で 1 時間ごとに測定される。

まず，あらかじめ定めた閾値との相関を見る。

$$光学的変化 = \frac{(第1回目測定値) - (光学的変化)}{(第1回測定値)} \times 100 \qquad (6.24)$$

一方，コンピュータにはデータベースに多重実験菌種別 2 元解析の反応陽性率がメモリされており，相関分析がなされる。

$$F_i(x) = nf_i(xj) \qquad (6.25)$$

ここで，$F_i(x)$ は反応パターン x より得られる選択菌種 i の発生頻度，$f_i(xj)$ は反応基質 j の選択菌種 i に対する陽（陰）性反応の発生確率，n は基質の数であり，$F_i(x)$ が 2 以下は 0 とする。

菌種 $P_i(x)$ の同定可能確率は次式による。

$$P_i(x) = \frac{F_i(x)}{\sum_{i=1}^{n} F_i(x)} \qquad (6.26)$$

ここで，n はデータベースに含まれる菌種の数である。

コンピュータはあらかじめセットされた測定時間軸ごとに相似度スクリーンに照合して，F_i値の高い4菌種を選択し，整合性のある第1位，第2位の選択した菌種を報告してくる。

つぎに，感受性試験では陽性コントロール中で，菌体増殖時間の制限と光学的変化量を比較して，各薬剤と菌種の組合せ（drug/bug combination）実験的モデル直線，曲線解析式を最小2乗法，最小2乗誤差と回帰演算法の多重数値解析から，感受性，耐性などを求める。

6.12.3 バイテック自動細菌検査装置

図6.19に装置の構造を示す。特徴として，専用バイテックカード1枚ごとの透明ポリ製カードで30個の光学測定用マイクロウェルがある。細菌同定用に必要な化学性状試験基質が固相化されて封入してある。菌液は注入後，封印されコンタミネーションやバイオハザード対策となる。カード認識バーコードには検体番号が書ける。

専用バイテックカードへの菌液の注入から培養・反応の測定，結果の判定をモニタに表示しプリントアウトを迅速に行う。リーダは1時間ごとにチェックされ，光学スキャナ測定でCPU解析を行い，高い信頼性の結果を維持する。追加検体の単体，多検体，ランダムオーダーの各テストは，培養の初期から1

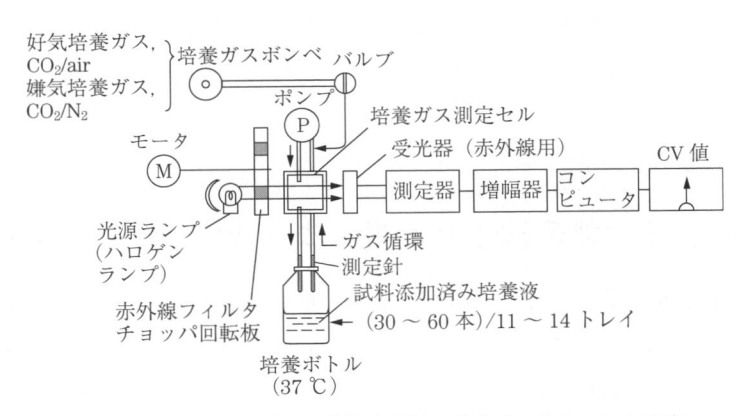

図6.19 バイテック自動細菌検査装置の構造（バイテック AMS）

時間ごとに読み取りを行い，結果は細菌増殖度に応じて出力され，モニタに表示しプリントアウトを行う。

バイテックカードは処理能力の機種に応じて 32，60，120，2400 カードを入れられる。分光は暗赤色 660 nm，比濁吸光度，測定項目は同定試験 16 項目以上，感受性薬剤試験 30〜45 ウェルである。検体 ID，項目 ID は自動読取りする。試料注入は 60 秒で 4〜10 検体できる。培養温度は $35\pm2\,°C$，測定時間は 30 カードを 7 分で行い 1 時間間隔となる。同時測定は全項目可能である。終了カードと新カードの出し入れは自由に行える。停電対策はバッテリーで 2 時間まで対応する。

6.12.4　その他の原理の装置

インピーダンス法：1 モジュールに 16 個のセルがあり，個々に電極対が付いている。固形，液体培地の細菌による繁殖で変化するのをインピーダンス変化で測定する。

濁度光度法：1 カートリッジに 20 セルがあり，培地溶液の菌の増殖による濁度変化を光度計で測定する。

マイクロプレート法：1 マイクロプレートに 84 ウェルがあり，菌種の同定，薬剤感受性試験反応を肉眼判定し，マイコンにキー入力して結果を得る。

二酸化炭素赤外線測定法：血液培養ボトル閉鎖系ガス循環回路にて CO_2 ガスの変化を赤外線吸光光度計で測定する。

透過，散乱光度法：1 プレートに 32 個のウェルがあり，培地の変化を透過光と散乱光度計で測定する。

6.13　その他の検体検査測定法

① **臨床化学検査**　　赤外線吸光光度法，原子吸光光度法，全自動電気泳動法，カラムクロマトグラフ法，ガスクロマトグラフ法，液体クロマトグラフ法，化学発光光度法，RIA 法（自動ガンマカウンタ法，自動液体シンチレーションカウンタ法），オイルテクノロジー法，遠心方式自動分析法，尿化学成

分自動測定法，尿沈査自動測定法

② **血液学検査** サイトメトリ法（免疫リンパ球），網状赤血球計数法，血小板凝集能測定法，合成基質凝固成分吸光光度法，線溶因子測定法，血液沈降速度自動測定法，血液像自動測定法

③ **免疫血清学検査** 血液型自動判定測定法，自動輸血交差試験法

④ **微生物検査** 自動培地塗抹法

⑤ **病理組織検査** 組織薄切法（凍結法，パラフィン法），自動組織固定包埋法，自動組織染色法，子宮細胞診自動化法，細胞解析選別法

⑥ **検体検査共通機器** 光学顕微鏡，電子顕微鏡（透過，走査），自動血清分取分注法，コンピュータ検体情報解析法

引用・参考文献

1) 金井正光編：臨床検査提要：第32版，金原出版（2005）
2) 高原喜八郎，他2名編：検査機器総論，第1刷，講談社サイエンティフック（1989）
3) 医療機器事典編集委員会編：医療機器事典'87〜88，産業調査会（1988）
4) Medical Technology：臨床検査機器マニュアル，17-8増刊，医歯薬出版（1989）
5) 新医療編：臨床検査機器便覧1990，産業科学（1990）

索引

【あ】

アレートランスデューサ 207

【い】

イメージインテンシ
　ファイア 174
インピーダンス変換器 132

【え】

エイリアシング 74
エコー法 204

【お】

オープンMRI 195

【か】

化学シフト 195
化学シフト画像 194
核磁気共鳴現象 187
核スピン密度 195
確率（密度） 20
ガス交換 89
カプノメータ 112
ガルバニックセル 108
患者モニタ装置 51

【き】

軌道電子捕獲 198
基本単位 22
共鳴周波数 188
筋電計 150
筋電図 148

【く】

偶然誤差 8

【け】

計算機断層法 177
系統誤差 7
血液酸素飽和度 118
血管構築 186
限界拡散電流 114

【こ】

恒常性 89
光電効果 173
呼吸機能 89
呼吸代謝測定装置 112
誤差の伝搬 5
コマの歳差運動 187
固有の名称 22
コロトコフ音 56
コントラストエコー法 211
コンプトン散乱 173
コンプライアンス 100

【さ】

歳差運動の周波数 188
最小2乗法 21
サイズパラメータ 79
サーモダイリューション
　カテーテル 50
酸素吸入 113
サンプリング周波数 138
サンプリング値 137

【し】

色素希釈式心拍出量計 65
指示薬希釈法 62
時定数 135
小電力医用テレメータ 37
　——の運用規定 45

人工呼吸 113
心室性期外収縮波 40
シンチレータ 182

【す】

スピン結合定数 195
スピン-格子緩和時間
　　　　　193, 195
スピン-スピン緩和時間
　　　　　193, 195
スワン-ガンツカテーテル
　　　　　65

【せ】

正規分布 11
生体組織の超音波特性 71
接頭語 23

【そ】

造影剤 186
相関係数 19
組織呼吸 89

【た】

ダイナミックフォーカス
　　　　　208
大脳誘発電位 156

【ち】

超音波診断装置 170
超音波ドプラ法 209

【て】

ディジタルサブトラク
　ション血管撮影法 176
ディジタル信号処理 126

電気化学式のガスセンサ	113	ハーモニックイメージング	212	ポーラログラフィ	114
電極接触抵抗	147	パルスオキシメータ	119	【ま】	
【と】		パルスオキシメトリ	65	膜電位	114
動脈血化	89	半減期	197	【み】	
ドプラ効果	68	【ひ】		ミー散乱	79
【な】		標準偏差	17	【ゆ】	
ナイキスト周波数	138	【ふ】		有効数字	12
【に】		ファンビーム	181	誘発筋電位	149
ニューモタコメータ	96	物質代謝	195	【よ】	
【ね】		プレチスモグラフ	94	陽電子壊変	198
ネイティブハーモニックイメージング	213	プロトン密度画像	193	【り】	
		分散	14	離散量	3
ネルンストの式	115	分子吸光係数	78	リフィルタリング機能	147
【の】		【へ】		リモンタージュ機能	127
脳誘発電位計	157	ベッドサイドモニタ	51	【れ】	
【は】		ヘリカルスキャン方式	183	零位法	5
肺拡散能力	111	偏位法	5	レイリー散乱	79
肺胞換気量	109	【ほ】		連続量	3
		ポアズイユの法則	96		
		補助単位	22		

CMRR	130	PET	170	X線透過写真	169
CT値	185	SI単位系	22	X線の吸収係数	178
DAS	183	SPECT	170	X線被曝量	185
eV	171	SQUID磁束計	165		
Hounsfield Unit	185	T_1強調画像	193	α壊変	198
ISFET	116	T_2強調画像	193	β壊変	198
MR血管造影法	194	X線管	171	γ転移	198
NMR	170	X線検出器	181		

―― 代表著者略歴 ――

1953 年	東京大学工学部応用物理学科卒業
1953 年	株式会社島津製作所入社
1959 年	株式会社東芝入社
1960 年	東京大学助手
1962 年	上智大学講師
1963 年	上智大学助教授
1967 年	工学博士（東京大学）
1968〜	
1969 年	米国ペンシルバニア大学客員準教授
1971 年	上智大学教授
1982〜	
1983 年	米国ユタ大学客員教授
2001 年	上智大学名誉教授
2022 年	逝去

生体計測学
Biological Measuring Engineering   © Hiroshi Kanai 2009

2009 年 7 月10日　初版第 1 刷発行
2024 年 4 月10日　初版第 5 刷発行

検印省略

代表著者　金　井　　　寛 (かない　ひろし)
発　行　者　株式会社　コロナ社
　　　　　代表者　牛来真也
印　刷　所　新日本印刷株式会社
製　本　所　有限会社　愛千製本所

112-0011　東京都文京区千石 4-46-10
発　行　所　株式会社　コロナ社
CORONA PUBLISHING CO., LTD.
Tokyo Japan
振替00140-8-14844・電話(03)3941-3131(代)
ホームページ　https://www.coronasha.co.jp

ISBN 978-4-339-07113-9　C3347　Printed in Japan　　　　　　（大井）

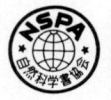

JCOPY ＜出版者著作権管理機構 委託出版物＞
本書の無断複製は著作権法上での例外を除き禁じられています。複製される場合は，そのつど事前に，出版者著作権管理機構（電話 03-5244-5088, FAX 03-5244-5089, e-mail: info@jcopy.or.jp）の許諾を得てください。

本書のコピー，スキャン，デジタル化等の無断複製・転載は著作権法上での例外を除き禁じられています。購入者以外の第三者による本書の電子データ化及び電子書籍化は，いかなる場合も認めていません。
落丁・乱丁はお取替えいたします。

技術英語・学術論文書き方，プレゼンテーション関連書籍

プレゼン基本の基本 －心理学者が提案するプレゼンリテラシー－
下野孝一・吉田竜彦 共著／A5／128頁／本体1,800円／並製

まちがいだらけの文書から卒業しよう －基本はここだ！－ 工学系卒論の書き方
別府俊幸・渡辺賢治 共著／A5／200頁／本体2,600円／並製

理工系の技術文書作成ガイド
白井　宏 著／A5／136頁／本体1,700円／並製

ネイティブスピーカーも納得する技術英語表現
福岡俊道・Matthew Rooks 共著／A5／240頁／本体3,100円／並製

科学英語の書き方とプレゼンテーション（増補）
日本機械学会 編／石田幸男 編著／A5／208頁／本体2,300円／並製

続 科学英語の書き方とプレゼンテーション －スライド・スピーチ・メールの実際－
日本機械学会 編／石田幸男 編著／A5／176頁／本体2,200円／並製

マスターしておきたい 技術英語の基本－決定版－
Richard Cowell・余　錦華 共著／A5／220頁／本体2,500円／並製

いざ国際舞台へ！ 理工系英語論文と口頭発表の実際
富山真知子・富山　健 共著／A5／176頁／本体2,200円／並製

科学技術英語論文の徹底添削 －ライティングレベルに対応した添削指導－
絹川麻理・塚本真也 共著／A5／200頁／本体2,400円／並製

技術レポート作成と発表の基礎技法（改訂版）
野中謙一郎・渡邉力夫・島野健仁郎・京相雅樹・白木尚人 共著
A5／166頁／本体2,000円／並製

知的な科学・技術文章の書き方 －実験リポート作成から学術論文構築まで－
中島利勝・塚本真也 共著
A5／244頁／本体1,900円／並製
日本工学教育協会賞（著作賞）受賞

知的な科学・技術文章の徹底演習
塚本真也 著
A5／206頁／本体1,800円／並製
工学教育賞（日本工学教育協会）受賞

定価は本体価格+税です。
定価は変更されることがありますのでご了承下さい。

図書目録進呈◆

組織工学ライブラリ
― マイクロロボティクスとバイオの融合 ―

(各巻B5判)

■編集委員　新井健生・新井史人・大和雅之

配本順			頁	本体
1.(3回)	細胞の特性計測・操作と応用	新井史人編著	270	4700円
2.(1回)	3次元細胞システム設計論	新井健生編著	228	3800円
3.(2回)	細胞社会学	大和雅之編著	196	3300円

再生医療の基礎シリーズ
― 生医学と工学の接点 ―

(各巻B5判)

コロナ社創立80周年記念出版
〔創立1927年〕

■編集幹事　赤池敏宏・浅島　誠
■編集委員　関口清俊・田畑泰彦・仲野　徹

配本順			頁	本体
1.(2回)	再生医療のための**発生生物学**	浅島　誠編著	280	4300円
2.(4回)	再生医療のための**細胞生物学**	関口清俊編著	228	3600円
3.(1回)	再生医療のための**分子生物学**	仲野　徹編	270	4000円
4.(5回)	再生医療のためのバイオエンジニアリング	赤池敏宏編著	244	3900円
5.(3回)	再生医療のためのバイオマテリアル	田畑泰彦編著	272	4200円

バイオマテリアルシリーズ

(各巻A5判)

			頁	本体
1.	**金属バイオマテリアル**	塙　隆夫／米山　隆之 共著	168	2400円
2.	**ポリマーバイオマテリアル** ― 先端医療のための分子設計 ―	石原一彦著	154	2400円
3.	**セラミックバイオマテリアル**	岡崎正之／山下仁大 編著	210	3200円

尾坂明義・石川邦夫・大槻主税
井奥洪二・中村美穂・上高原理暢　共著

定価は本体価格+税です。
定価は変更されることがありますのでご了承下さい。

図書目録進呈◆

ME教科書シリーズ

(各巻B5判，欠番は品切または未発行です)

■日本生体医工学会編
■編纂委員長　佐藤俊輔
■編纂委員　稲田　紘・金井　寛・神谷　瞭・北畠　顕・楠岡英雄
　　　　　　戸川達男・鳥脇純一郎・野瀬善明・半田康延

	配本順			頁	本体
A-1	(2回)	生体用センサと計測装置	山越・戸川共著	256	4000円
B-2	(4回)	呼吸と代謝	小野功一著	134	2300円
B-4	(11回)	身体運動のバイオメカニクス	石田・廣川・宮崎 阿江・林　共著	218	3400円
B-5	(12回)	心不全のバイオメカニクス	北畠・堀　編著	184	2900円
B-6	(13回)	生体細胞・組織のリモデリングの バイオメカニクス	林・安達・宮崎共著	210	3500円
B-7	(14回)	血液のレオロジーと血流	菅原・前田共著	150	2500円
B-8	(20回)	循環系のバイオメカニクス	神谷　瞭編著	204	3500円
C-3	(18回)	生体リズムとゆらぎ ―モデルが明らかにするもの―	中尾・山本共著	180	3000円
D-1	(6回)	核医学イメージング	楠岡・西村監修 藤林・田口・天野共著	182	2800円
D-2	(8回)	X線イメージング	飯沼・舘野編著	244	3800円
D-3	(9回)	超音波	千原國宏著	174	2700円
D-4	(19回)	画像情報処理（I） ―解析・認識編―	鳥脇純一郎編著 長谷川・清水・平野共著	150	2600円
D-5	(22回)	画像情報処理（II） ―表示・グラフィックス編―	鳥脇純一郎編著 平野・森　共著	160	3000円
E-1	(1回)	バイオマテリアル	中林・石原・岩崎共著	192	2900円
E-3	(15回)	人工臓器（II） ―代謝系人工臓器―	酒井清孝編著	200	3200円
F-2	(21回)	臨床工学(CE)と ME機器・システムの安全	渡辺　敏編著	240	3900円

定価は本体価格+税です。
定価は変更されることがありますのでご了承下さい。

図書目録進呈◆

臨床工学シリーズ

(各巻A5判，欠番は品切または未発行です)

- ■監　　　修　日本生体医工学会
- ■編集委員代表　金井　寛
- ■編集委員　伊藤寛志・太田和夫・小野哲章・斎藤正男・都築正和

配本順			頁	本体
1.(10回)	医 学 概 論 (改訂版)	江 部　　　充他著	220	2800円
5.(1回)	応 用 数 学	西 村 千 秋著	238	2700円
6.(14回)	医 用 工 学 概 論	嶋 津 秀 昭他著	240	3000円
7.(6回)	情 報 工 学	鈴 木 良 次他著	268	3200円
8.(2回)	医 用 電 気 工 学	金 井　　　寛他著	254	2800円
9.(11回)	改訂 医 用 電 子 工 学	松 尾 正 之他著	288	3300円
11.(13回)	医 用 機 械 工 学	馬 渕 清 資著	152	2200円
12.(12回)	医 用 材 料 工 学	堀 内　　　孝共著 村 林　　　俊	192	2500円
13.(15回)	生 体 計 測 学	金 井　　　寛他著	268	3500円
20.(9回)	電 気・電 子 工 学 実 習	南 谷 晴 之著	180	2400円

ヘルスプロフェッショナルのためのテクニカルサポートシリーズ

(各巻B5判，欠番は未発行です)

- ■編集委員長　星宮　望
- ■編集委員　髙橋　誠・德永恵子

配本順			頁	本体
3.(3回)	在宅療養のQOLとサポートシステム	德 永 恵 子編著	164	2600円
4.(1回)	医 用 機 器 Ⅰ	田 村 俊 世共著 山 越 憲 一 村 上　　　肇	176	2700円
5.(2回)	医 用 機 器 Ⅱ	山 形　　　仁編著	176	2700円

定価は本体価格+税です。
定価は変更されることがありますのでご了承下さい。

◆図書目録進呈◆